U0539358

beaming

radiant visualizations

每一日的光冥想練習

bear

Marilyne Verschueren

瑪麗蓮・維舒倫　　　著
MARILYNE VERSCHUEREN
林麗雪　　　譯

ming

to expand your mind and open your heart
幫助你擴展頭腦與敞開心扉的冥想練習

獻詞
Dedication

僅將本書獻給你。如果你正在閱讀本文，我誠心誠意地感謝你，真的。無論你在世界的哪一個地方，我非常感恩我的藝術創作以某種方式來到了你的身邊。我最大的希望是你能在這些頁面中找到撫慰與平靜。書中的顏色和形狀會帶給你靈感、文字會讓你想起我們一路上走來但全都忘記的事。我希望這些頁面能為你帶來敬畏與光明的時刻，提醒你等待著你的所有美好的可能性。

xx 瑪麗蓮

Life 008

每一日的光冥想練習
幫助你擴展頭腦與敞開心扉的冥想練習
Beaming: Radiant Visualizations to Expand Your Mind and Open Your Heart

作　者	瑪麗蓮・維舒倫
譯　者	林麗雪

責任編輯　魏珮丞
美術設計　Bianco Tsai
總 編 輯　魏珮丞

出　版　新樂園出版／遠足文化事業股份有限公司
發　行　遠足文化事業股份有限公司（讀書共和國集團）
地　址　231新北市新店區民權路108-2號9樓
郵撥帳號　19504465 遠足文化事業股份有限公司
電　話　(02) 2218-1417
信　箱　nutopia@bookrep.com.tw

法律顧問　華洋法律事務所 蘇文生律師
印　製　呈靖印刷
出版日期　2025年05月07日初版一刷
定　價　680元
ISBN　978-626-99557-1-8
書　號　1XLE0008

BEAMING
RADIANT VISUALIZATIONS TO EXPAND YOUR MIND AND OPEN YOUR HEART
by MARILYNE VERSCHUEREN

Copyright © 2024 by Marilyne Verschueren.
All rights reserved. No part of this book may be reproduced in any form without written permission from the publisher.
First published in English by Chronicle Books LLC, San Francisco, California.
This edition arranged with Chronicle Books LLC
through BIG APPLE AGENCY, INC., LABUAN, MALAYSIA.
Traditional Chinese edition copyright:
2025 Nutopia Publishing, a Division of WALKERS CULTURAL ENTERPRISE LTD.
All rights reserved.

著作權所有・侵害必究 All rights reserved

特別聲明：有關本書中的言論內容，不代表本公司/出版集團之立場與意見，文責由作者自行承擔。

每一日的光冥想練習：幫助你擴展頭腦與敞開心扉的冥想練習/瑪麗蓮.維舒倫(Marilyne Verschueren)著；林麗雪譯.
-- 初版. -- 新北市：新樂園出版, 遠足文化事業股份有限公司, 2025.04　224面；　22.86x19.05公分. -- (Life；8)
譯自：Beaming : radiant visualizations to expand your mind and open your heart
ISBN 978-626-99557-1-8(平裝) 1.CST: 心靈療法 2.CST: 靈修
418.989　　　114004266

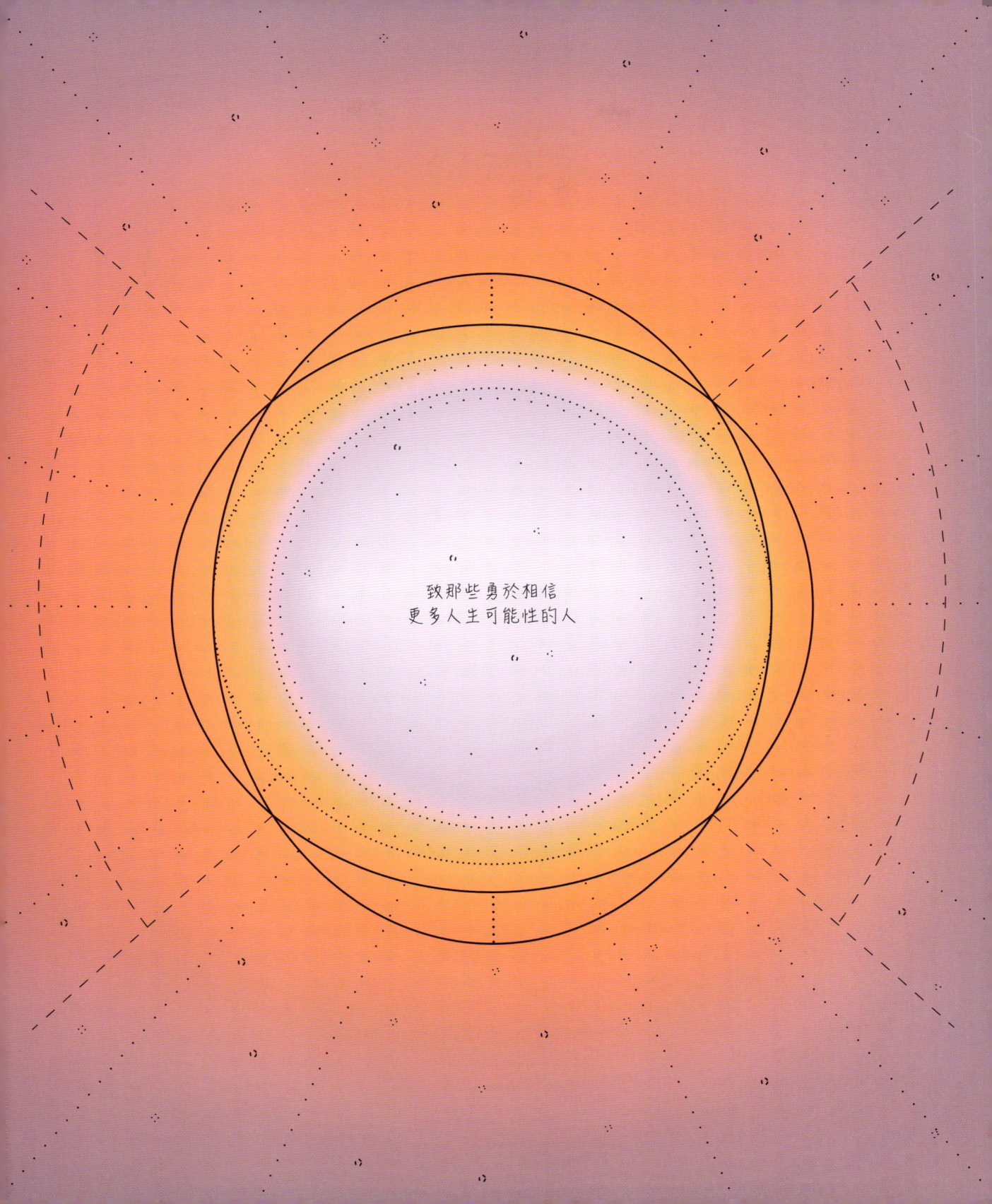

致那些勇於相信
更多人生可能性的人

目錄
Contents

8
導言
如何閱讀本書

12
第 1 章：覺醒
宇宙、信任、理性、
美、符號、意義

44
第 2 章：直覺
內在感覺、相信、
內在的聲音、寧靜、直覺

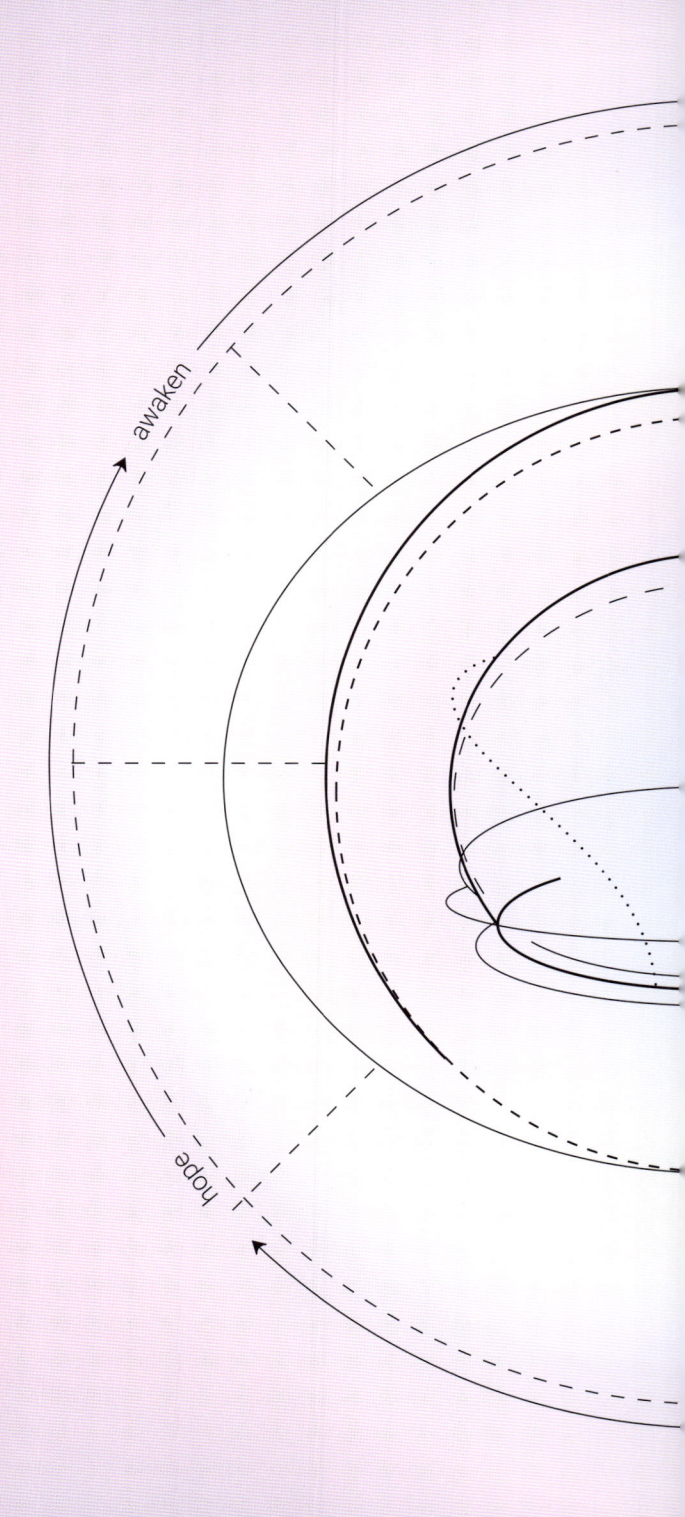

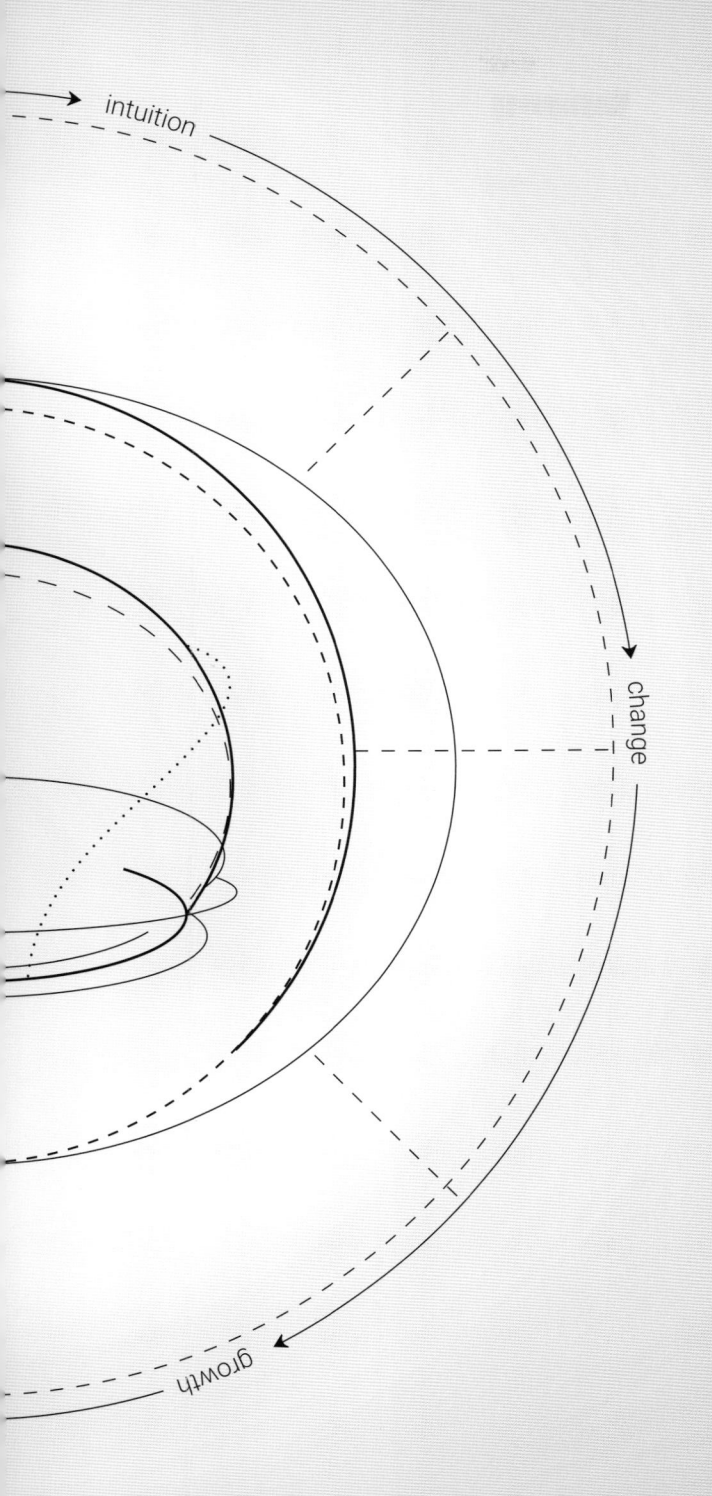

84
第 3 章：改變
改變、咒語、心、能量、美好的事物、肯定

144
第 4 章：成長
繁盛、寵愛自己、呼吸、感恩、冥想

176
第 5 章：希望
內心的平靜、內在小孩、顯化、思想、校準、神奇力量

224
致謝詞

導言
Introduction

我相信我們在這裡都是有原因的。針對生活這回事，每個人都有個人目的和集體目的。這種集體經驗將我們聚集在一起。我們各自的道路看起來可能有所不同，例如，我們誕生於不同的身體、不同的家庭、世界的不同地方，但是，我們都走在探索共同普遍真理的旅程中。為了要真正了解這些真理，我們必須親身體驗這趟旅程。

當我們探索身為這個世界上的一個人，究竟意義何在時，就會發現，我們都與比自己更深刻、更偉大的事物連結在一起。花點時間觀察周圍的環境，就會見證我們周圍存在的奇蹟，也許是在大自然中、在人性中，或是在偉大的未知中。當我們留心觀察時，我們會發現，生活並不像我們以為的那麼平凡。這種驚奇感是我們在童年時期經常感受到的──每一天都有令人興奮不已的事，每一次的經歷都令人感到充滿樂趣與可能性。當我們還是孩童的時候，一切看起來都更明亮。一切都是鮮活的。一切都很神奇。我們絕對完全無條件地熱愛生活。

對大多數人來說，這種熱愛和驚奇的感覺已經隨著時間的流逝而消失。但失去這種視角之後會讓重新發現變得更令人讚嘆。我們必須經歷黑暗才能欣賞光明。我們必須經歷困難才能成長。我們必須挺過這些風暴才能發現真正的自我和我們的目的。

當你在人生中前進時，一定會面臨選擇，而你所做的每一個決定都會引導你走向某種特定的方向。這些決定就是你航行中的風。當你在人生的驚濤駭浪與平靜洋流中航行時，無論你走到哪裡，有一個聲音會一直跟隨著你。這是引導你走向真正的北方的內在羅盤。它會推動你走向正確的方向，並在感覺不對勁時發出警告。它就在那裡，與你同在，引導你，並幫助你完成你在地球上的目的。

在這趟要走一輩子的旅程中，藝術可以支持我們，為我們提供深入沉思和覺知的機會，並幫助我們連上直覺（intuition）。我相信我的存在是為了透過我的藝術來提升人們的人生道路，因此我創立了 Beamingdesign，來分享希望、愛和同理心的視覺提示。透過這個經驗，我與世界各地數千個渴望獲得正向訊息以得到美好時光與連結的人，建立了連結。

這本書是我的作品集，包括我在網路上分享的作品和從未發表過的藝術作品。內容分為五個部分，從覺醒到希望，目的是帶你踏上自我發現的靈性之旅。為了提供加深體驗的簡單方法，你還會發現，這些頁面融入了冥想、呼吸練習、日記等簡短的練習。

閱讀這本書的方式沒有對或錯的問題。隨機翻開一頁，或從頭到尾、逐章閱讀都可以。當你需要片刻的快樂時，就可以翻翻它；或者練習看著每一天的開始，並帶著希望和光明開始新的一天。本書的內容設計得很靈活，也很有彈性，讓你能夠以最有意義的方式瀏覽。

藝術是一種深刻的個人體驗，我鼓勵你以自己獨特的方式來體驗這本書。你可能會被某些顏色吸引，或者可能會被某一則特定的訊息觸動。這就是藝術真正的美妙之處：它對每個人的心造成不同的影響，並且有引發我們內心各種情感的力量。

這本書的最終目的是成為希望和樂觀的燈塔，在你需時，為你提供靈感和動力的來源。我希望可以激勵你，讓你不再感到孤單。我希望我的藝術可以提醒你，你來到這裡是有原因的，人生是值得經歷的非凡旅程。我希望它能啟發你以新的眼光看待世界，擁抱新的體驗，知道這些經驗終將幫助你成長並擴大視野。

最重要的是，我希望《每一日的光冥想練習》能夠重新點燃你對生活的好奇和熱愛，並支持你迎向更大的幸福和快樂。

瑪麗蓮

如何使用本書
How to use this book

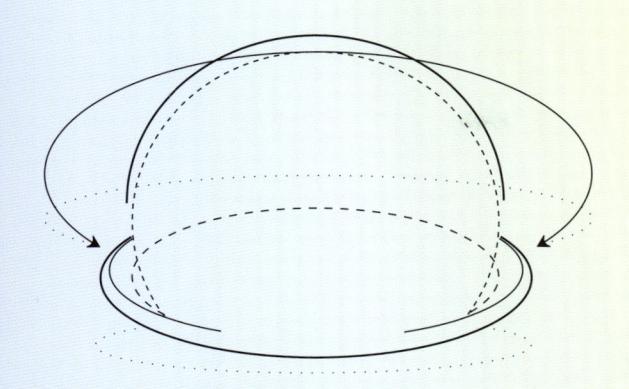

如果你正在尋找一個信號，
你可以打開這本書到任何頁面

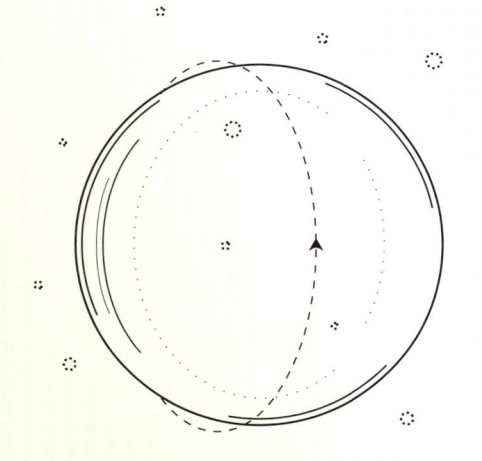

顏色和圖表為你的大腦
提供了漫遊的空間

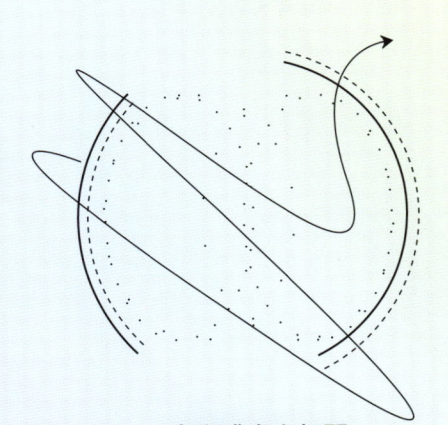

在咖啡桌上打開
你最喜歡的頁面

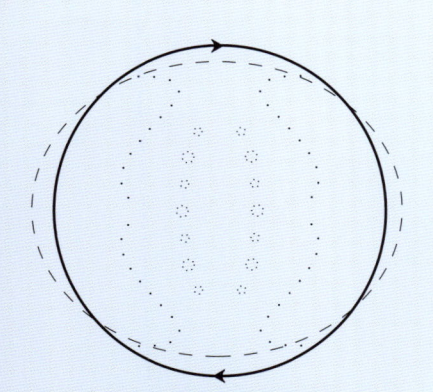

拿一支鉛筆，加入其他
你不想忘記的想法或點子

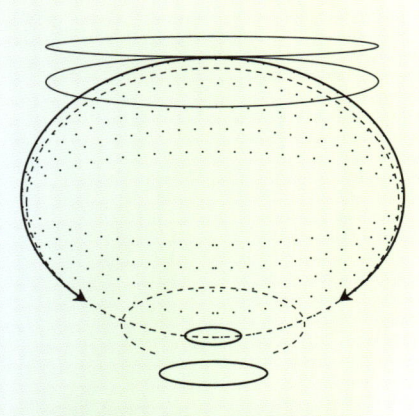

在大自然中找一個安靜的空間
來閱讀這本書

Chapter 1
Awaken
覺醒

你是否曾經歷過某個轉化的時刻，忽然意識到：人生一定不是就這樣子而已？也許你經歷過某個生活事件，激發了一種新的思考方式或人生方向的改變。也許你見證了一件對你產生深遠影響的善行。對某些人來說，這一刻可以在瞬間發生，但對其他人來說，這是一趟緩慢的覺醒之旅。這些覺醒經驗會讓你質疑周遭的一切，或是疑惑：生活是否還會與往常一樣。

覺醒會促使你質疑自己的價值觀、信念或觀點。它可能會讓你疑惑：你到底是誰，你為什麼在這裡，以及如何才能過著有意義而充實的生活。這些時刻可能就是絕佳的機會，讓你思考什麼能帶給你真正的快樂和滿足，以及你想留下什麼遺產。

注意那些讓你感到振奮的時刻：它們是讓你變得清醒的禮物，讓你可以帶著意圖行動。當你真正清醒時，你可以欣賞生命的美麗和複雜，並更能理解你在這個宇宙中的角色和目的。

宇宙在對你說話

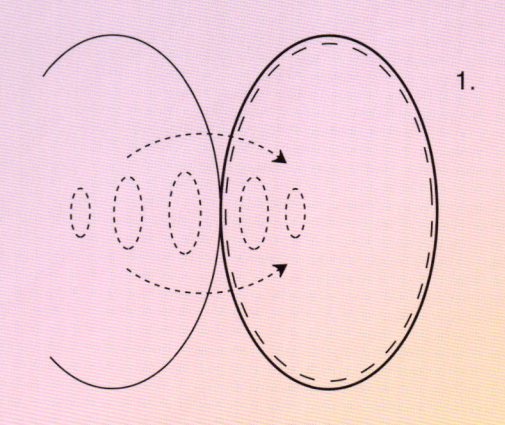

1.

它向你發送微妙的訊息

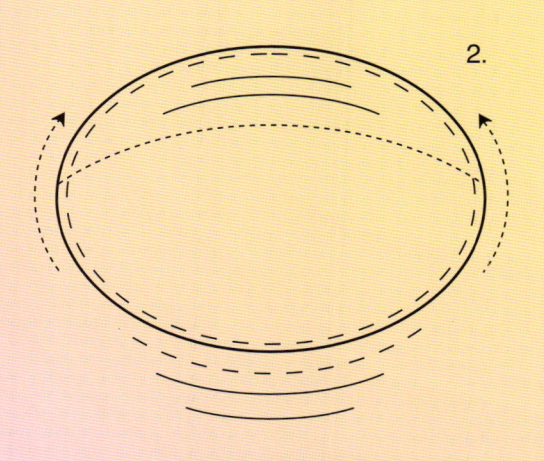

2.

它給你內在感覺

3.

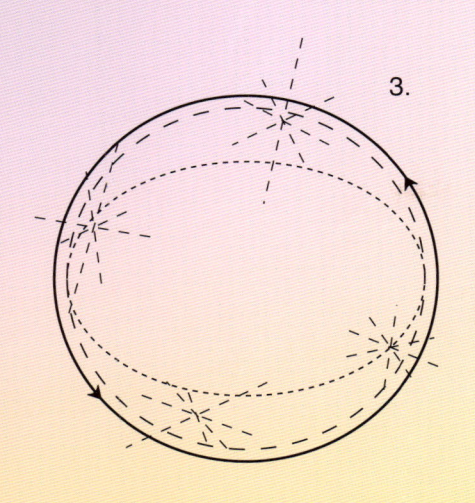

它向你顯示信號

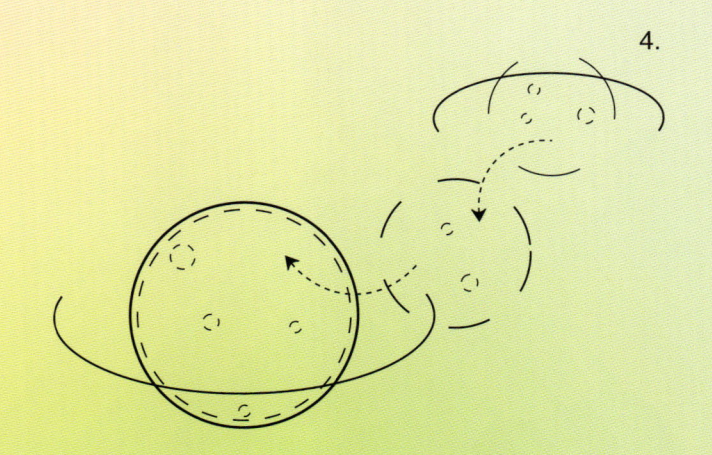

4.

它會回應你的頻率

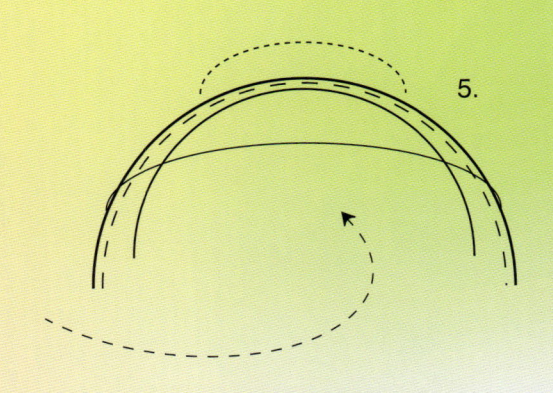

5.

它引導你走上新的道路

15

相信
一切都會

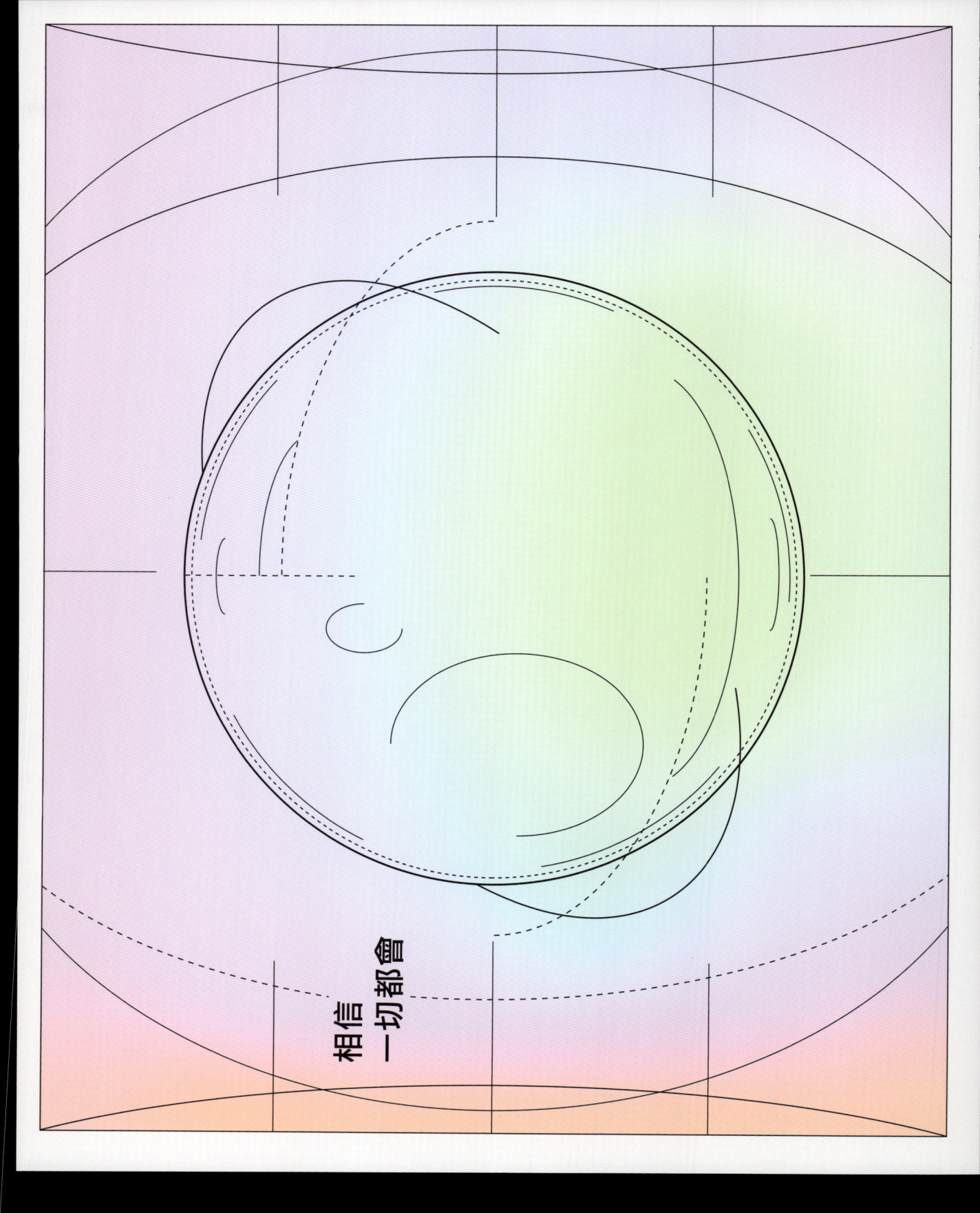

各就其位

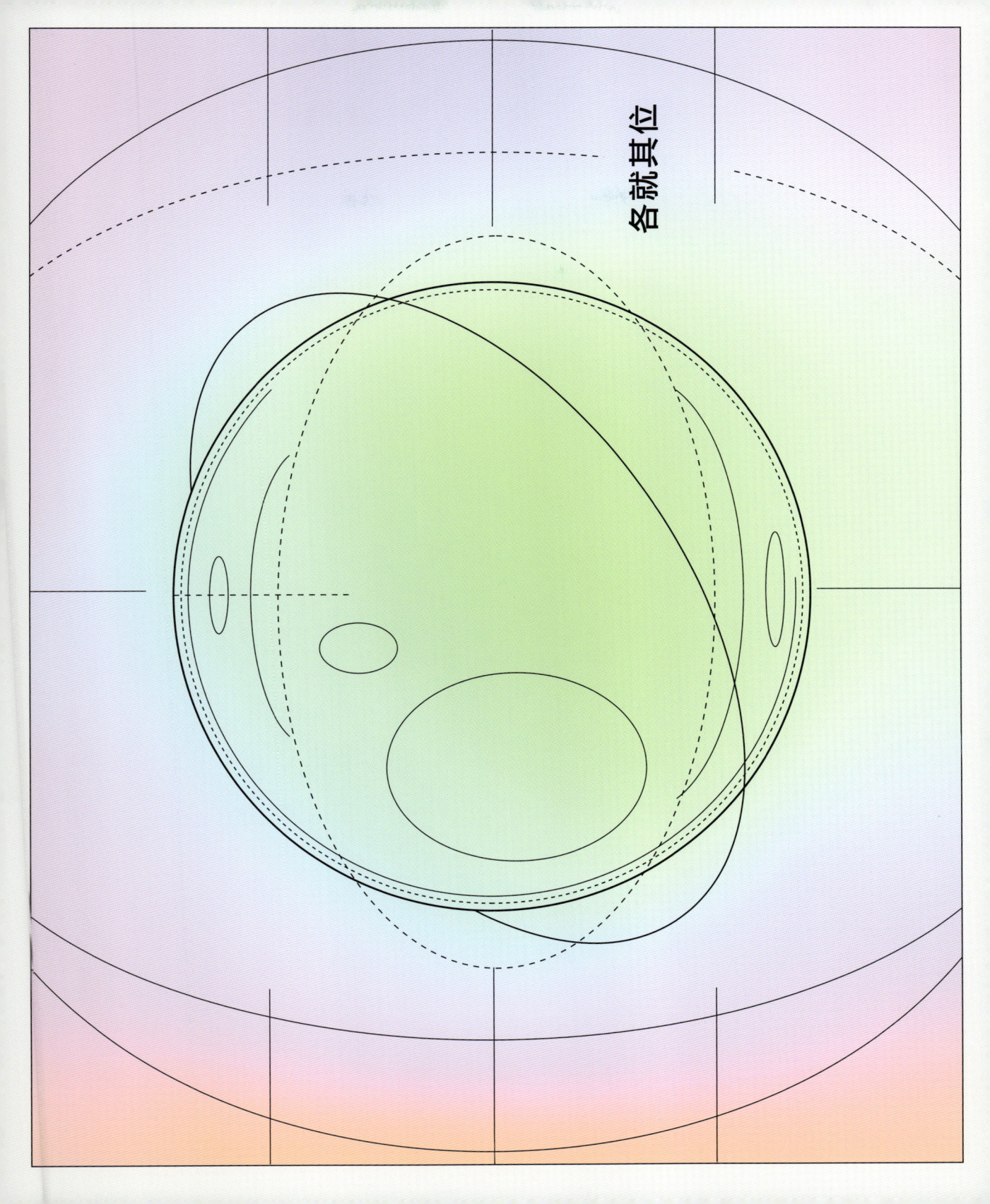

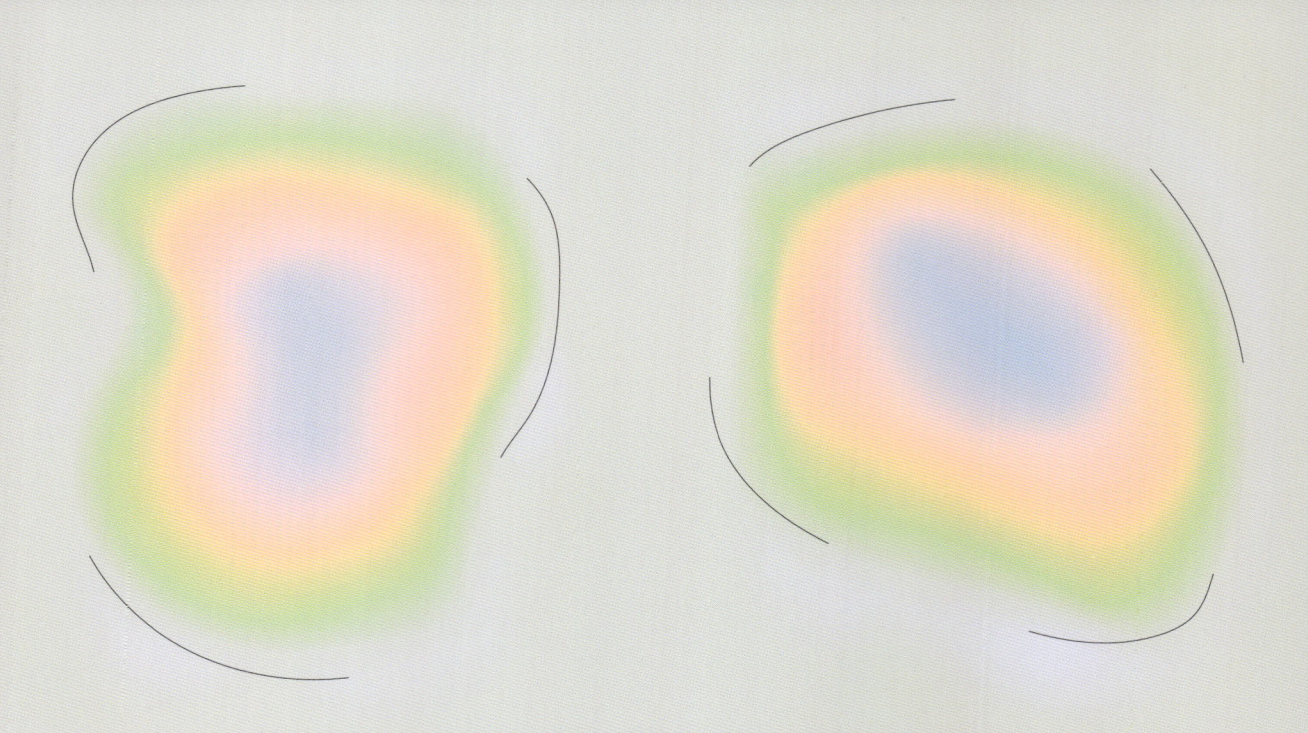

你在這裡是有原因的

理解／體驗／學習／感受／愛／教導／嘗試／做／選擇／改變／省思
幫助／連結／信任／實現／尋道

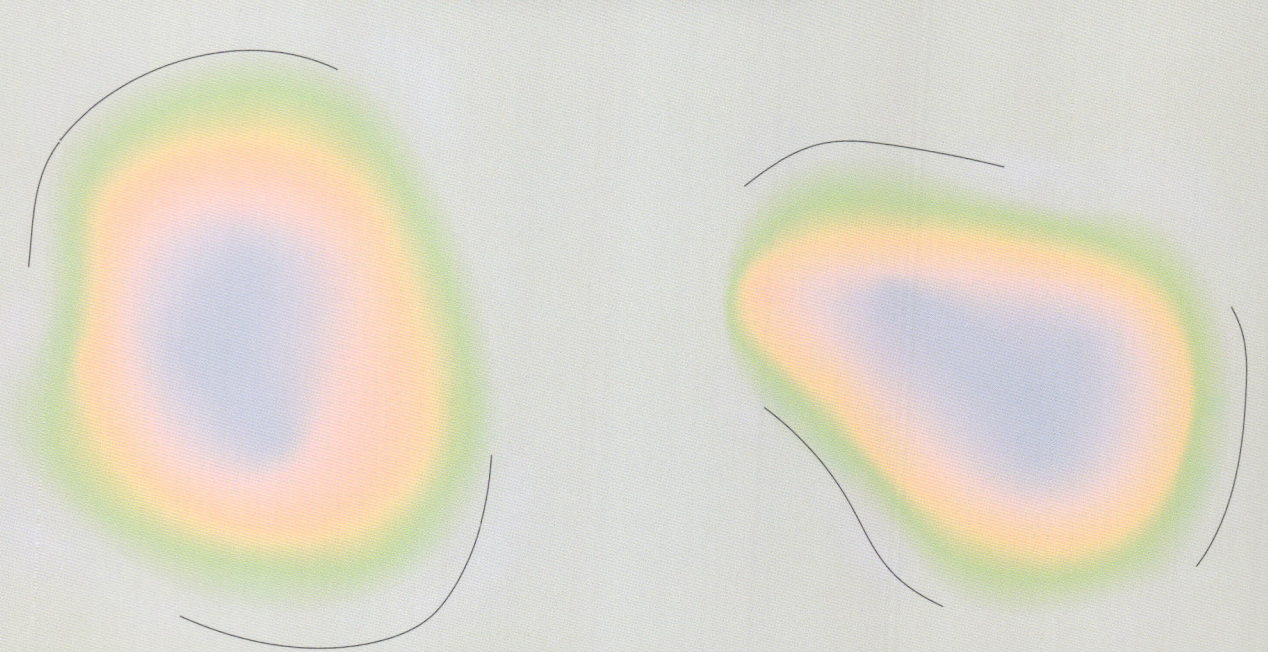

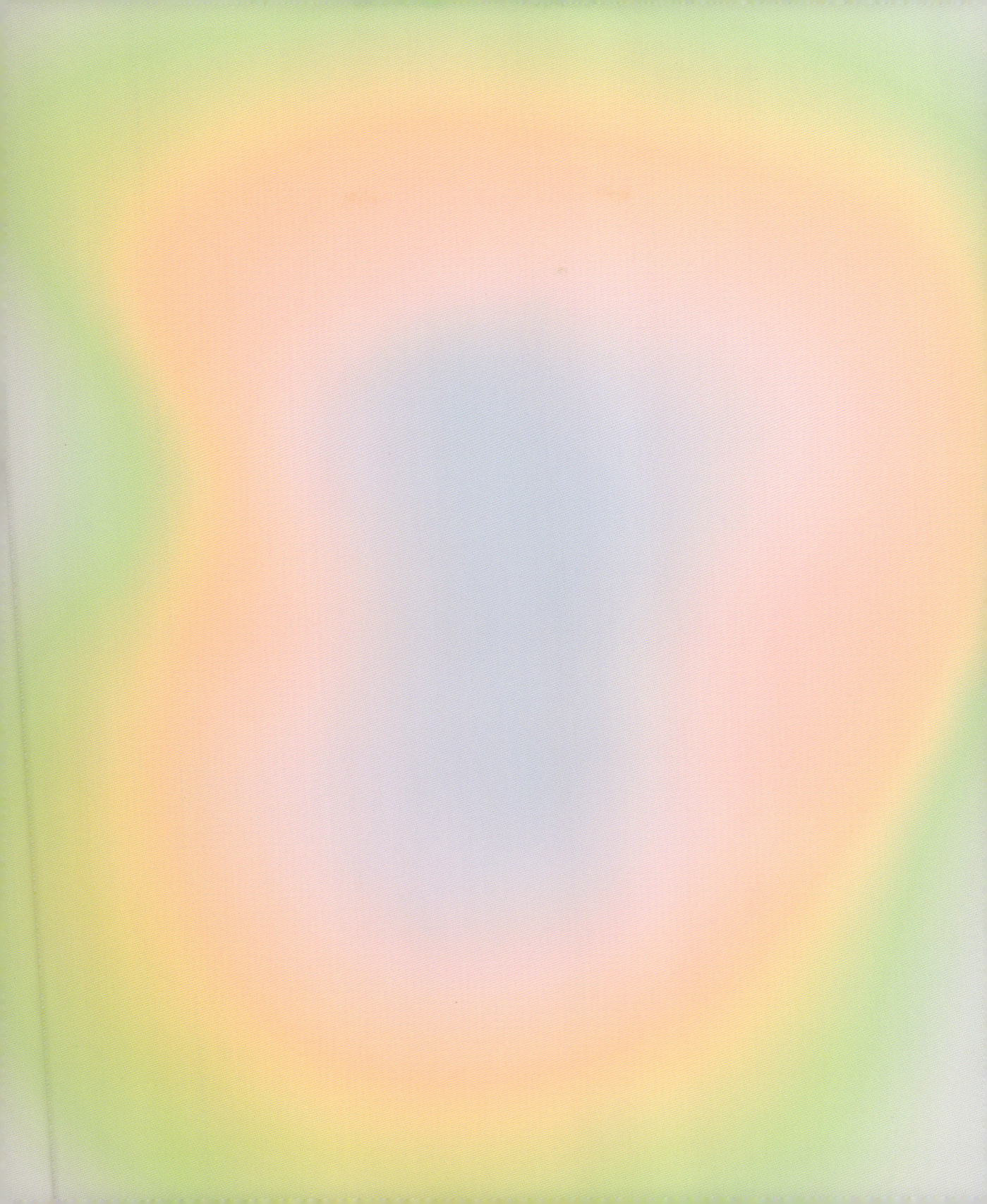

一切都會
好起來的

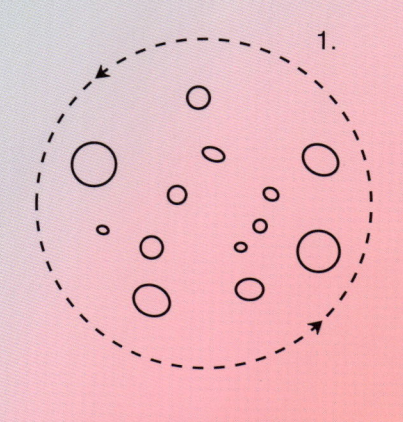

1.

還有很多未來

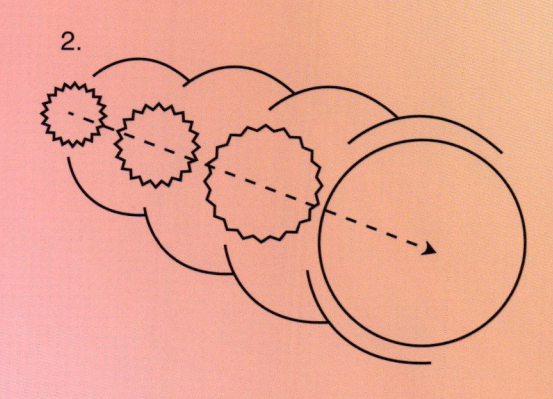

2.

好事即將發生

3.

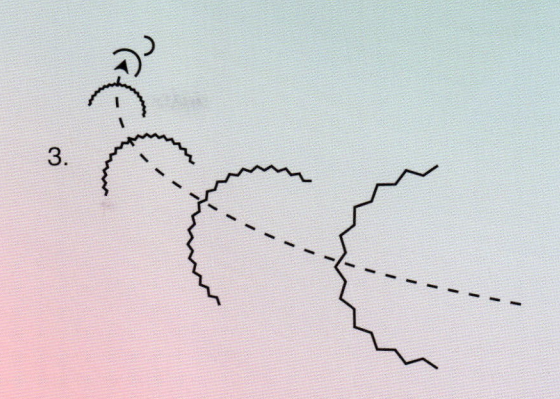

感覺是暫時的

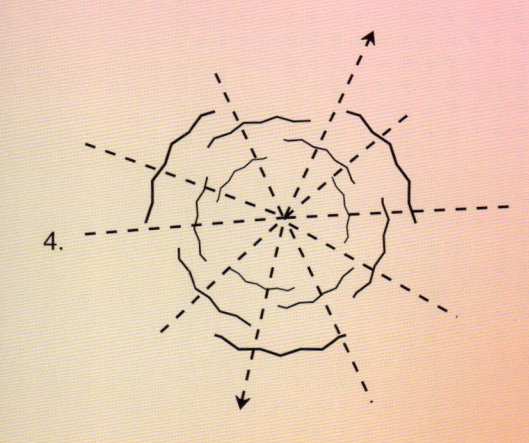

4.

雨後便是陽光

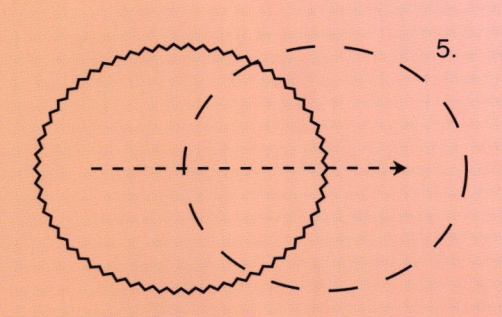

5.

結局往往是偽裝的美麗開始

我與宇宙合一。
大自然教導我，太陽激勵我，
月亮保護我，星星指引我。

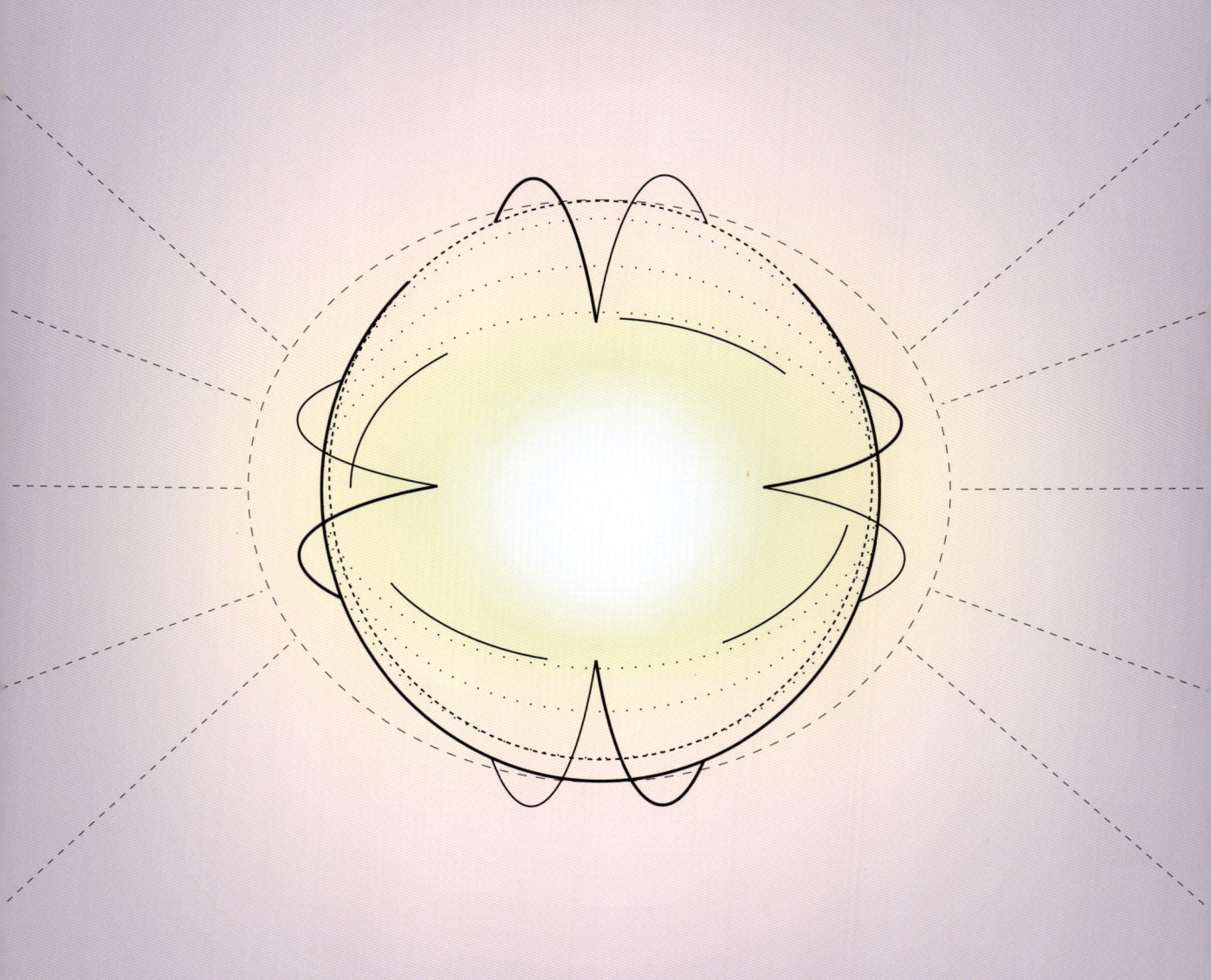

看見

周遭的美麗

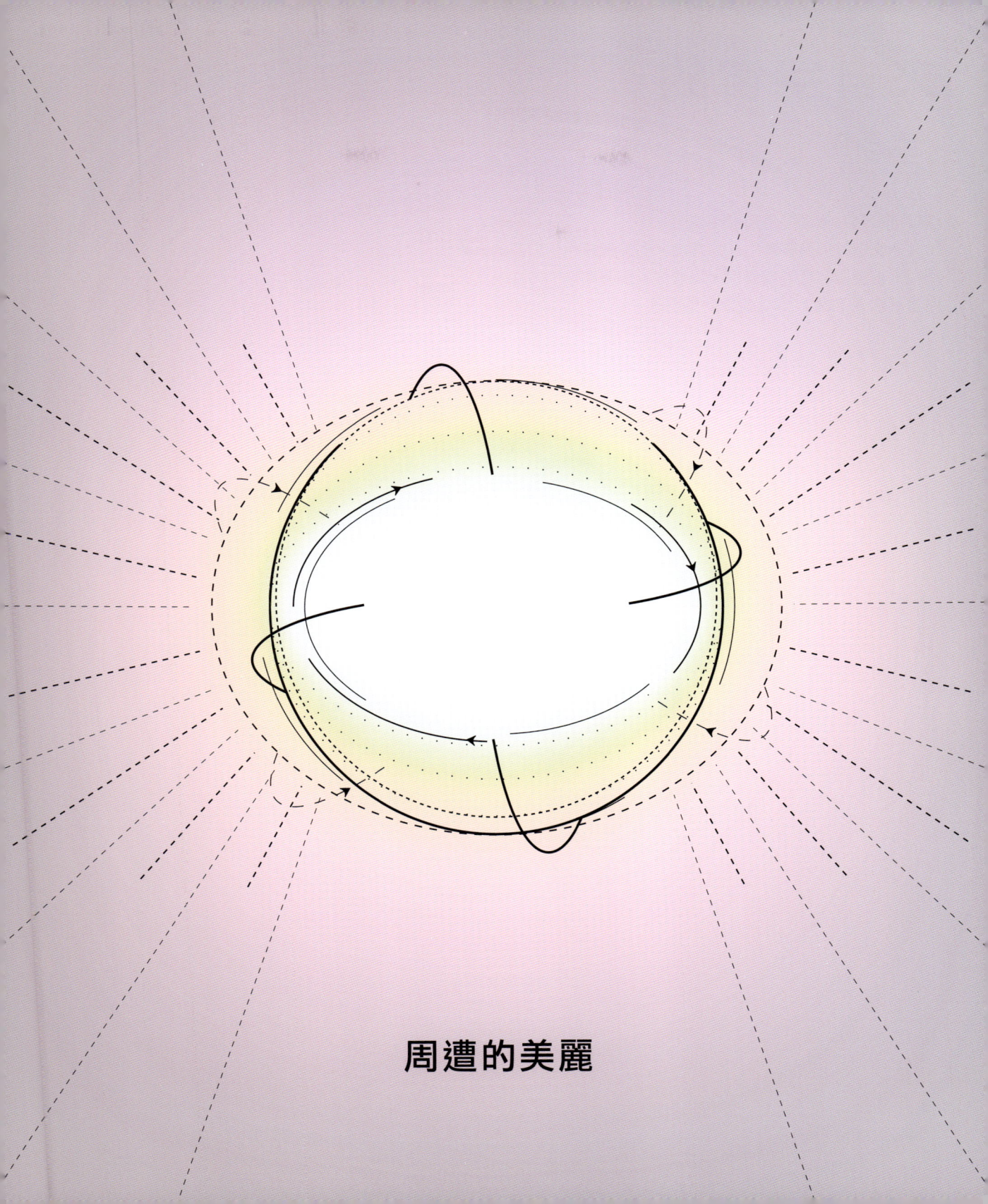

來自宇宙的信號

信號可以為許多人提供安慰和指引，給人一種慰藉的感覺和生活的方向。對於那些相信它們的人來説，信號具有重要的意義和價值。看看你的周圍和你的內在。你看到它們了嗎？ 你認得你的信號嗎？

1. 夢

4. 意外的機會

5. 清晰而平靜的感覺

2. 直覺

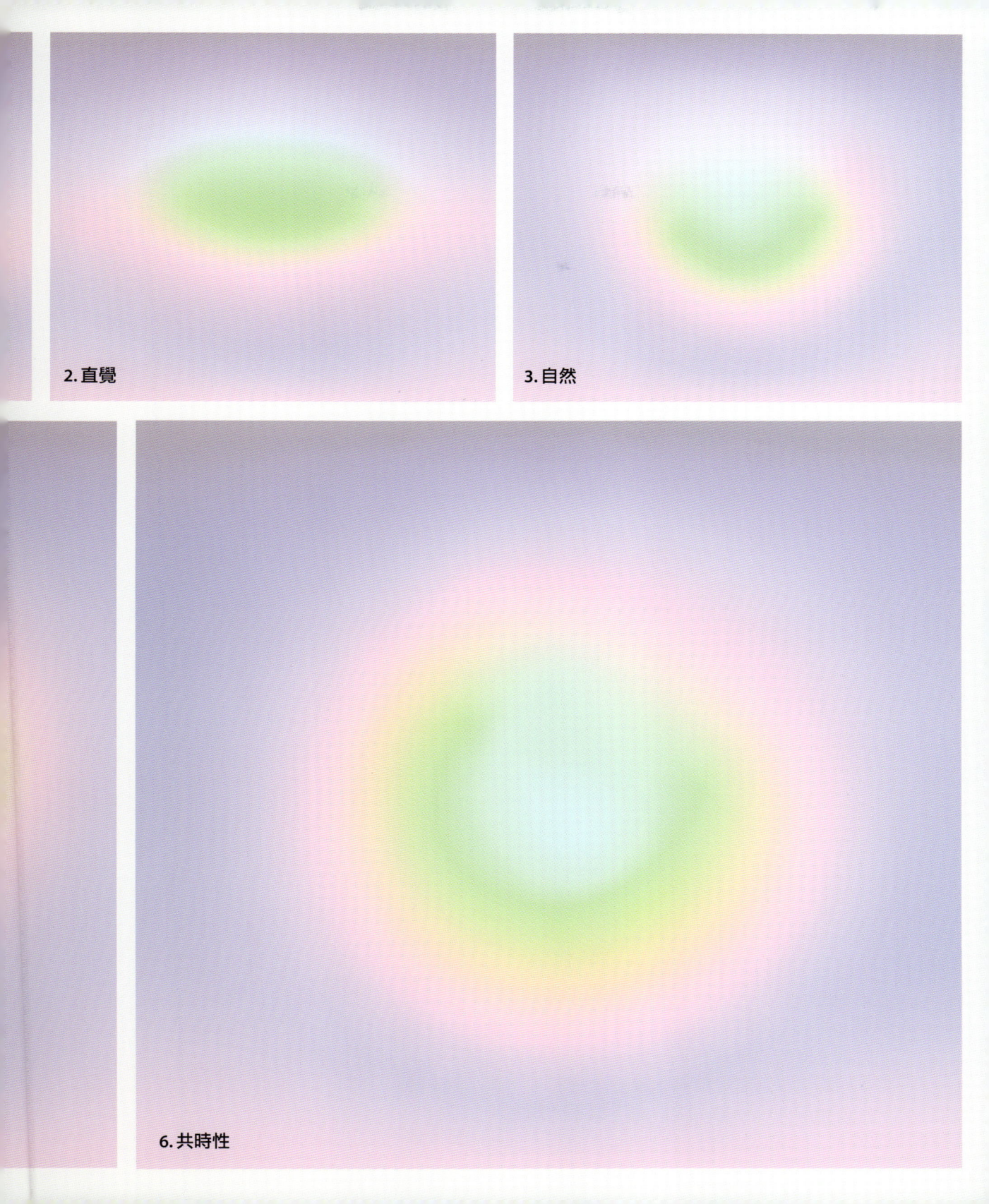

3. 自然

6. 共時性

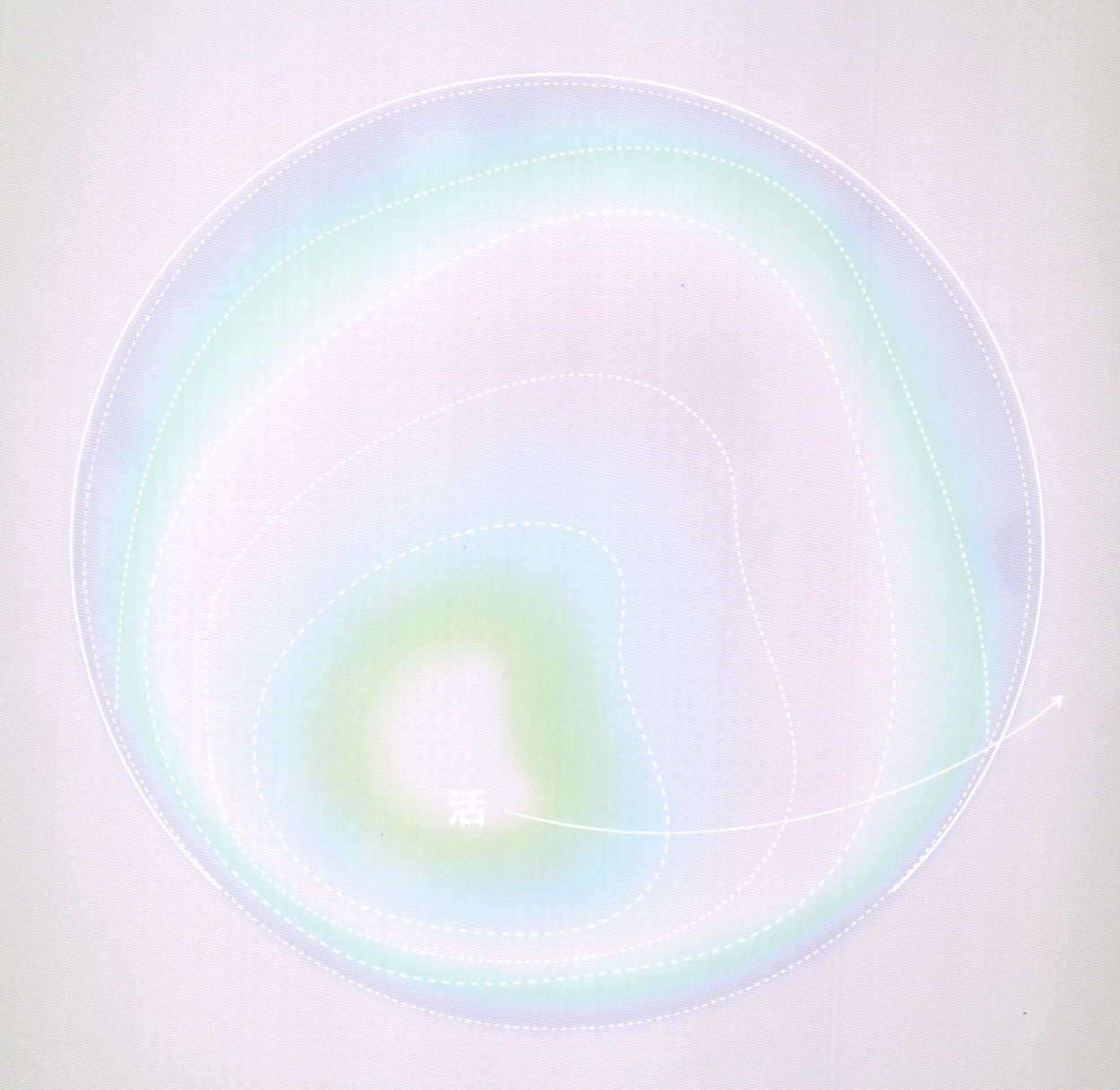

1. 以感恩的心開始新的一天,專注於感恩的事。
2. 品嚐你最喜歡的飲料,享受這一刻。
3. 走到戶外,享受一下皮膚上陽光的溫暖。

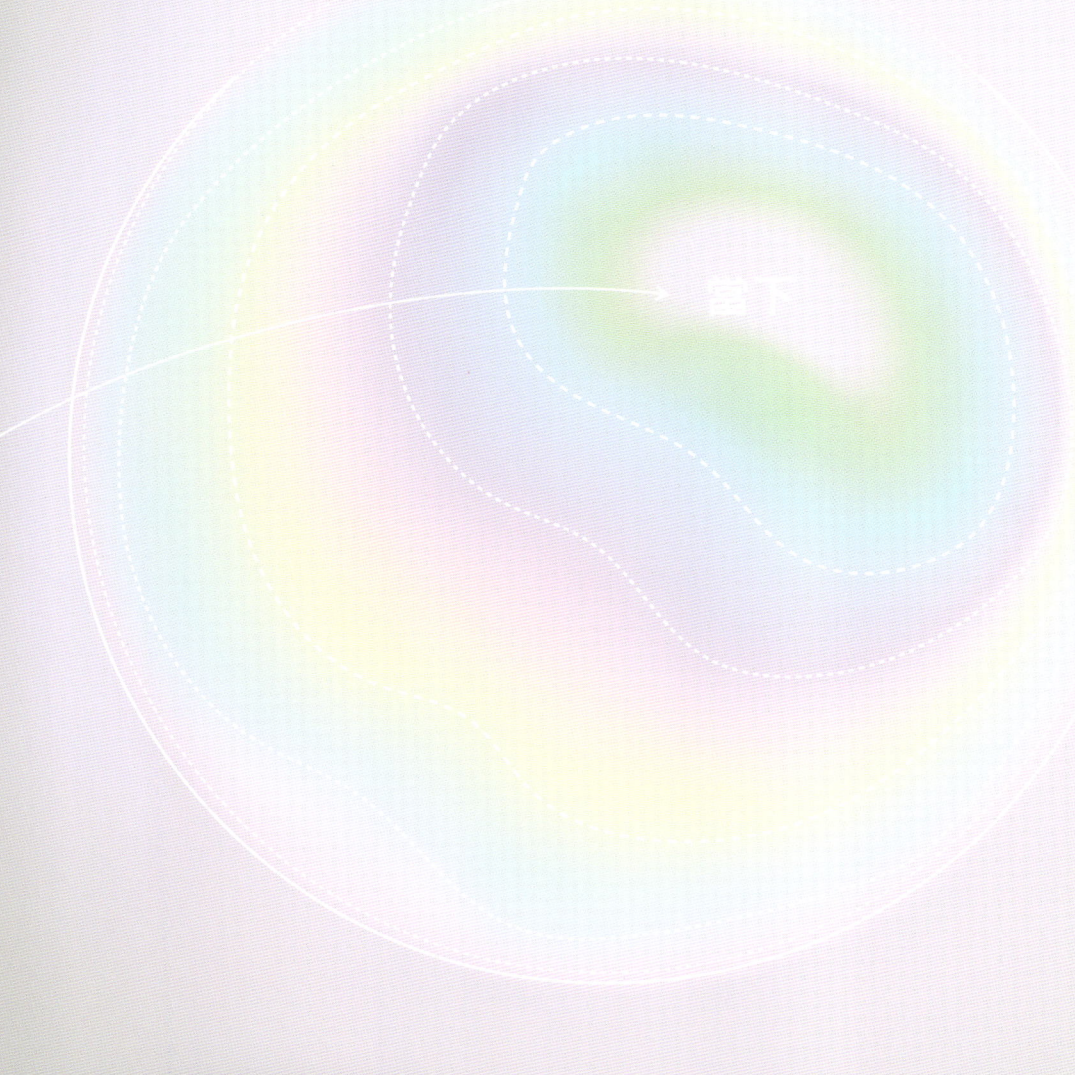

4. 散步,欣賞周圍的自然之美。
5. 透過有意識地注意你所看、所聽和所感覺到的事物,來調動你的感官。
6. 赤腳行走,注意腳踩在地面上的感覺。

為美好的一天準備的每日提醒句
（每天早上讀）

1. 生活中真正的喜悅是簡單的事。

2. 苦中作樂；在充滿挑戰的時刻中找到快樂。

3. 感謝你已經擁有的一切。

4. 生命苦短；留下回憶。

5. 做一個溫暖的人；散發出希望和光明。

6. 人生不是一場賽跑；按照自己的步調做事。

7. 饒了自己不知道還沒學到什麼的煩惱。

8. 尋找微笑的理由，尋找今天的快樂時刻。

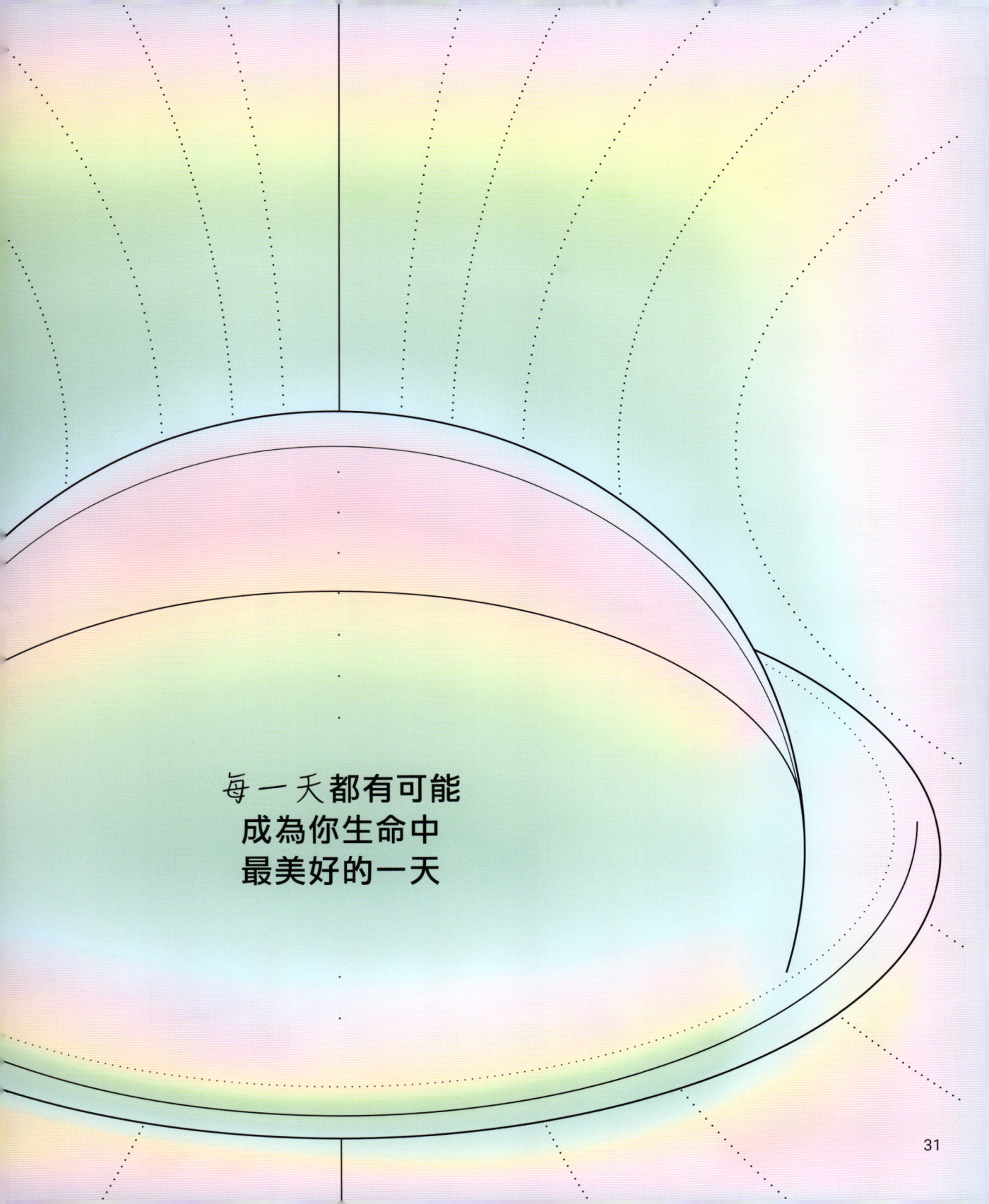

每一天都有可能
成為你生命中
最美好的一天

4.

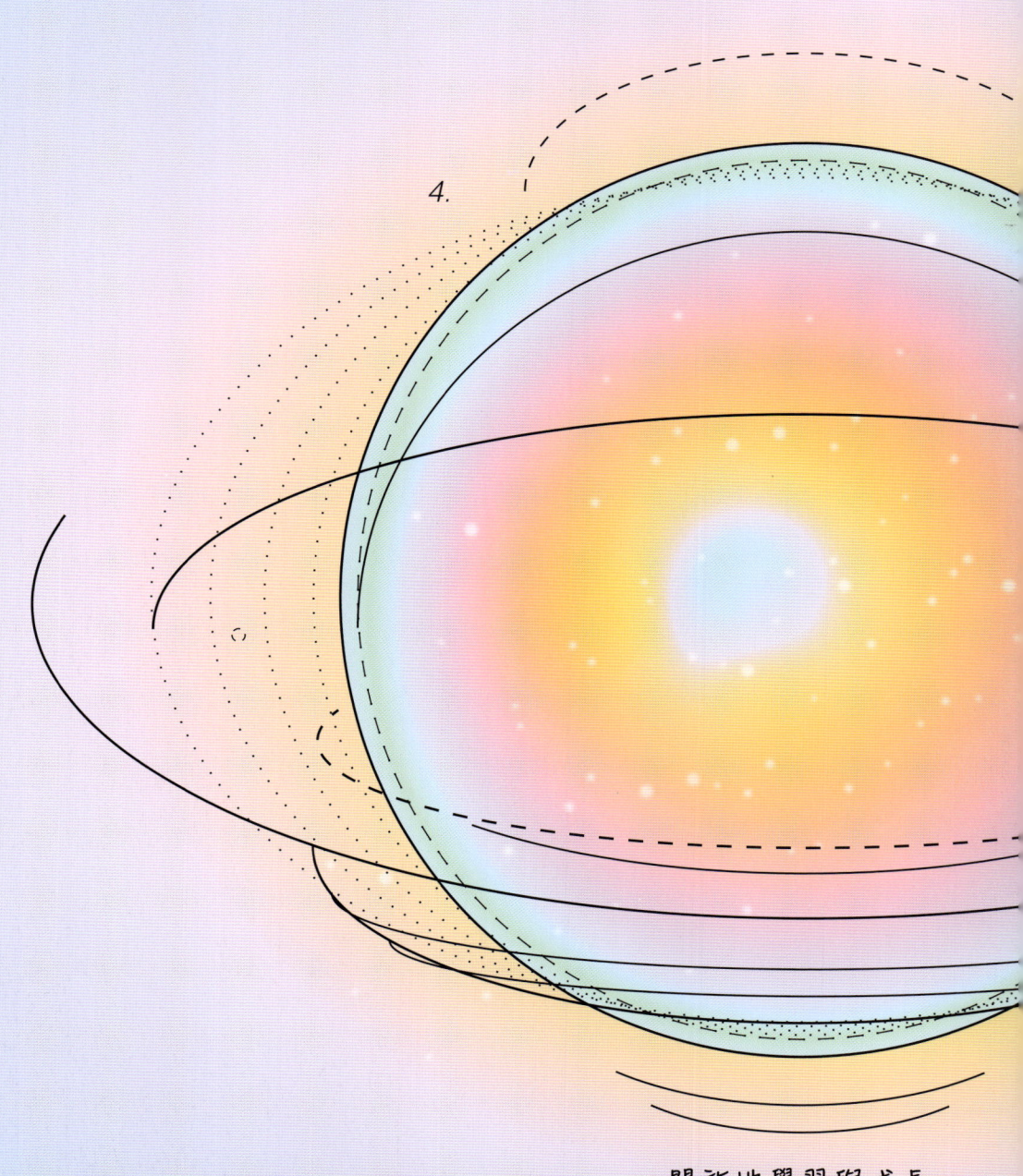

開放地學習與成長

自我發現之旅

1.

找出你熱愛什麼

2.

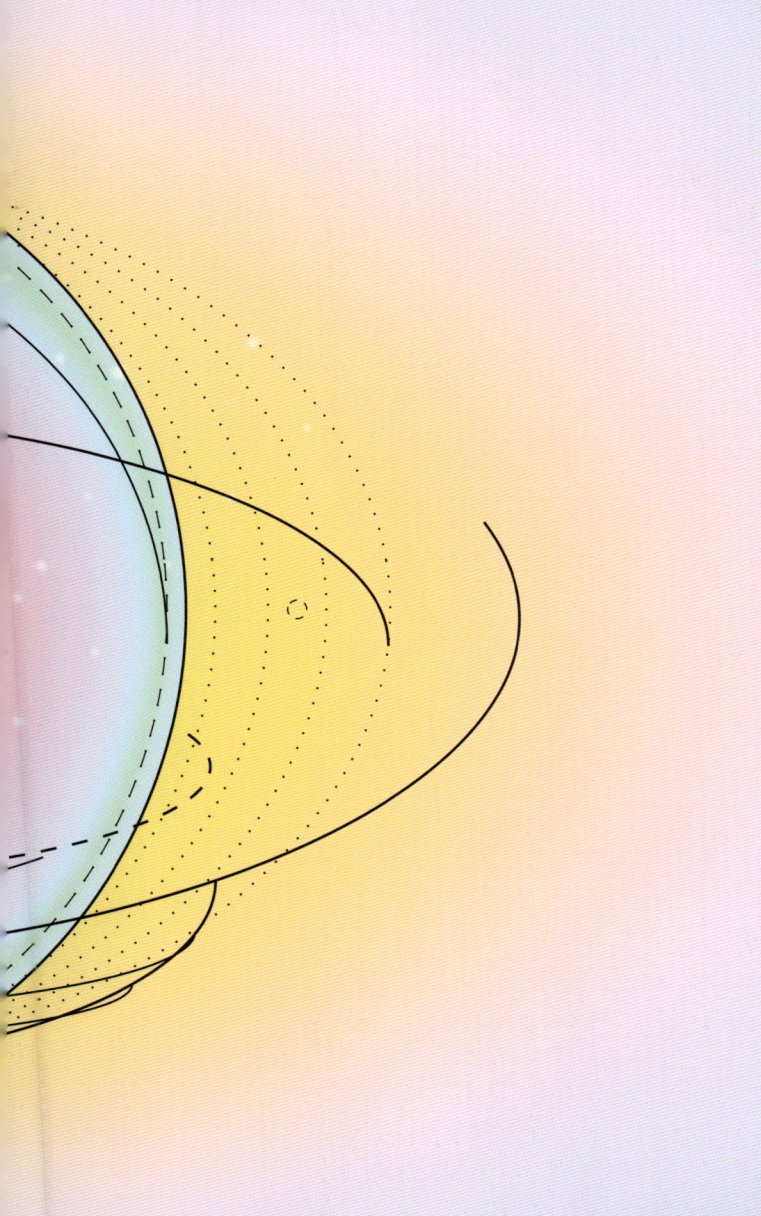

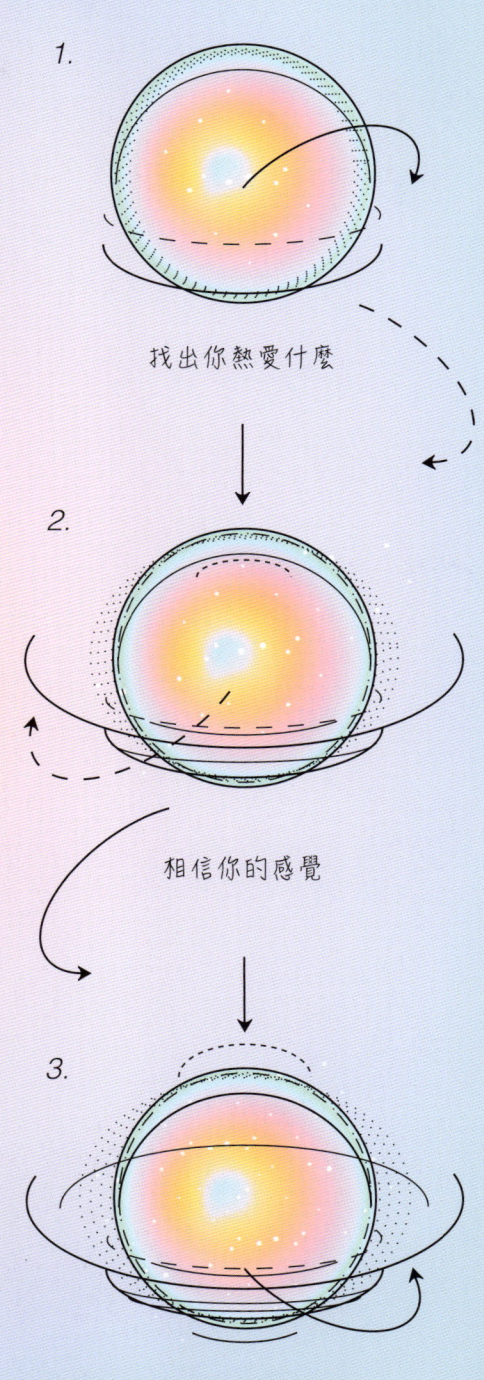

相信你的感覺

3.

知道你的需要

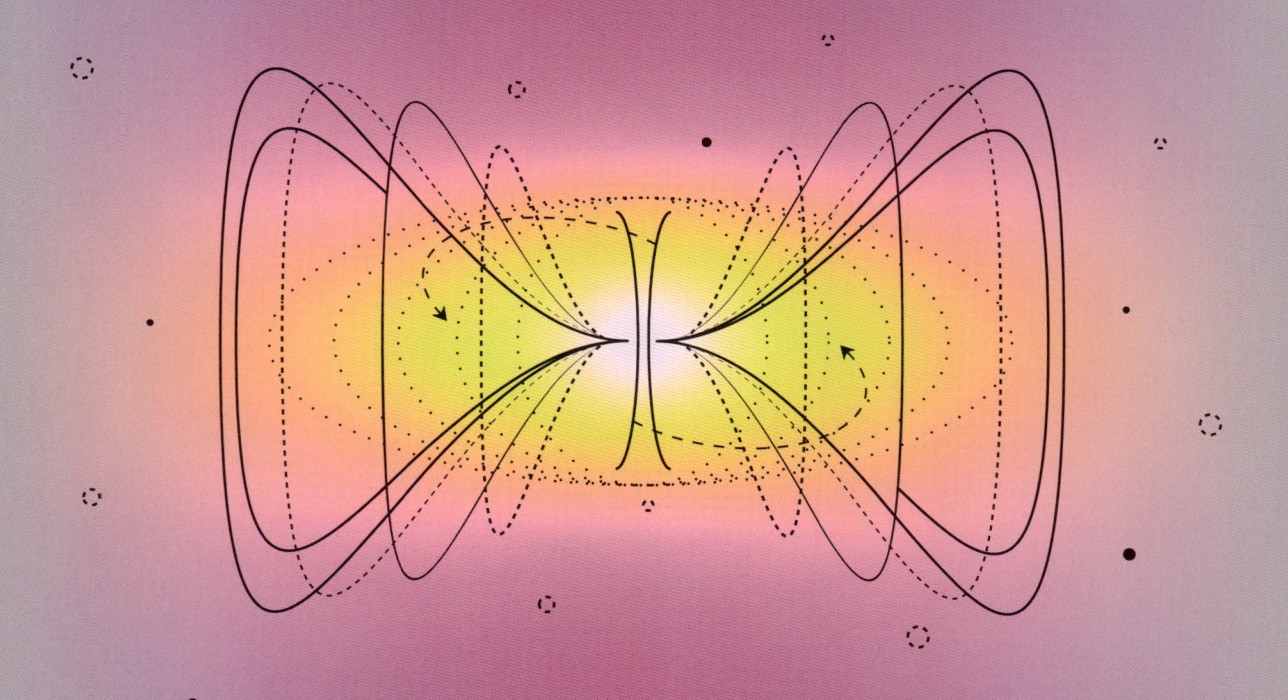

愛是

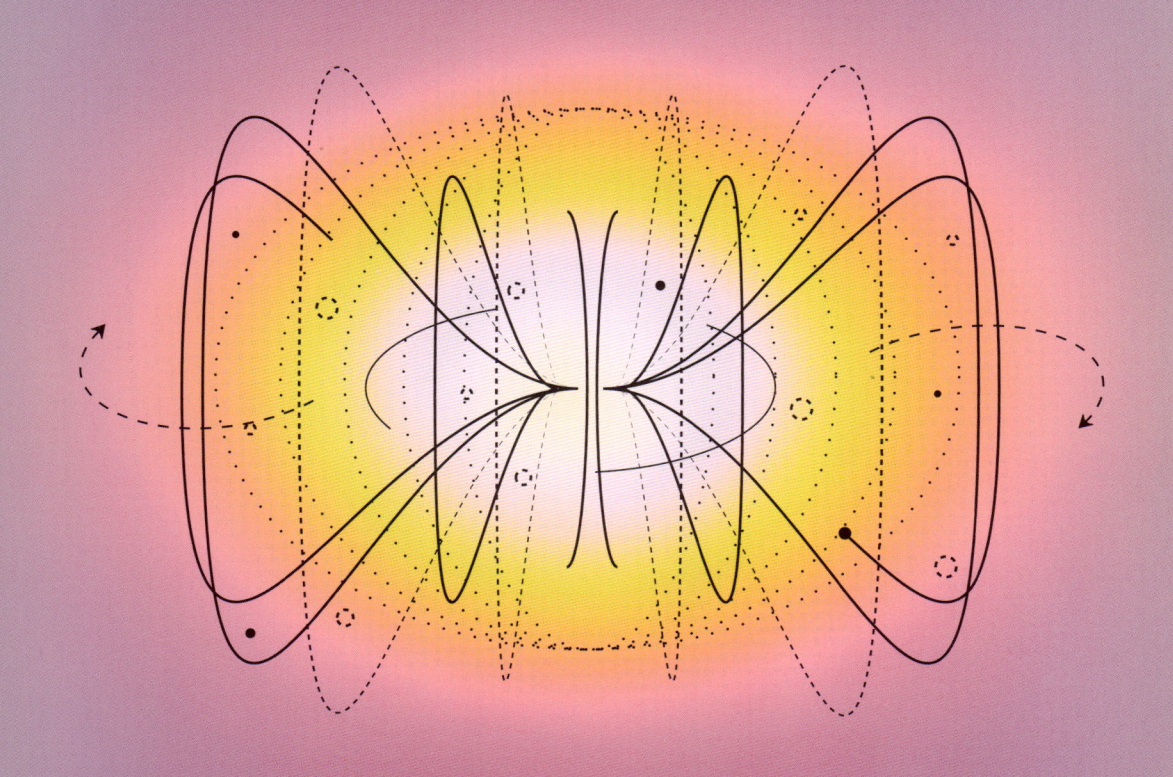

宇宙最高的頻率

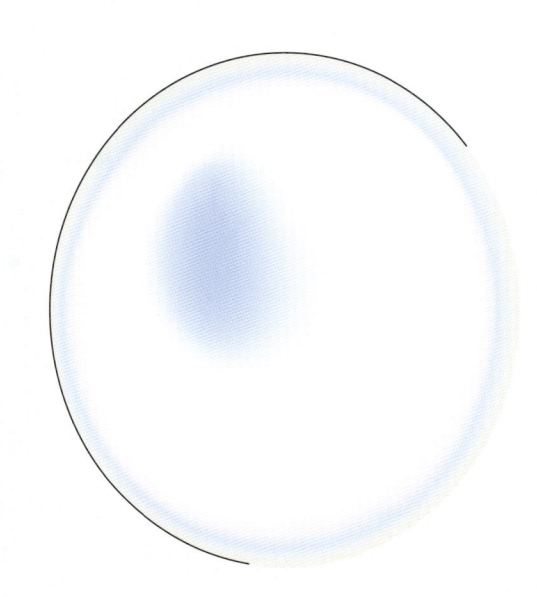

世界感謝有你的存在　　　　　　　　　生活不一定總是一帆風順，但不要放棄

你是
獨一無二的

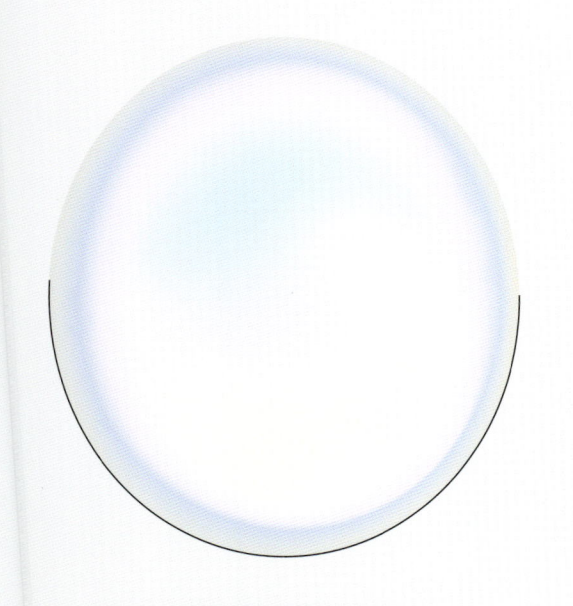

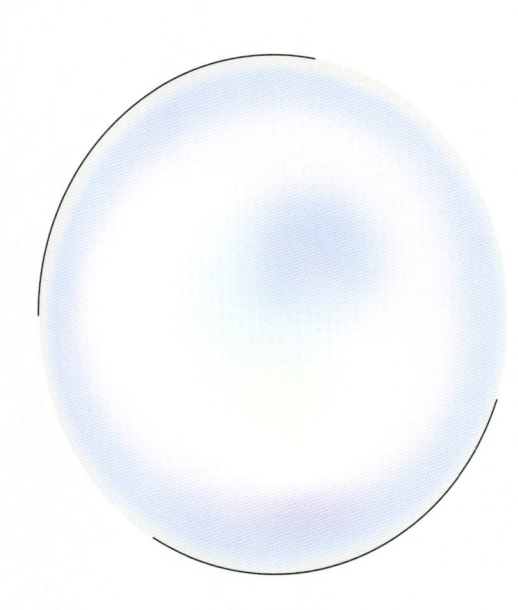

每個人都有來這裡的理由　　　　　　你的旅程很特別；你是數十億人之一

心與腦的
對話

心與腦

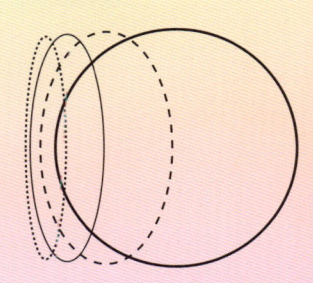

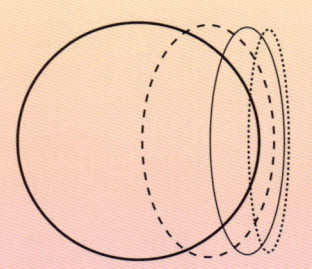

接觸

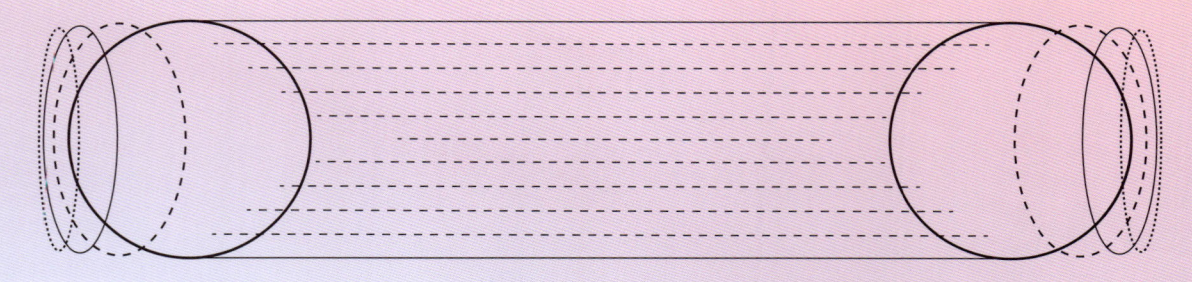

對話

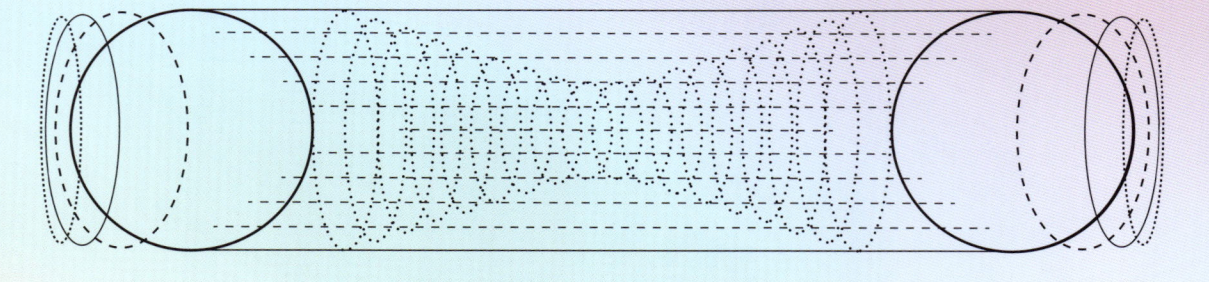

這就是我想要的嗎？ ---------------------------------- 這是我支持的嗎？
我在人生中想要什麼？ -------------------------------- 我有什麼感覺？
這是給我的嗎？ ------------------------------------ 我有什麼感覺？

清晰而平衡的內在對話

1. 想像你的心是一盞美麗而閃耀的光。

2. 將注意力集中到你的頭腦中心。

3. 透過詢問你的心,對某一個特定的情境或決定的感受,來展開對話。

4. 允許自己去感受此刻出現的情緒。

5. 然後,詢問你的頭腦。允許自己對情境進行邏輯而客觀的思考。

6. 允許對話自然地流動,在你的心和頭腦之間來回移動。你可能會注意到,你的心與腦有不同的觀點,沒有關係。

7. 仔細聆聽你的心與腦,並試著找出兩者都能滿意的中間立場。

8. 當你覺得準備好了,就做幾次深呼吸。根據對話,思考可以採取的行動。相信你的決定。

充滿意義的
人生

體驗
新事物

愛別人

活在當下

找到熱情

回饋

全心投入

做出改變

想要進化

| 享受當下 | 暫停一下 | 連結到更深的層面 |

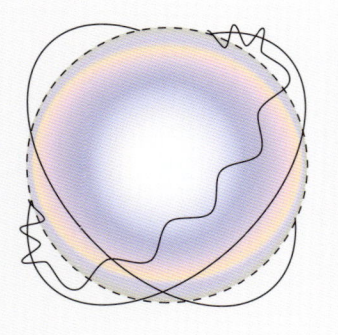

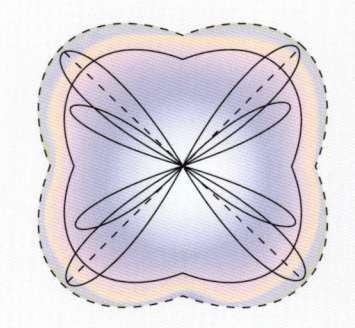

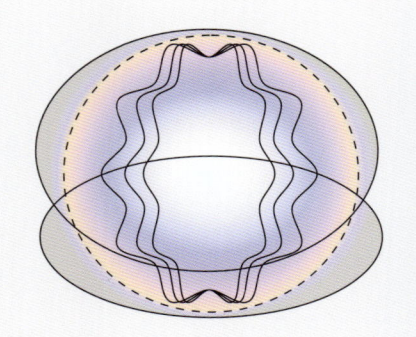

花一點
時間去

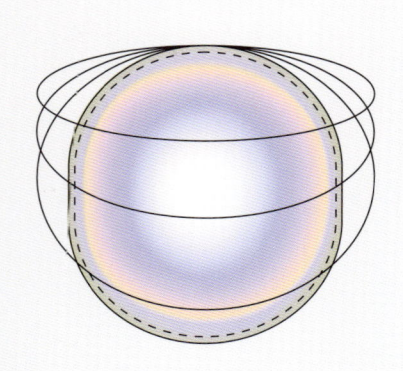

| 感恩你所在的地方 | 送出正面的能量 | 做一件善行 |

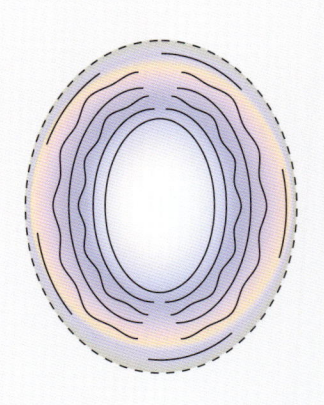

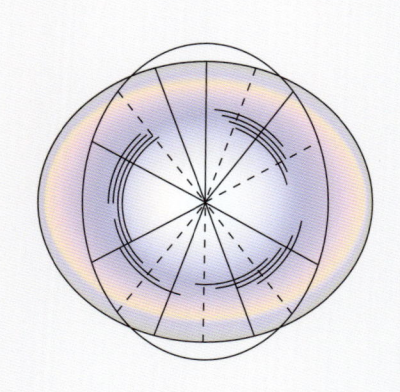

43

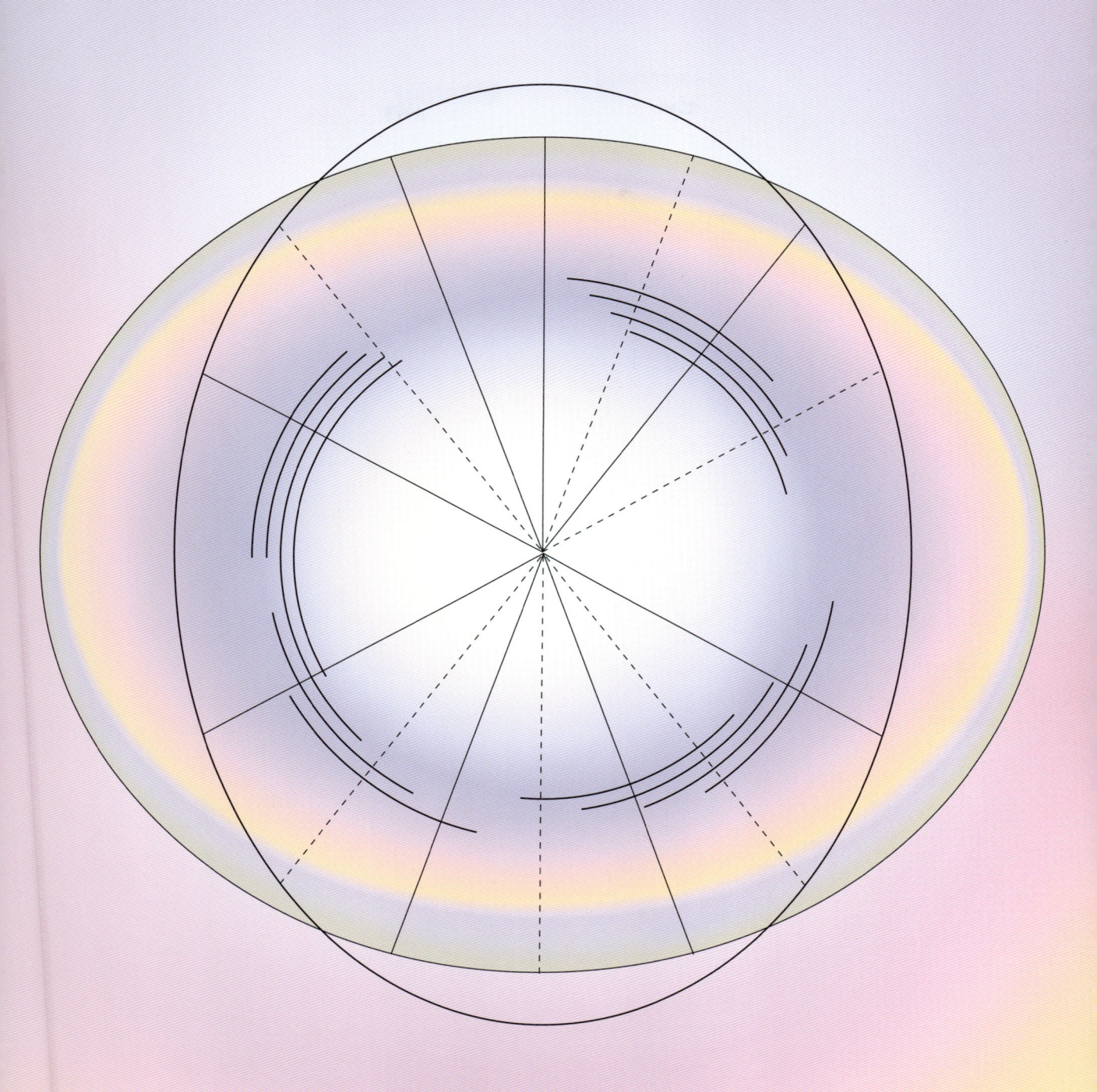

Chapter 2
Intuition
直覺

你的直覺是引導你走向真正的北方，走向你的熱情和人生目的的羅盤。它是越過世界的喧囂對你說話的聲音，推動你走向對的方向，並警告你不要做錯誤的事情。當你遵從直覺時，你會感受到一種興奮和自由的感覺；當你忽視它時，會感覺到胃部很不舒服。

要適應這種內在的聲音，需要練習。透過注意那些帶給你喜悅和滿足的事，可以學會做出符合個人真理的決定，並認出你走在正確道路上的信號。

在一個喧鬧而混亂的世界裡，我們很容易被別人的觀點左右，而忽略自己內在的聲音。為了找到你的道路，花時間獨處、呼吸，並傾聽自己的直覺，是非常重要的。信任自己是一個過程，但透過建立自我覺知並培養與直覺的深刻連結，將找到過著充實而真實的生活所需要的清晰和方向。

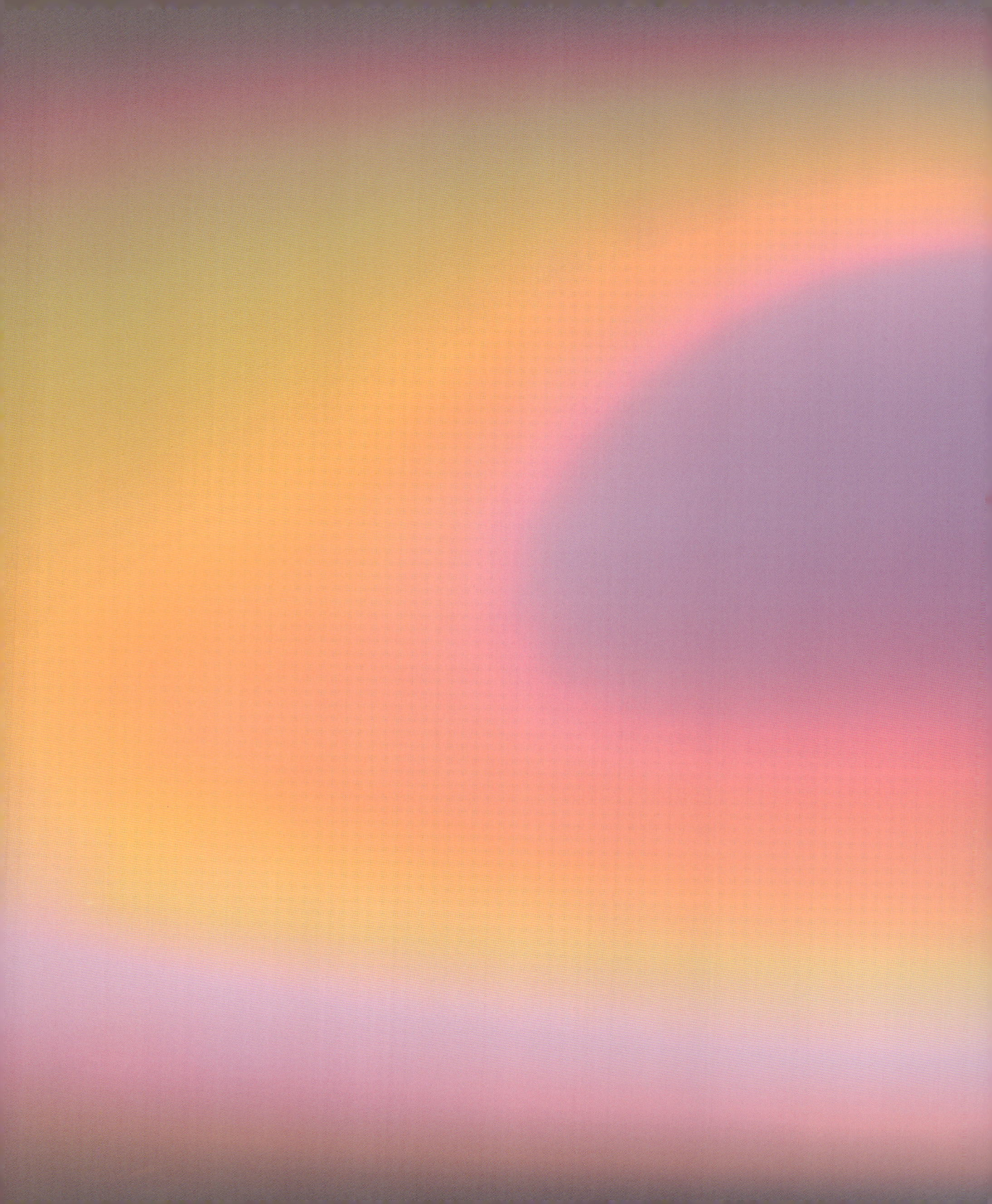

信任

你的

魔法

內在感覺

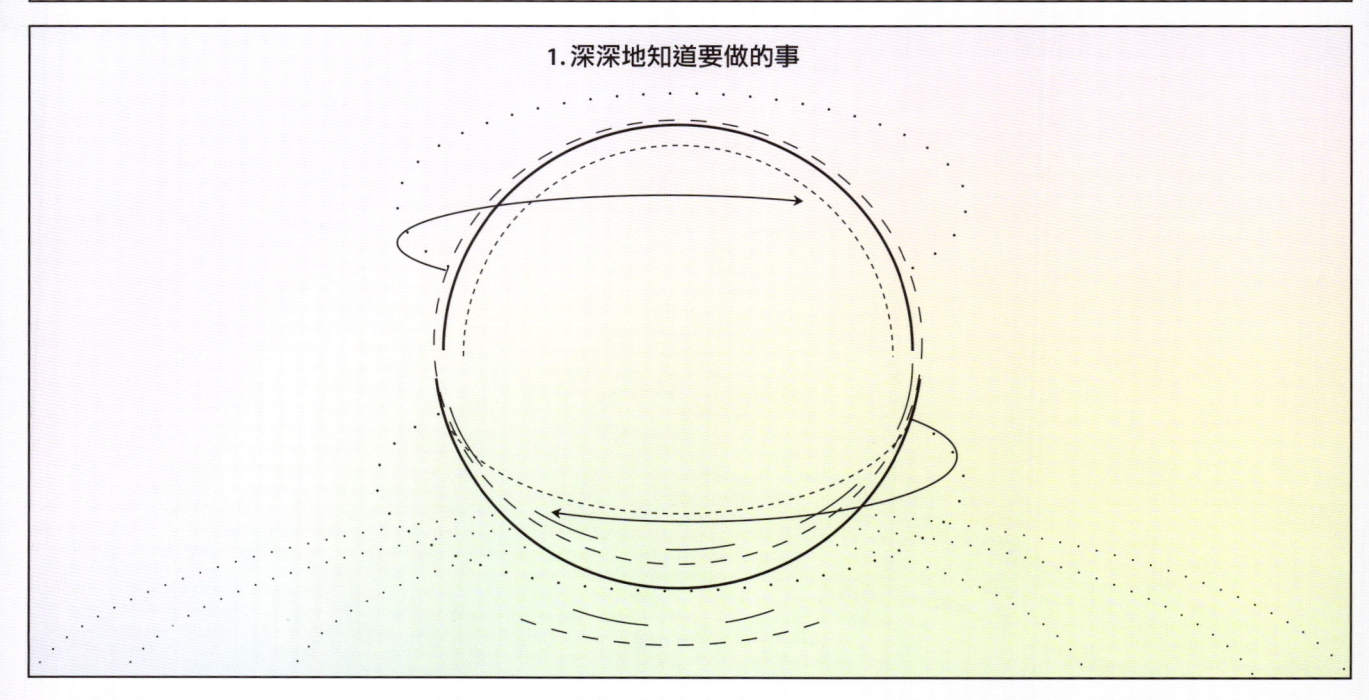

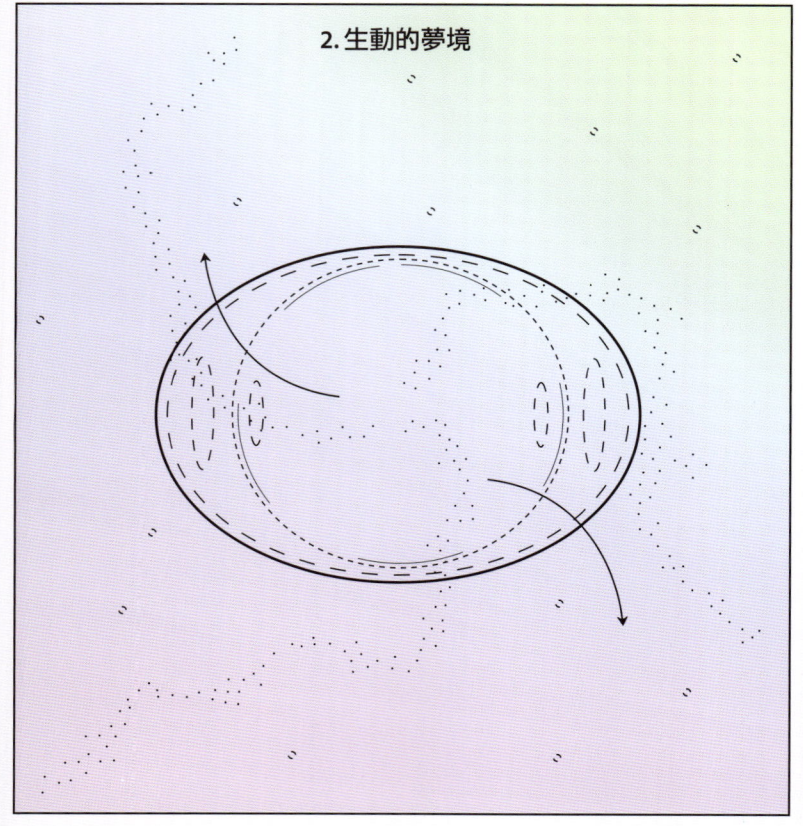

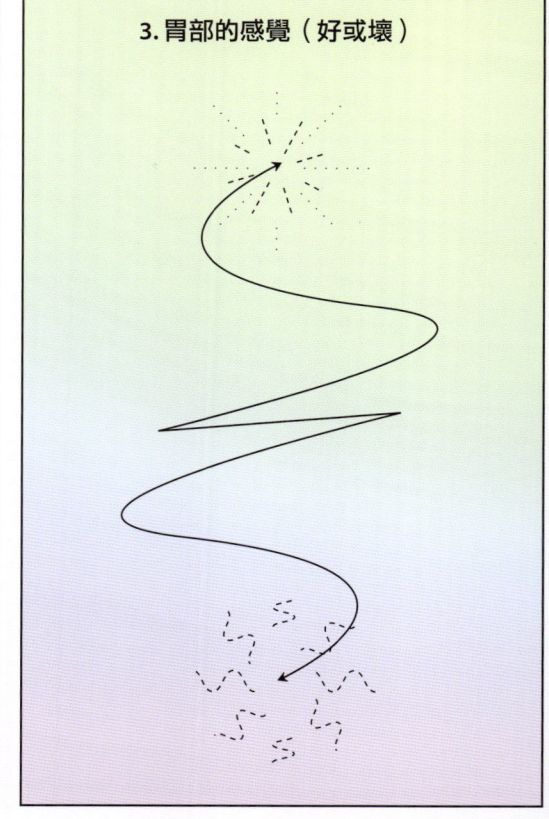

1. 深深地知道要做的事

2. 生動的夢境

3. 胃部的感覺（好或壞）

4. 注意到模式

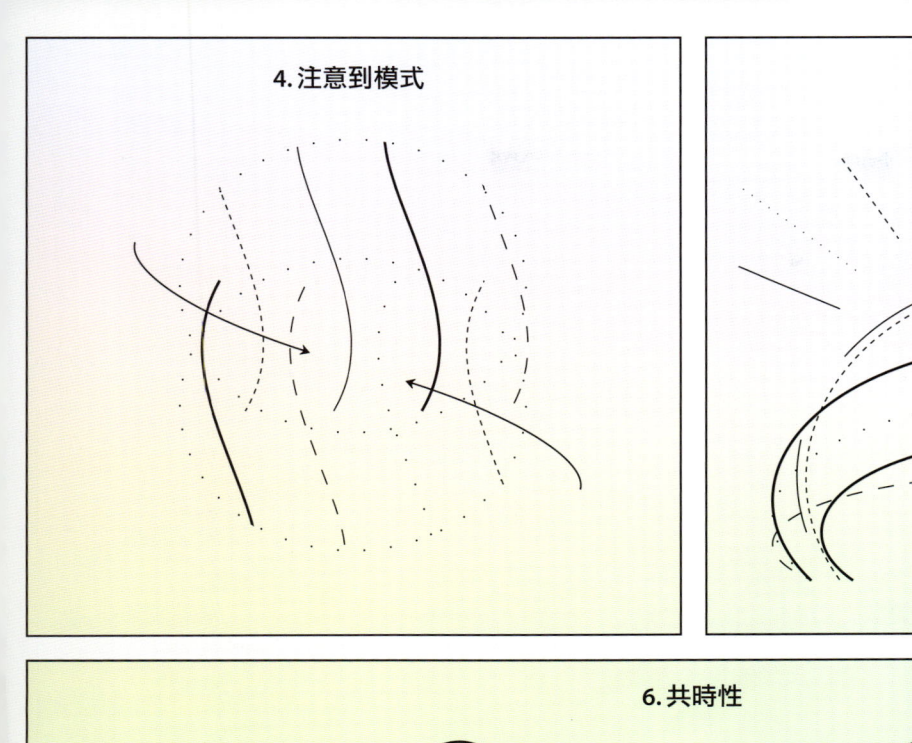

5. 清晰的感覺

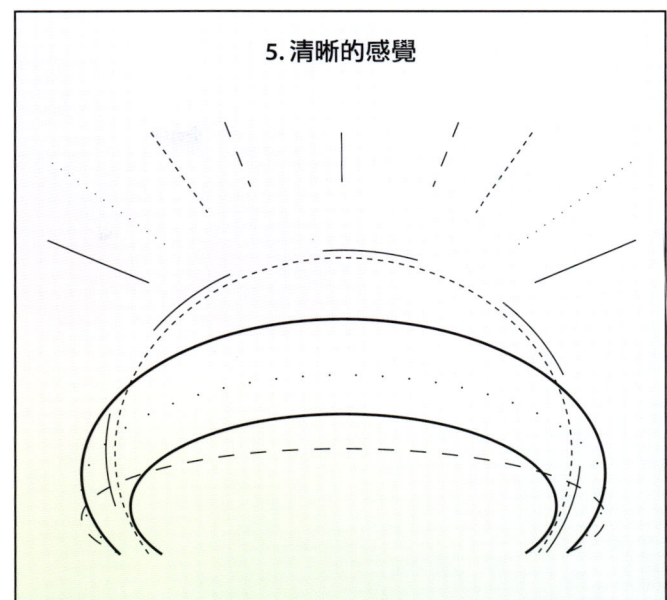

6. 共時性

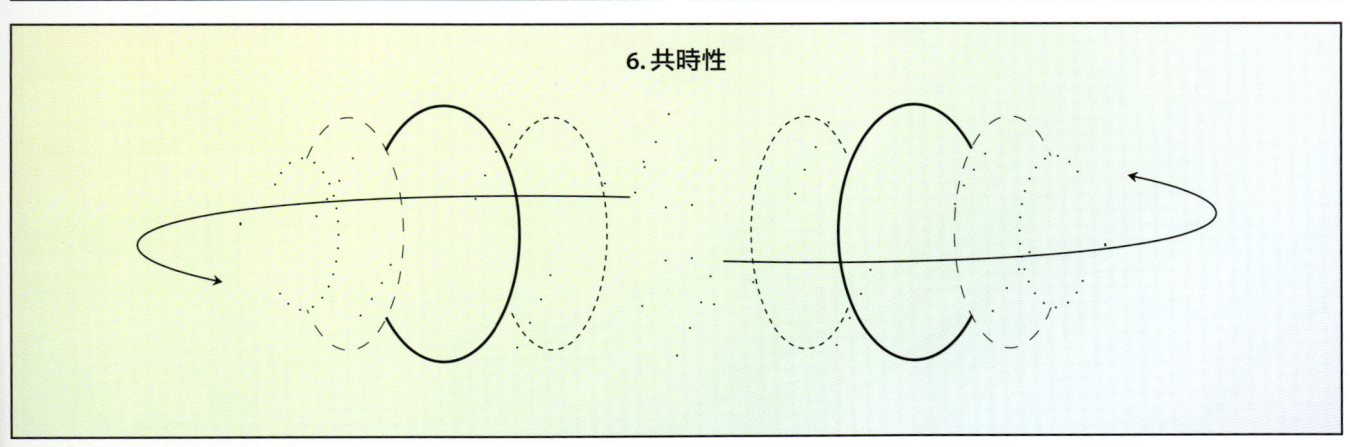

7. 感覺被引導到某個方向

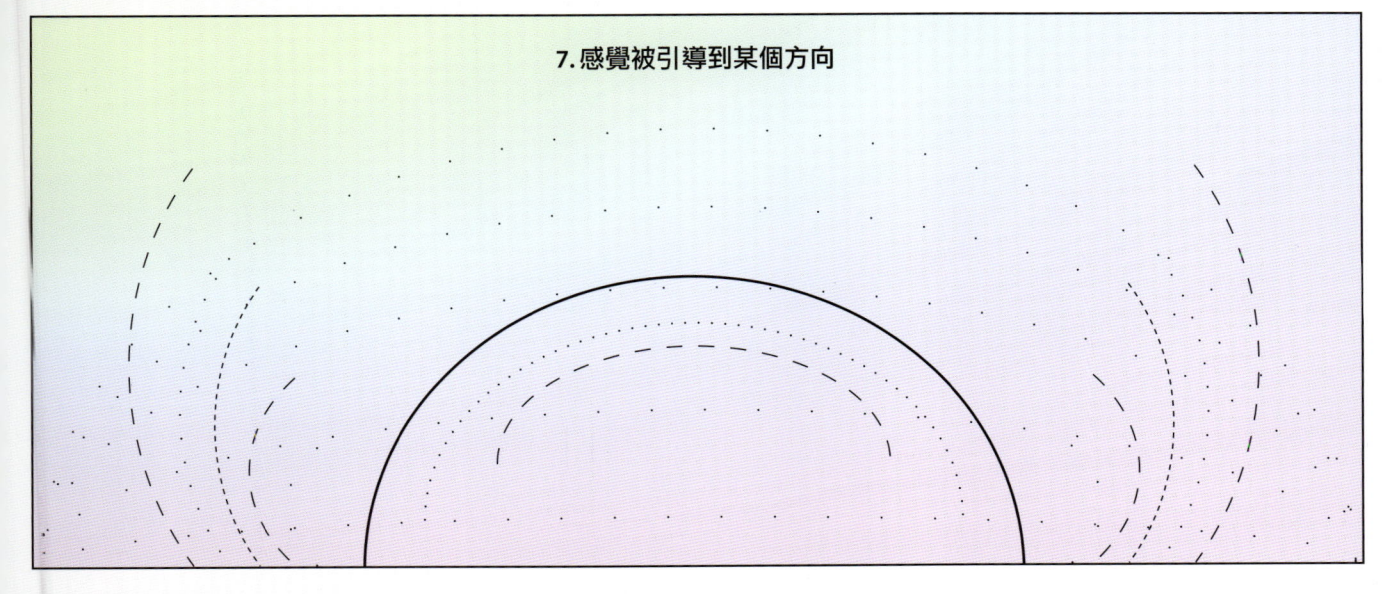

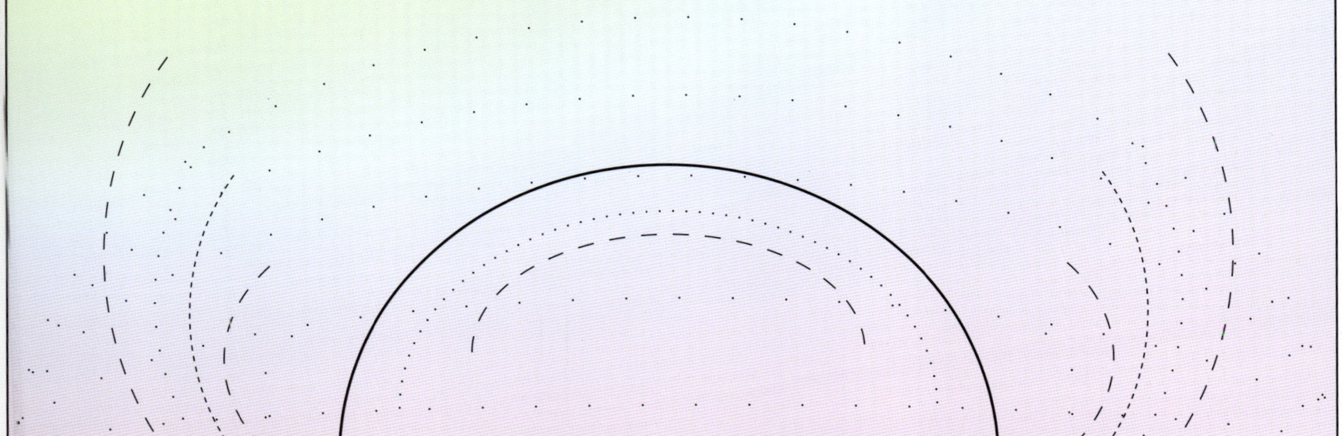

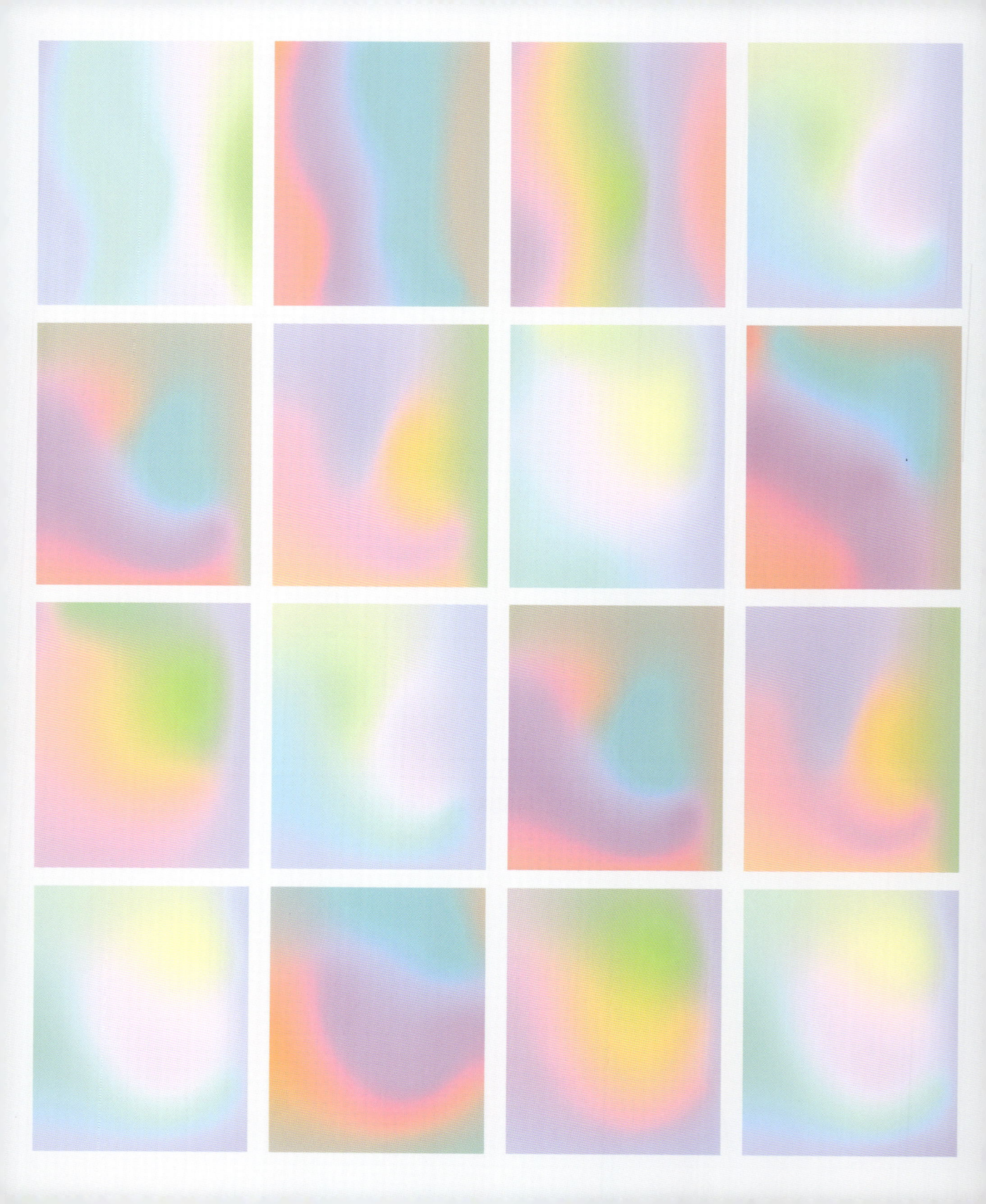

我希望你會找到你的真北

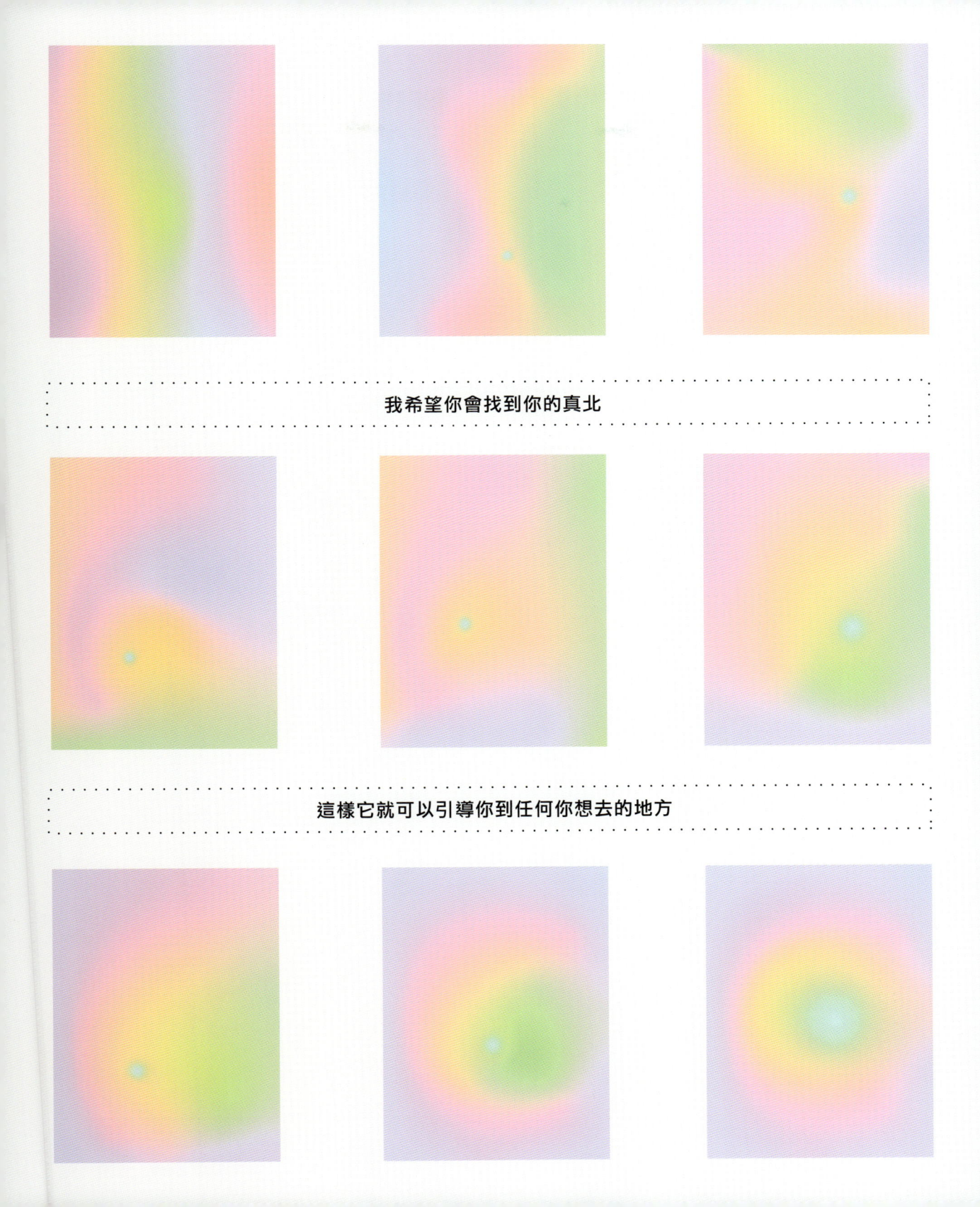

這樣它就可以引導你到任何你想去的地方

請求清晰的指引

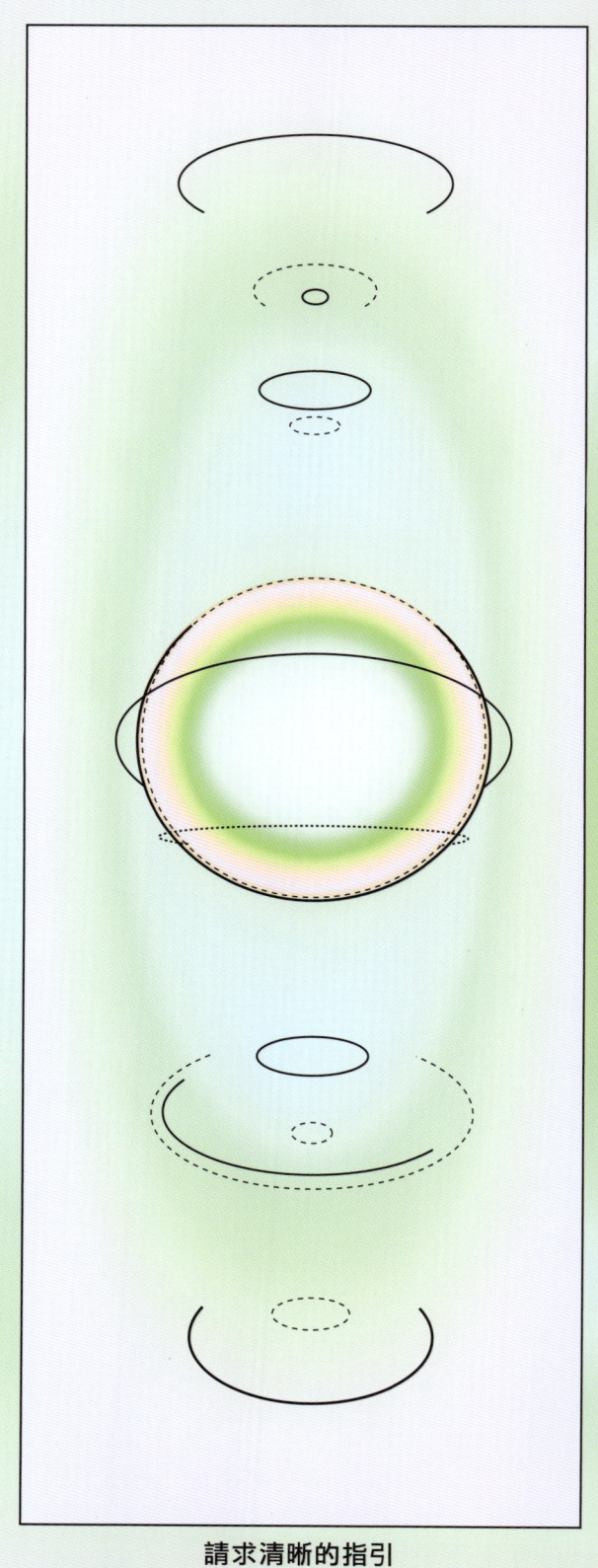

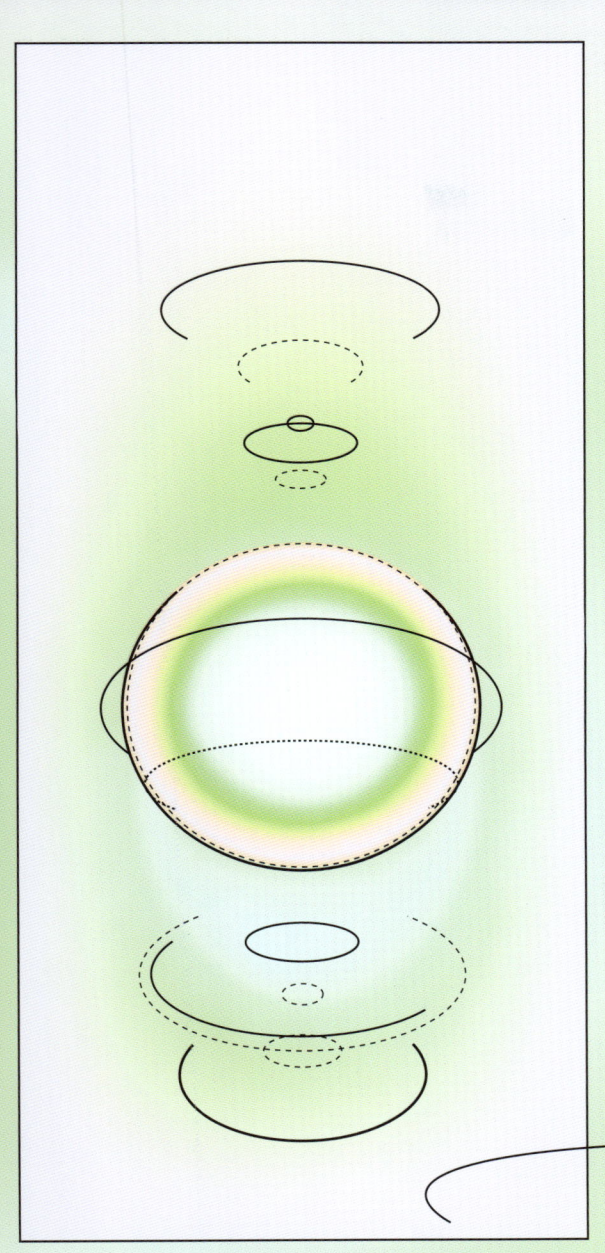

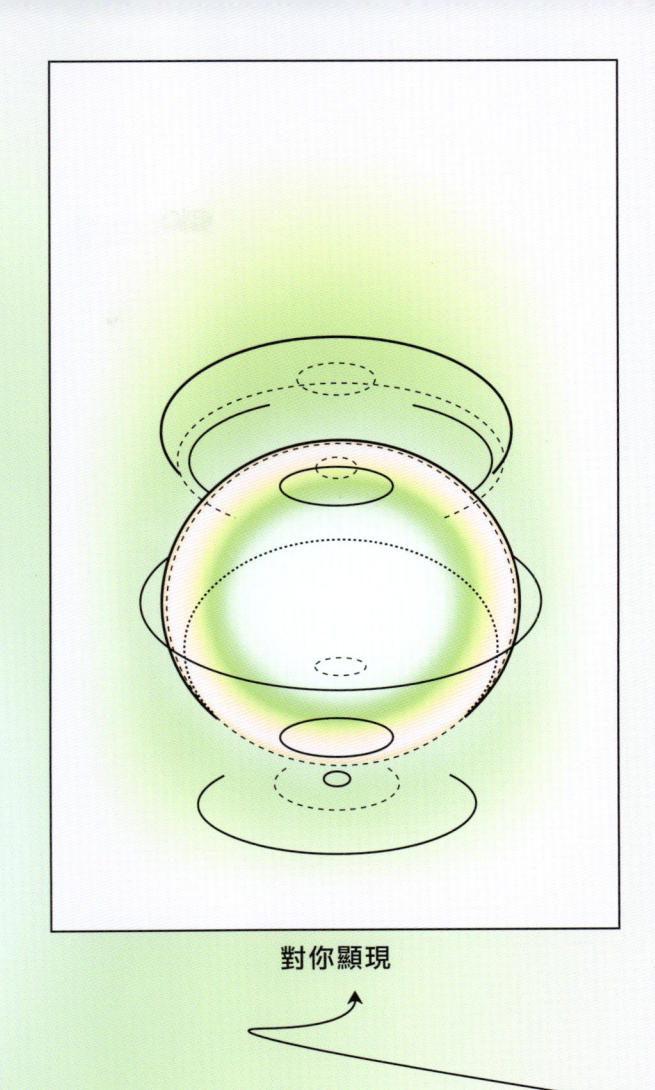

相信道路將會

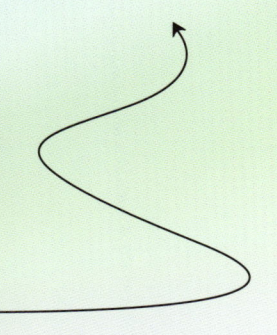

對你顯現

53

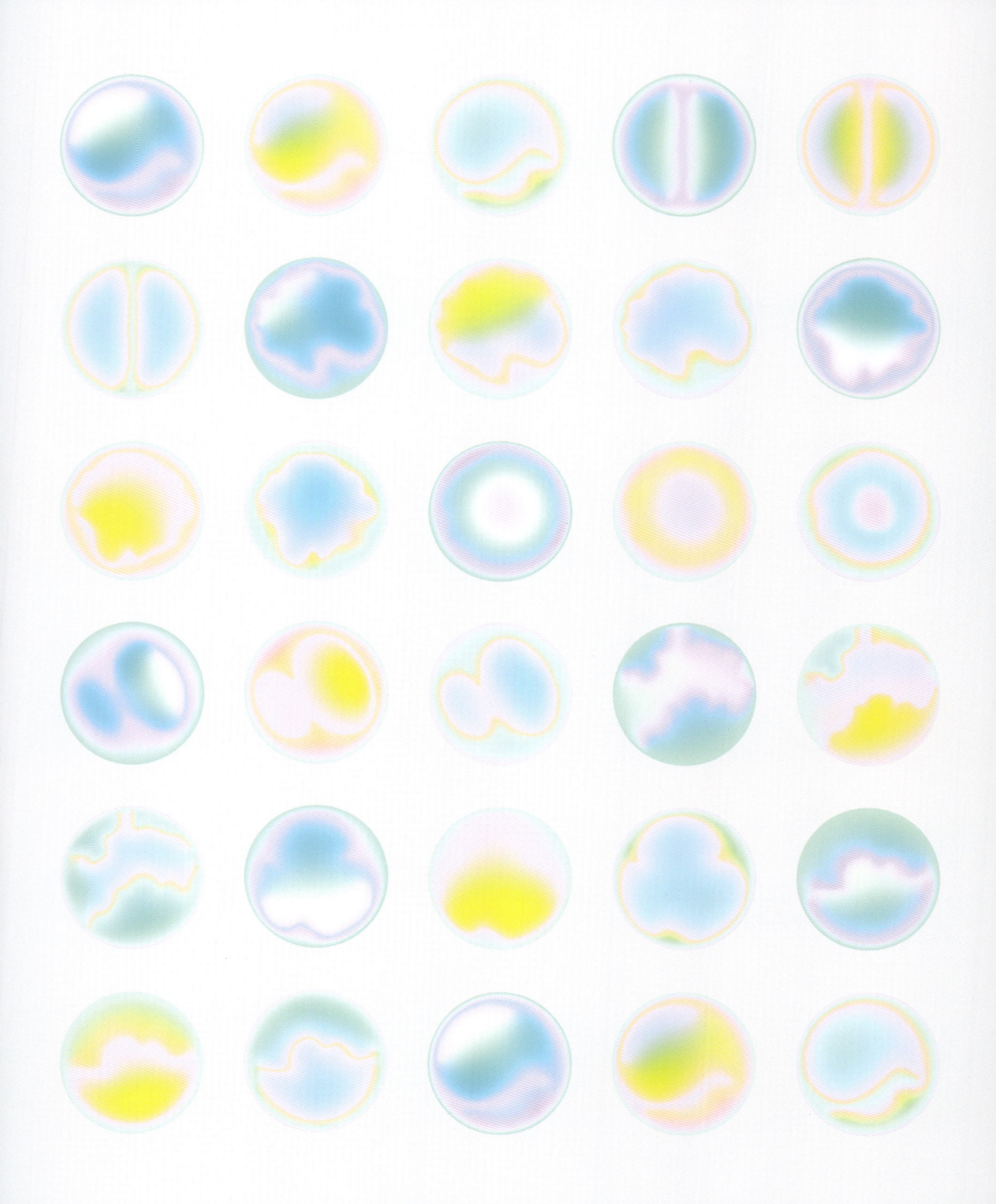

有意義的事物

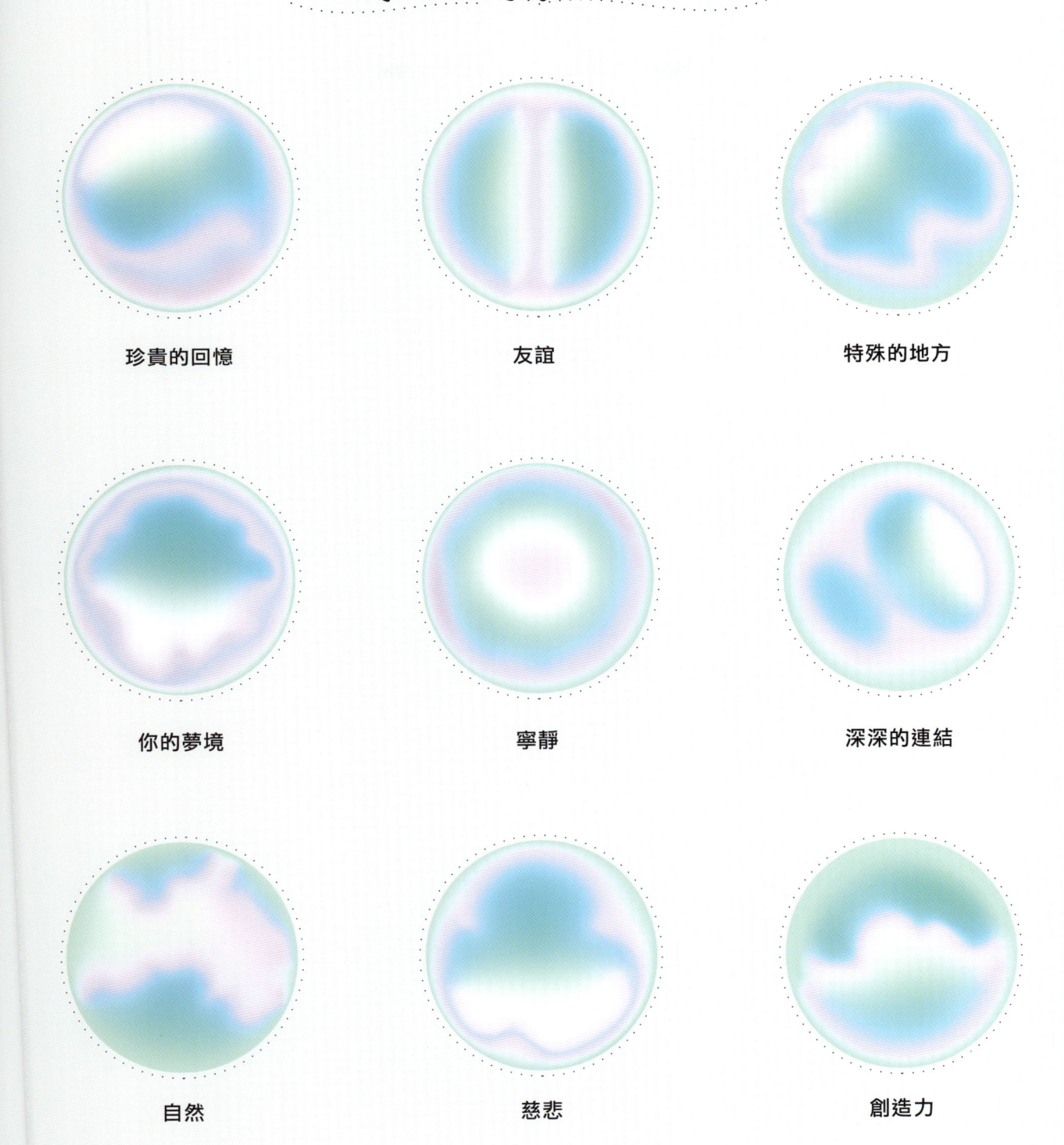

珍貴的回憶	友誼	特殊的地方
你的夢境	寧靜	深深的連結
自然	慈悲	創造力

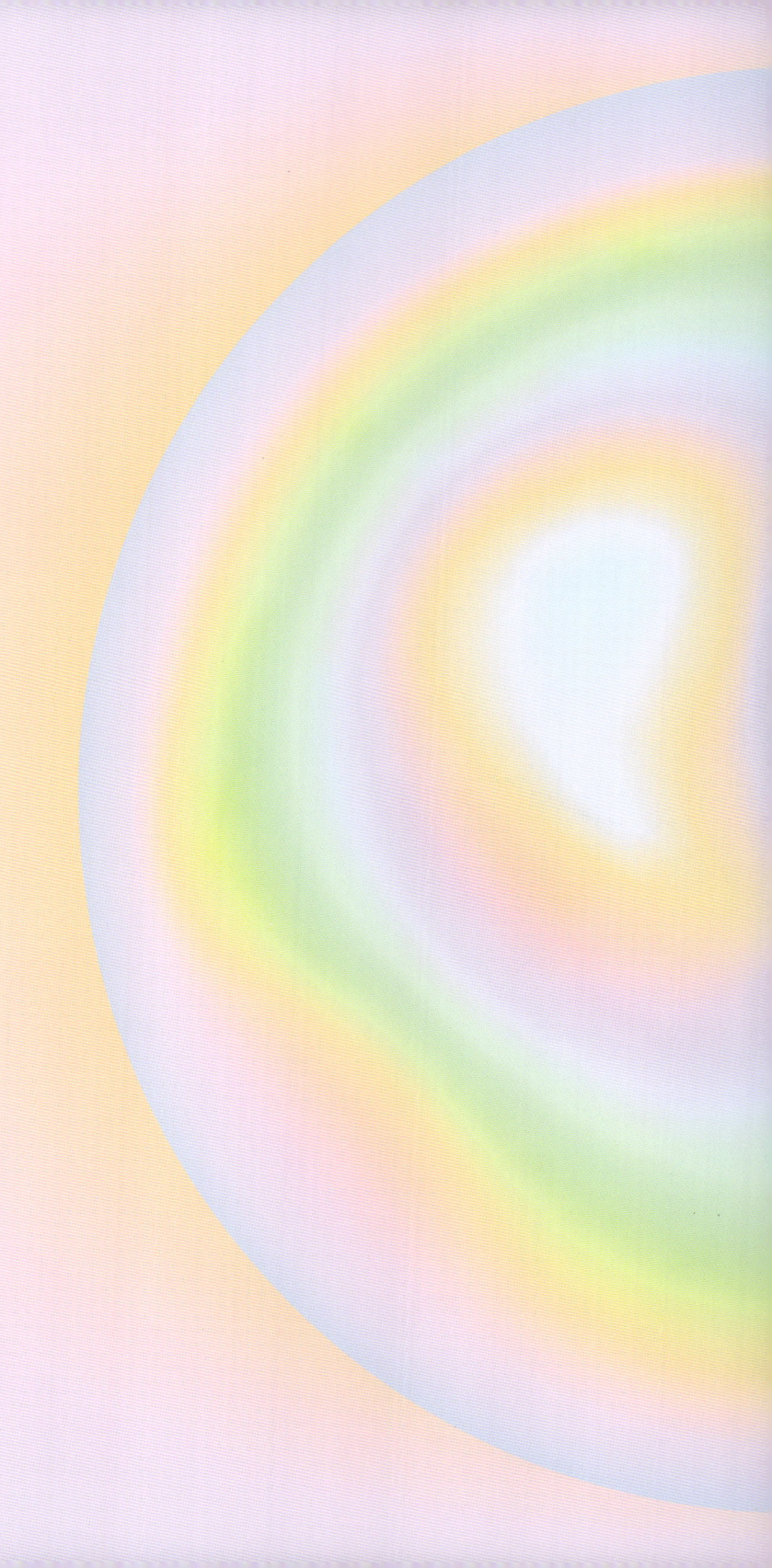

留點時間給自己

相信並接受

1. 相信自己和自己的能力。

2. 傾聽你的心與直覺。你的內在聲音可以引導你走向人生中真正想要的東西。

3. 請求你的更高力量的指導與支持，幫助你達成目標。

4. 專注於生活中美好的人事物，以培養正面的想法和樂觀心態。

5. 信任宇宙正在以你可能沒有意識到的方式幫助你。

6. 最後，表達感激，並保持正向樂觀的心態。感恩會為你的生活帶來更多正面結果和豐盛。

你正在路上　　　　　　　　　　　看看你已經走了多遠

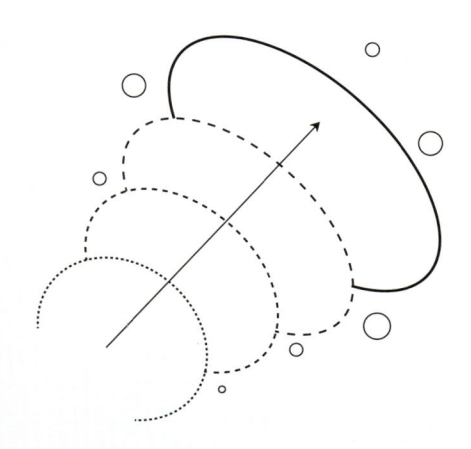

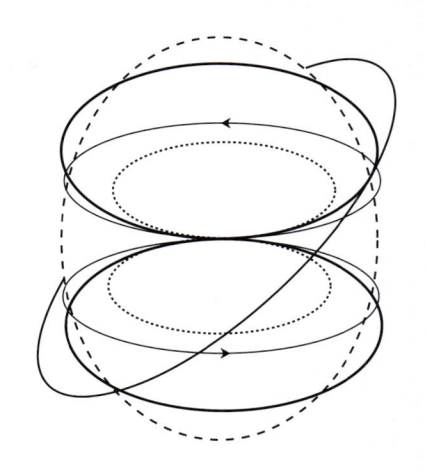

相信
並接受

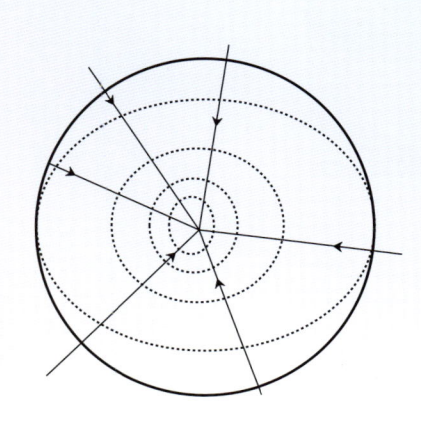

信任你的內在聲音 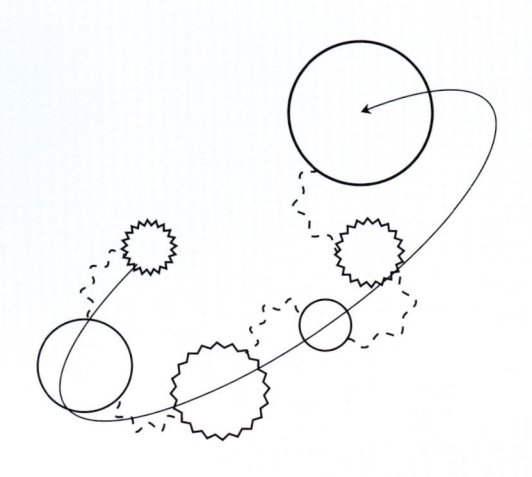　　　　　　　　每天重新調整想法

只是在

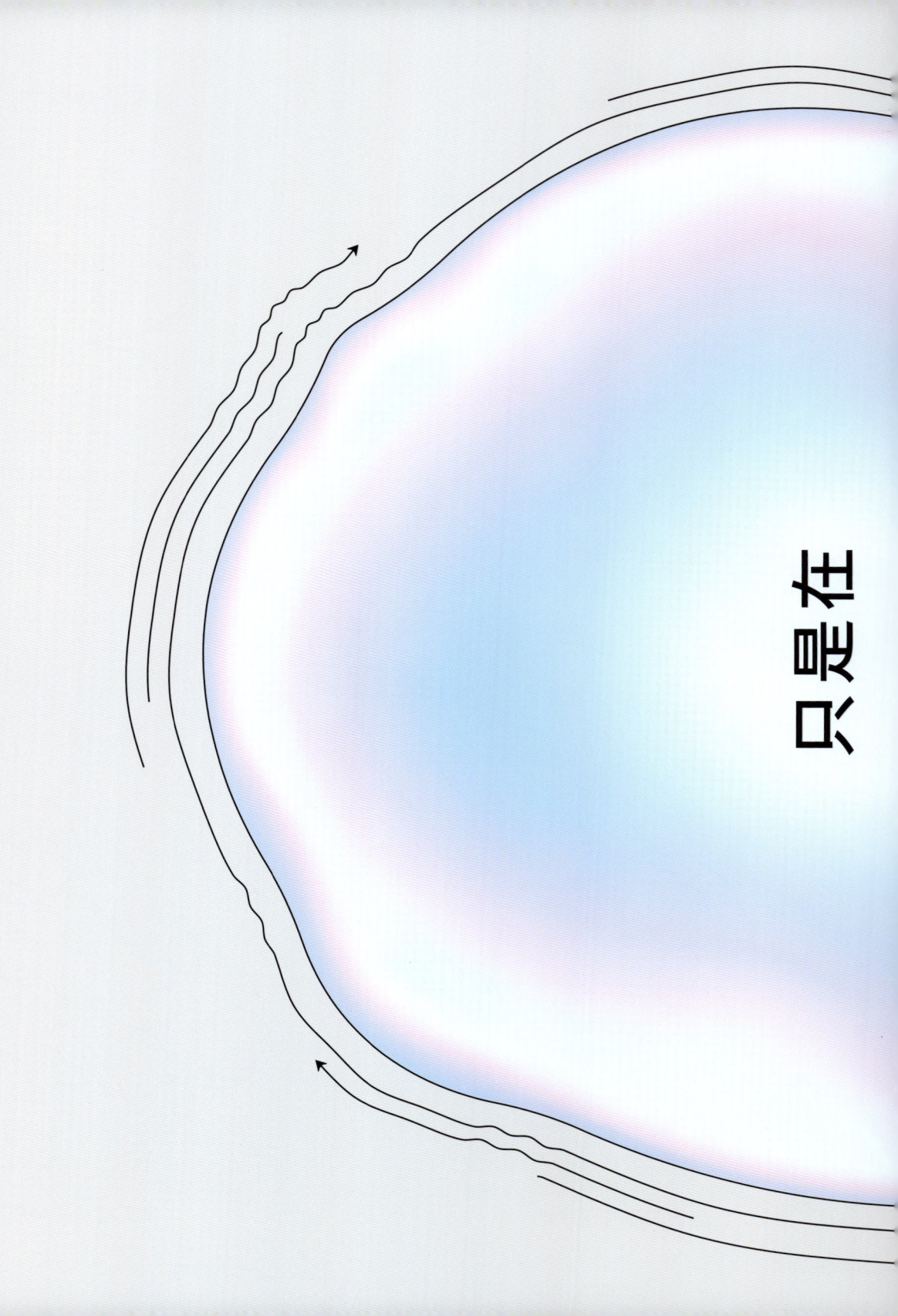

並存
受
存在

1. *2.* *3.*

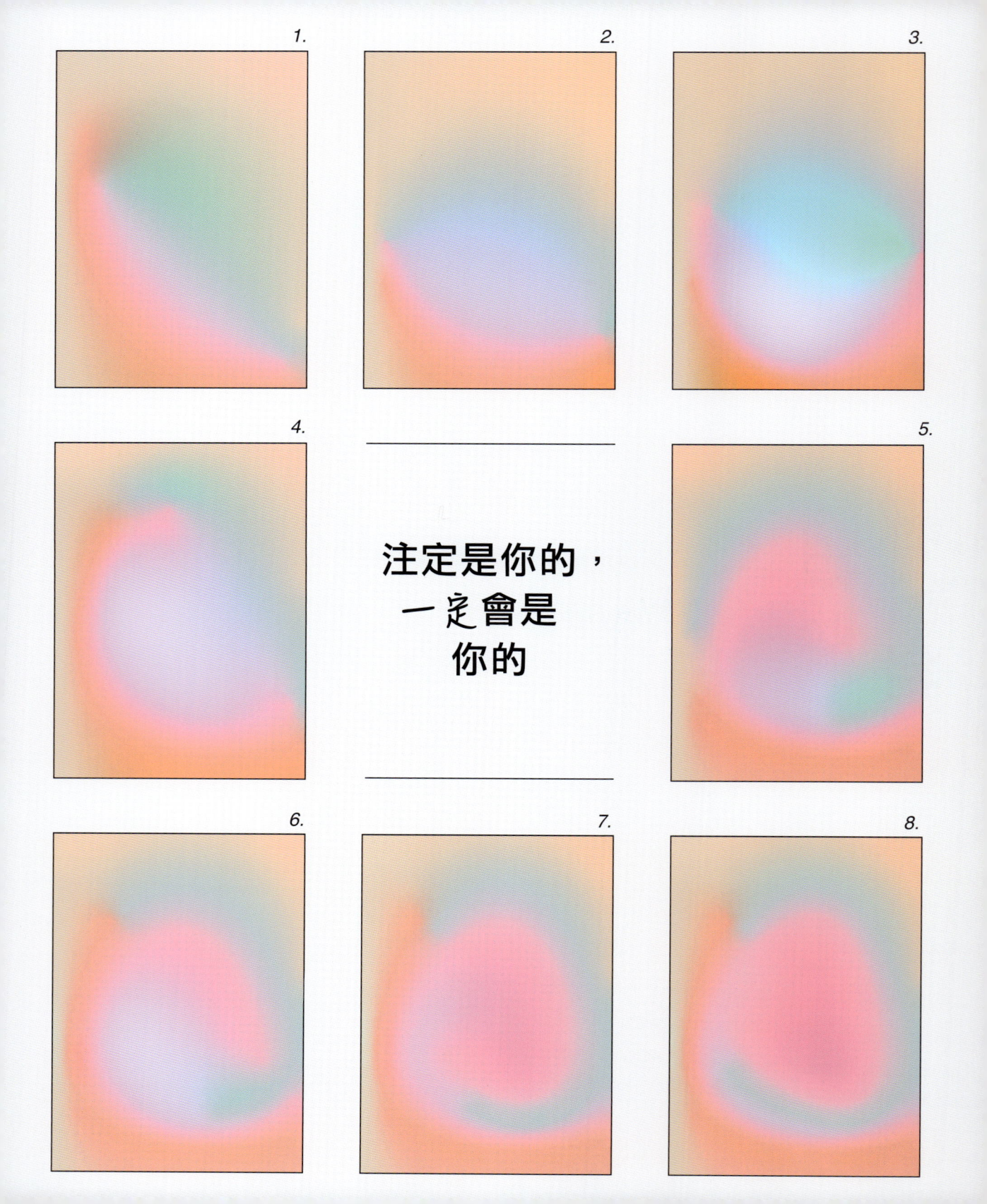

4. *5.*

注定是你的，
一定會是
你的

6. *7.* *8.*

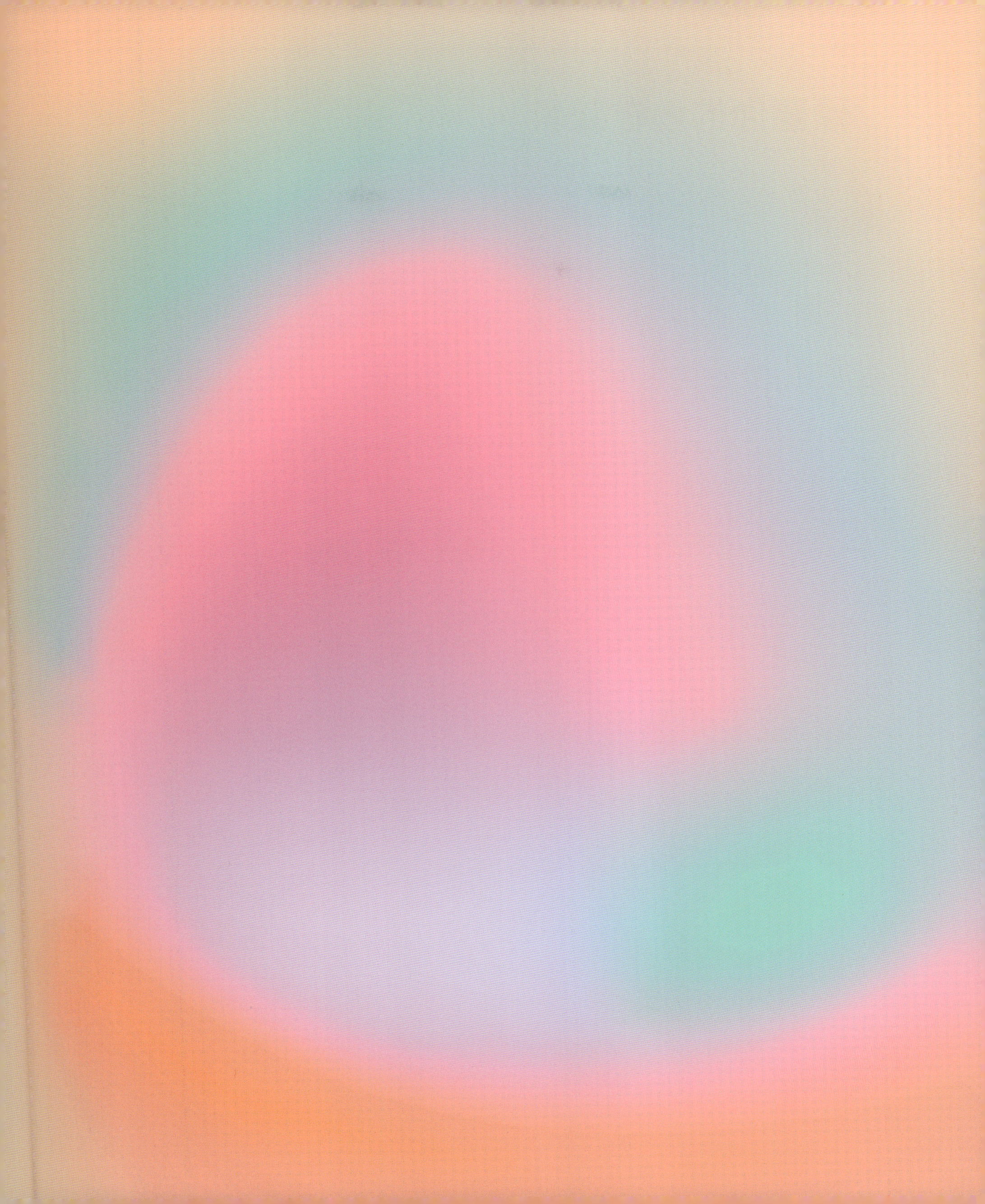

傾聽你的內在聲音

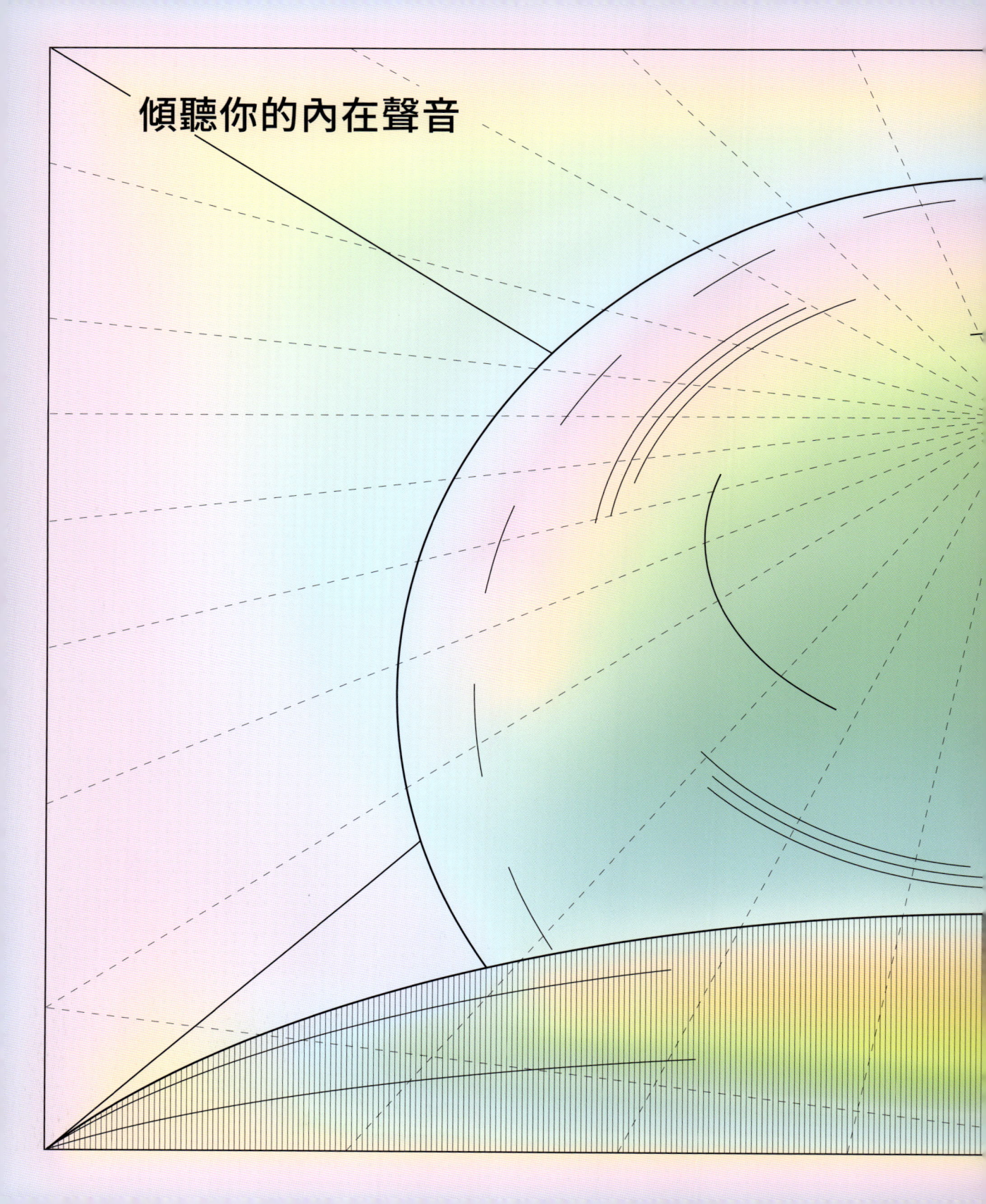

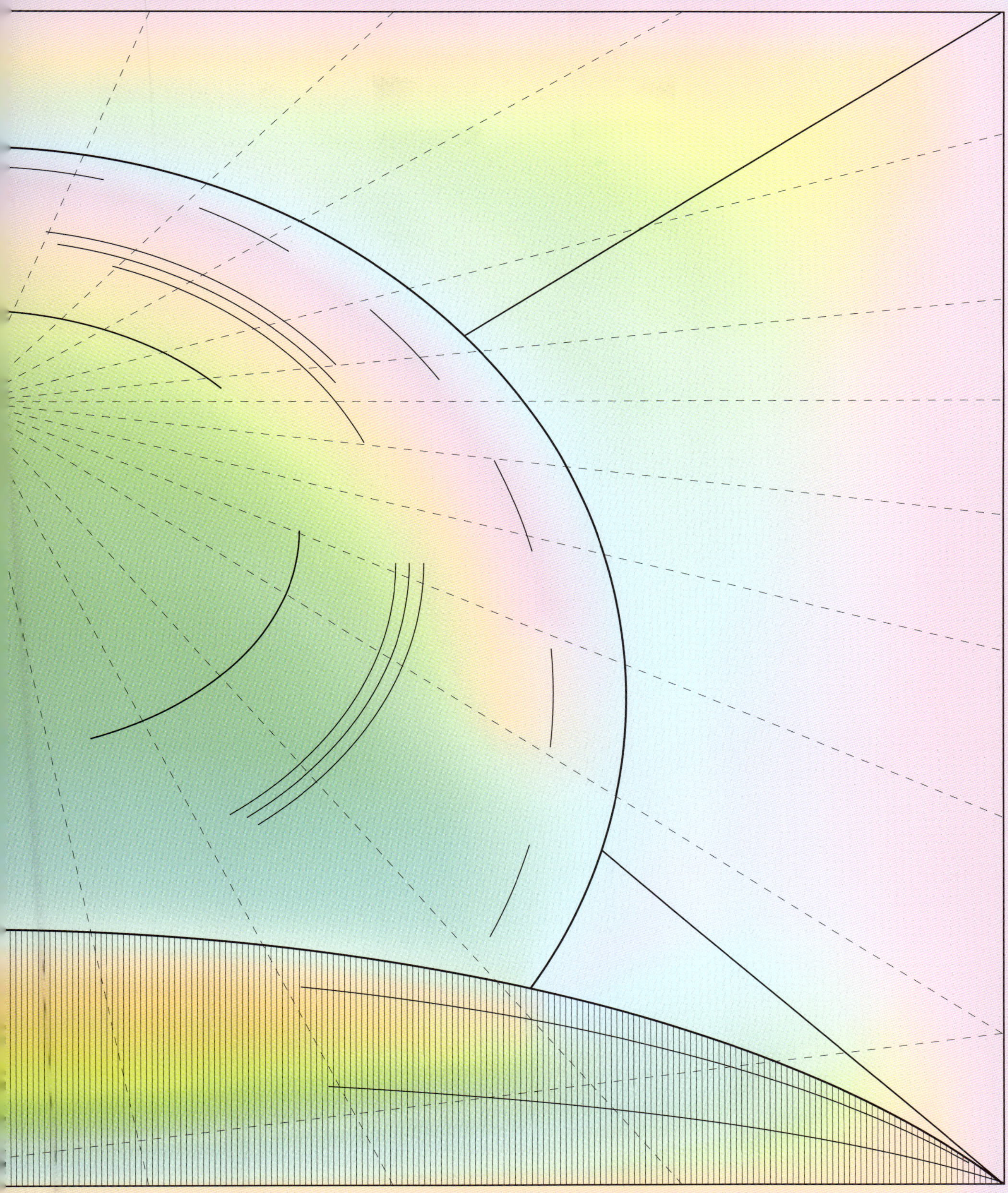

吸進一切美好

善良－慈悲－慷慨－感恩－誠實－尊重－同理心－喜悅

呼出一切不美好

不信任 - 冷漠 - 吝嗇 - 忘恩負義 - 不誠實 - 不耐煩 - 不尊重 - 悲傷

恆

讓你的心會微笑的事

第一個圓與你的人生目的有關,第二個圓與你的人生道路有關,第三個圓與你的生命熱情有關。

三個圓全部都與你的整體幸福感有關,同時問自己,如果將這三件事交織在一起,可能會發生什麼事?

發現能為你的心帶來喜悅的事:

拿一張紙畫三個重疊的圓。

在第一個圓中,寫下你自然會被吸引的事。
在第二個圓中,寫下你喜歡做的事。
在第三個圓中,列出你非常熱衷的事。

如何練習寧靜

到戶外去，
找個地方坐下來，
或出去散步。

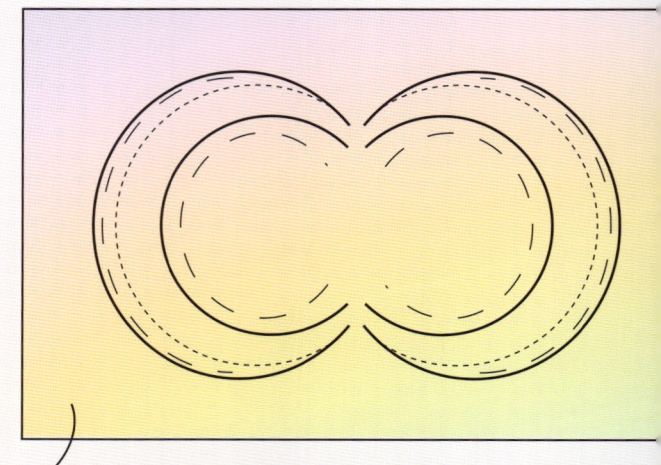

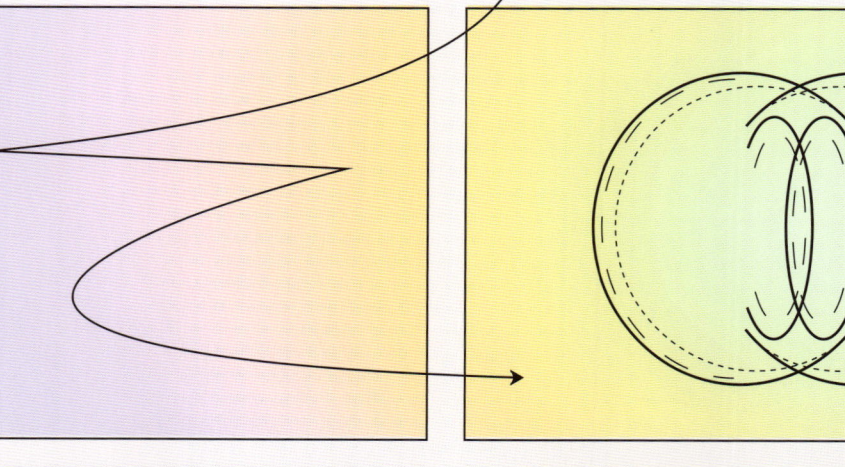

當你感到放鬆時，
就可以享受你所在的空間。

享受這時的安靜。
享受臉上的陽光
和頭髮上的微風。

享受存在。

寧靜是一種冷靜的狀態，
在這種狀態下，你會感到放鬆和平和。

透過重複令人冷靜的短句，
來讓身體放鬆，
並讓大腦安靜下來。

一切都很好。
我做的很棒。
我的心感覺輕盈了。
我感到平和。

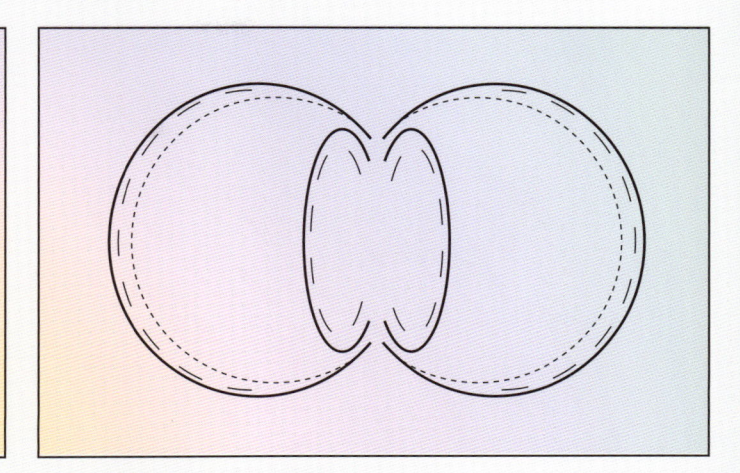

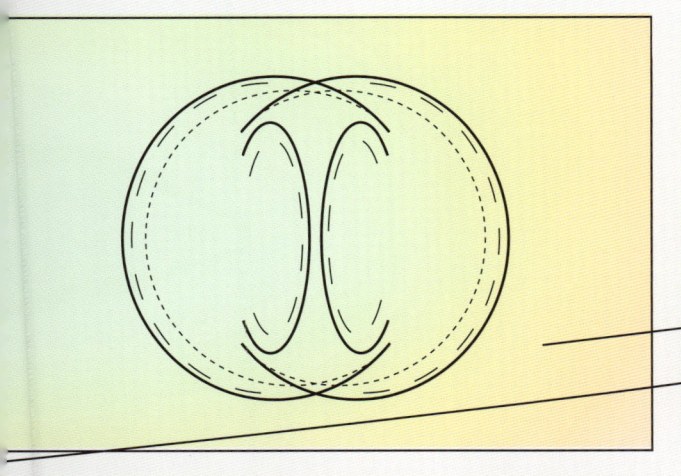

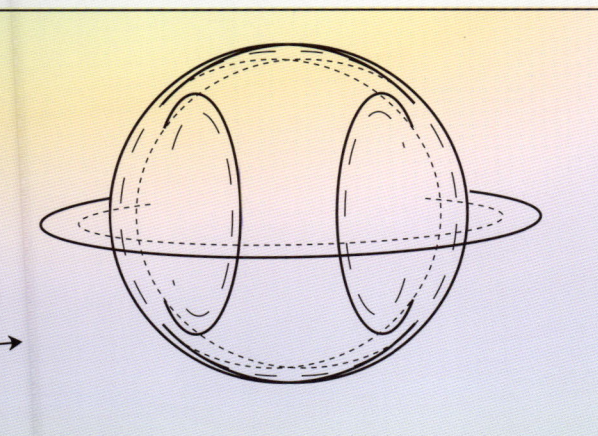

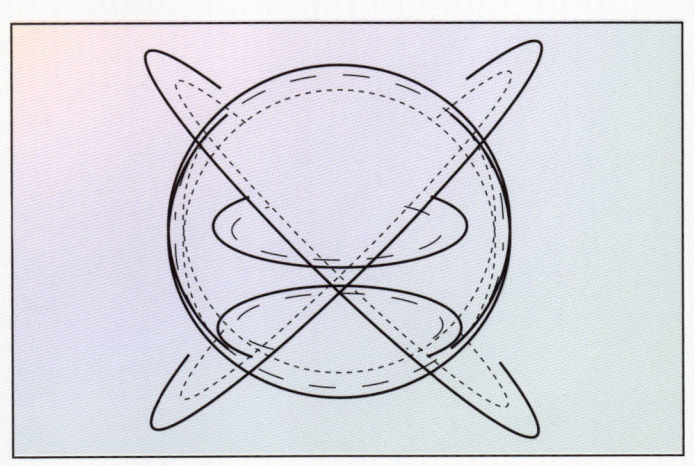

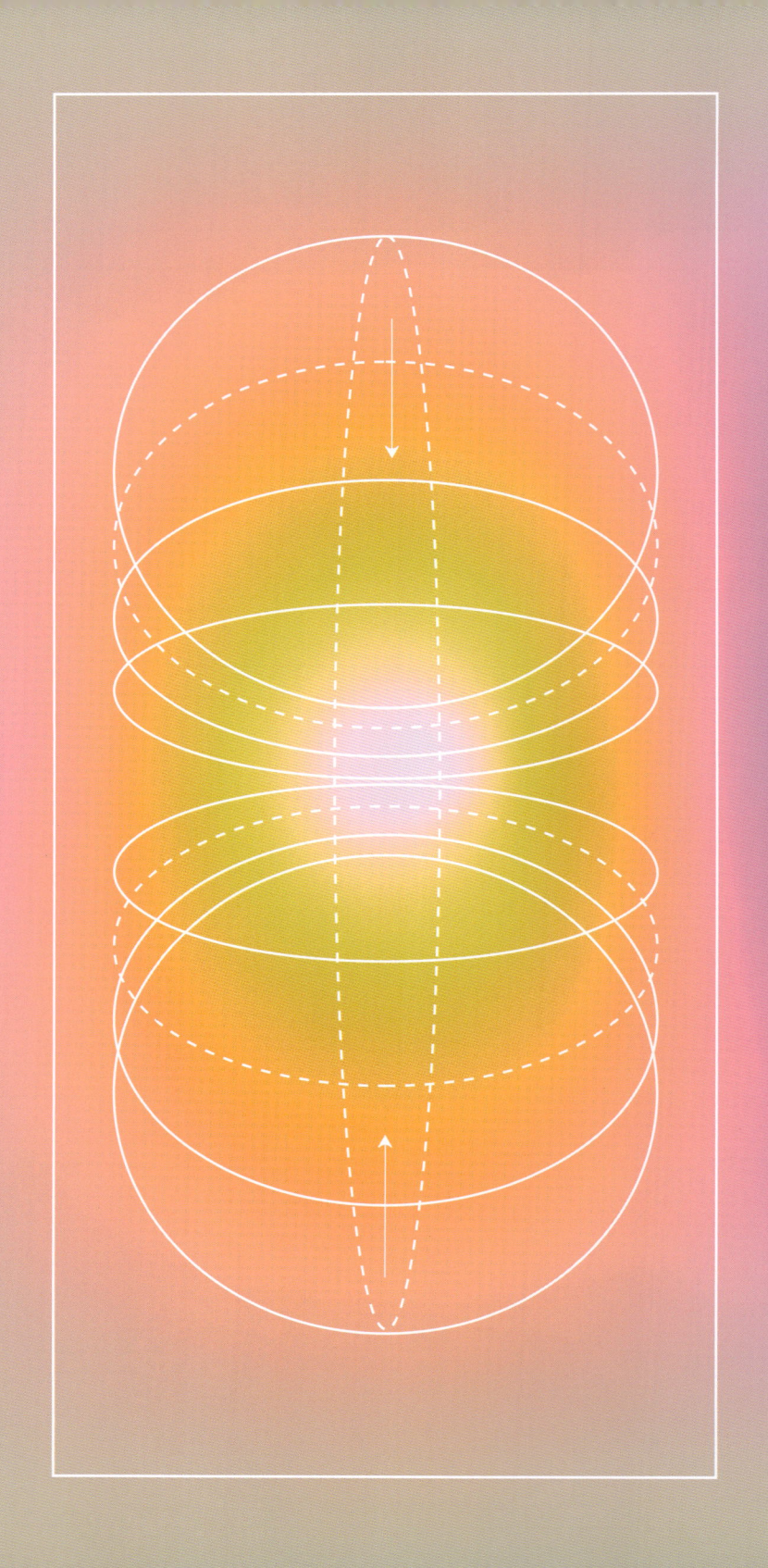

傾聽你直覺的聲音

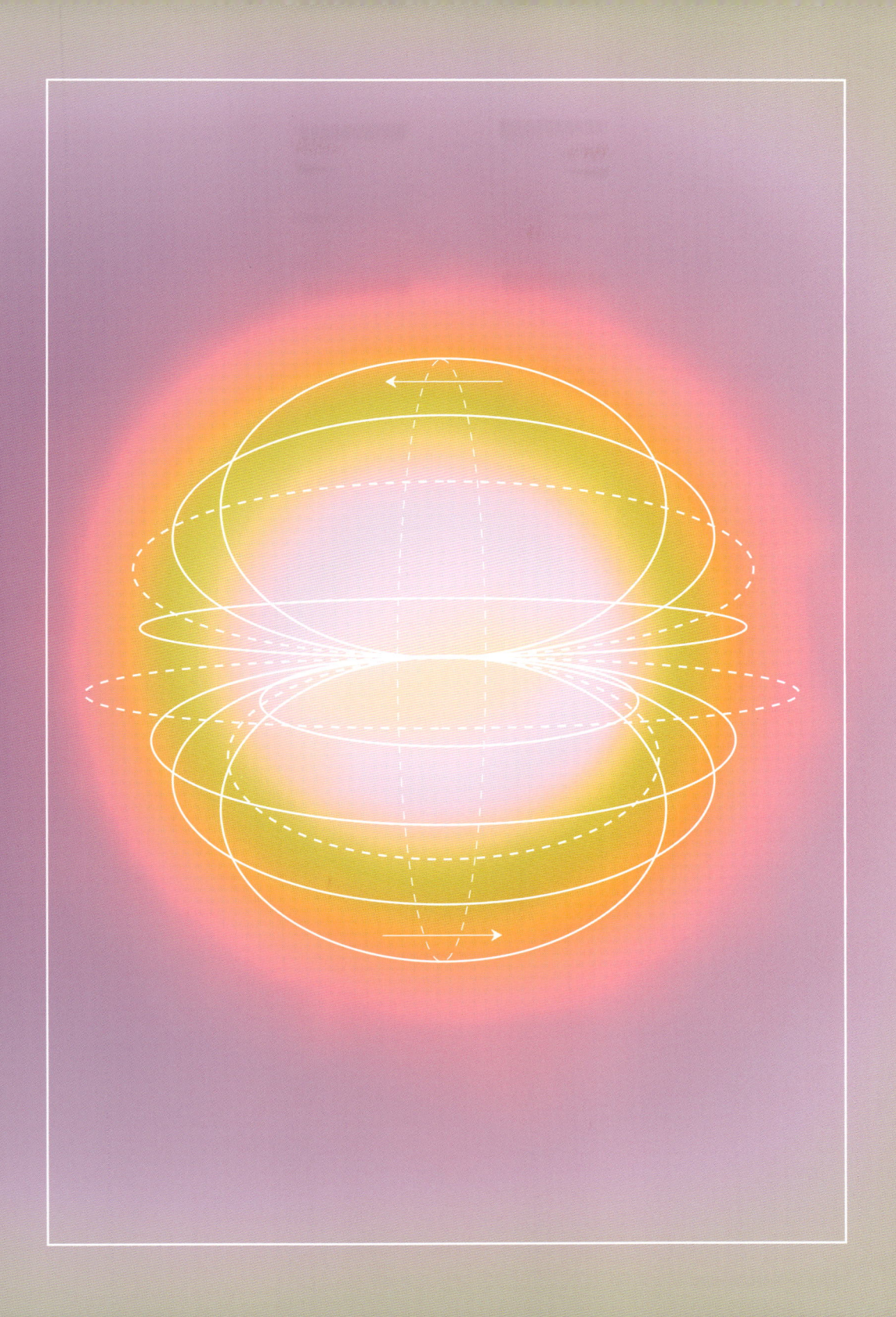

創 造　　　　　　想 像　　　　　　吸 引

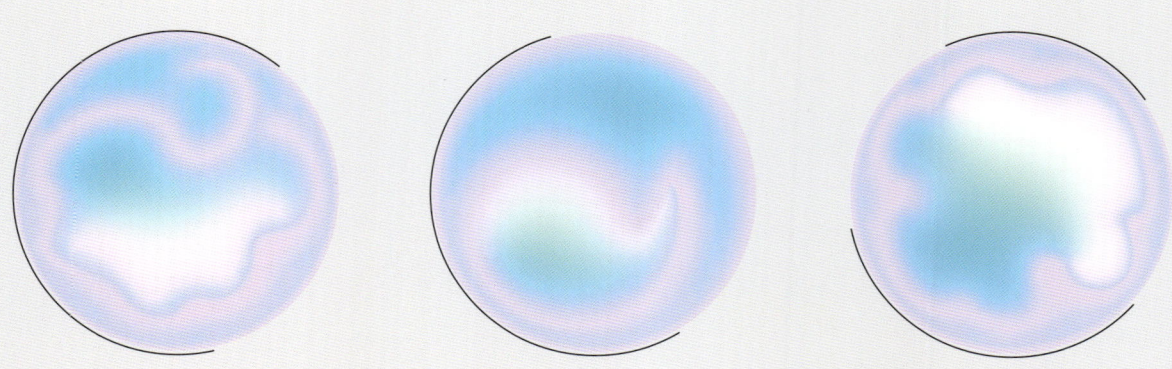

把你的
想法用來

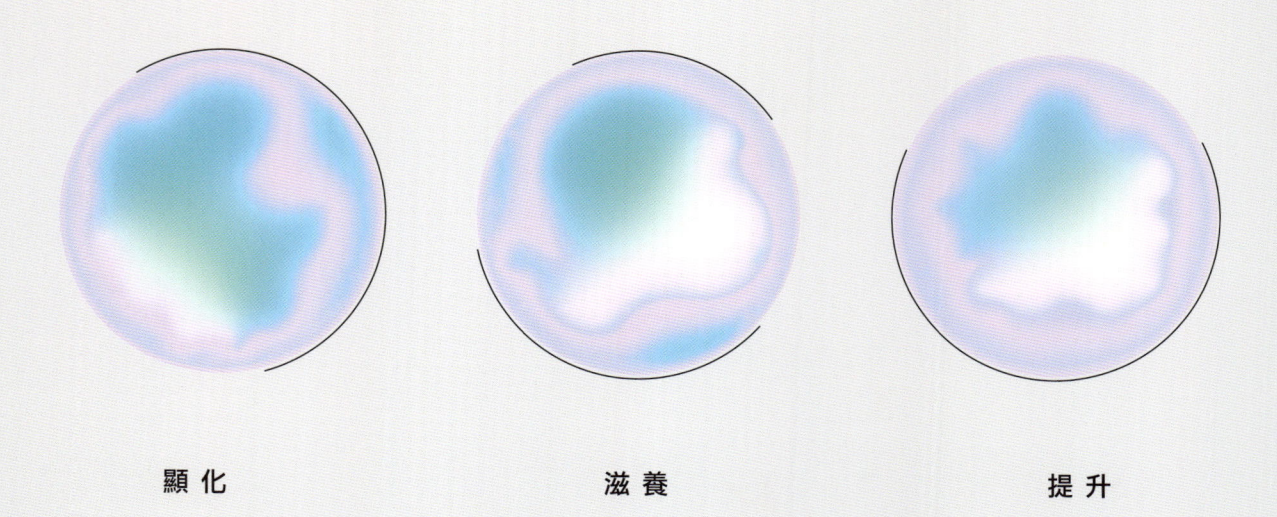

顯 化　　　　　　滋 養　　　　　　提 升

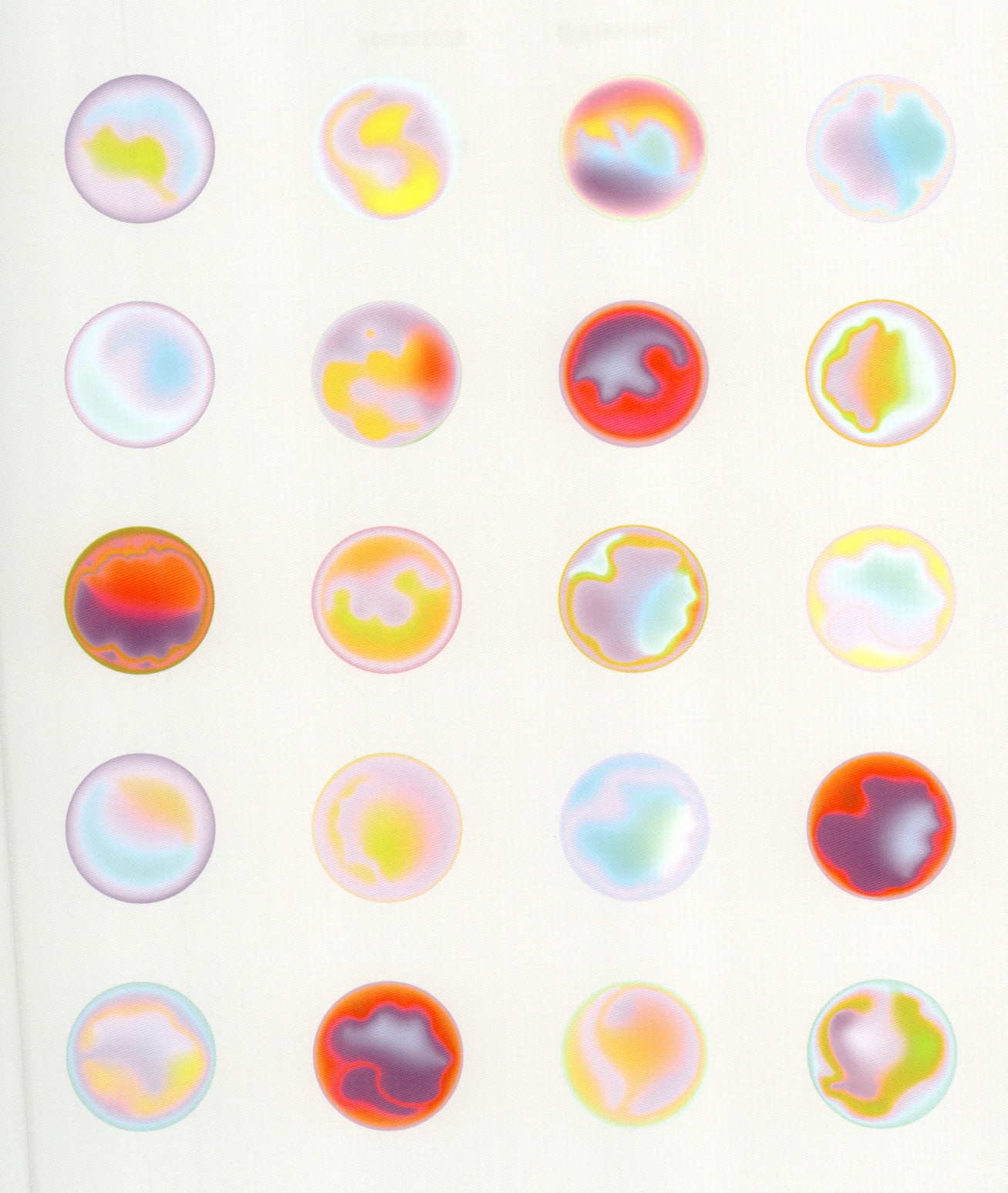

照顧好你的能量

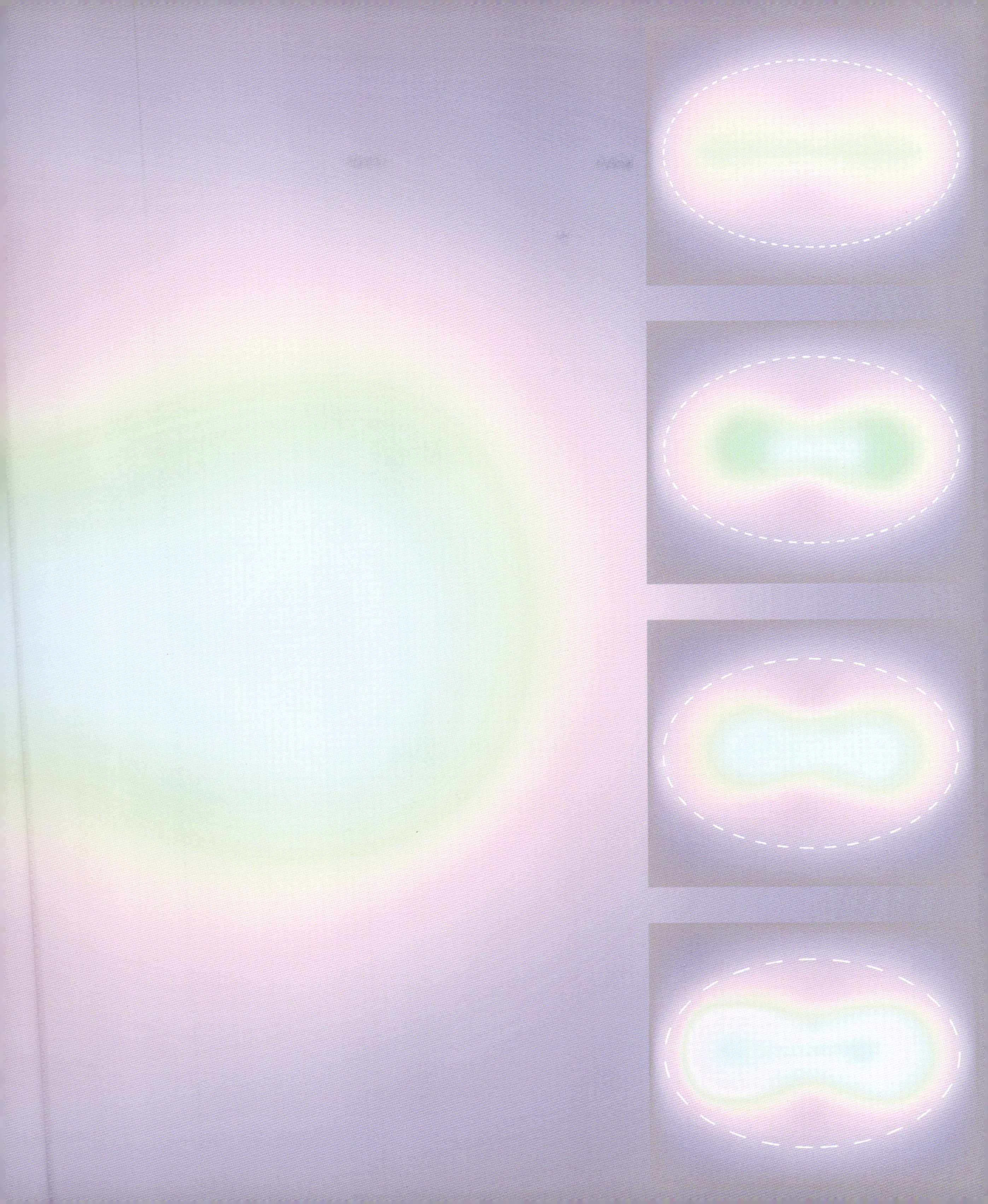

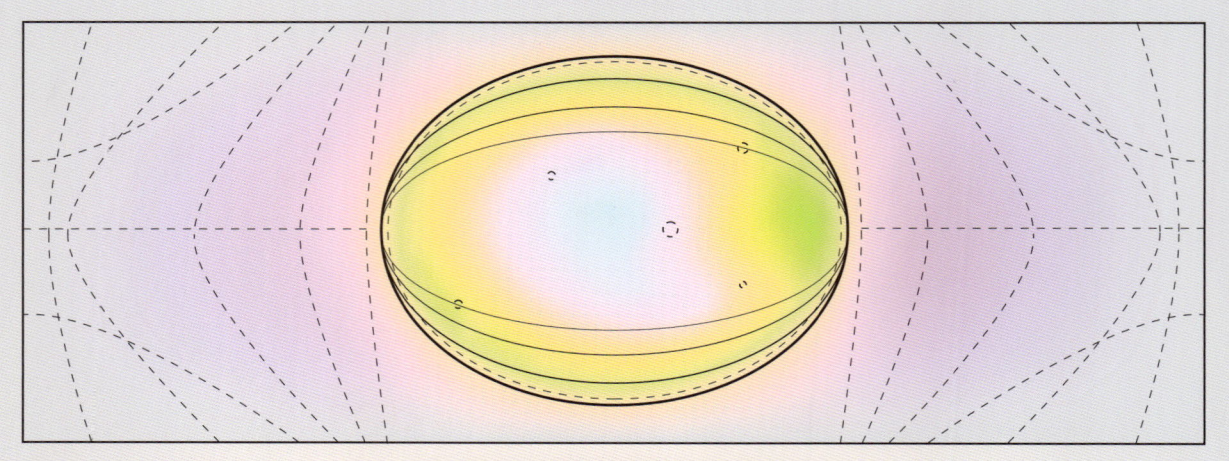

如果你覺得真實而篤定，

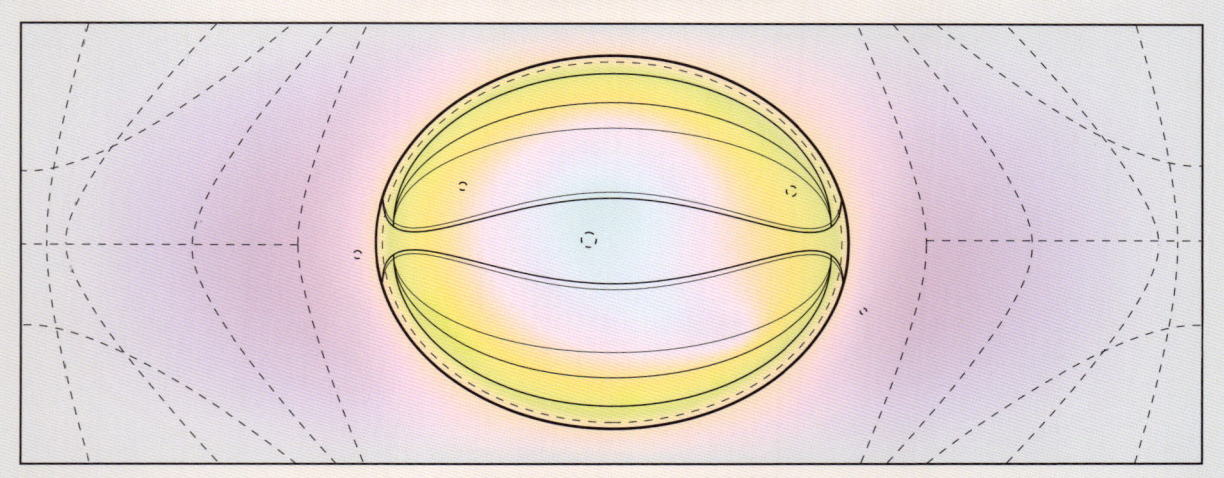

你就是在正確的道路上

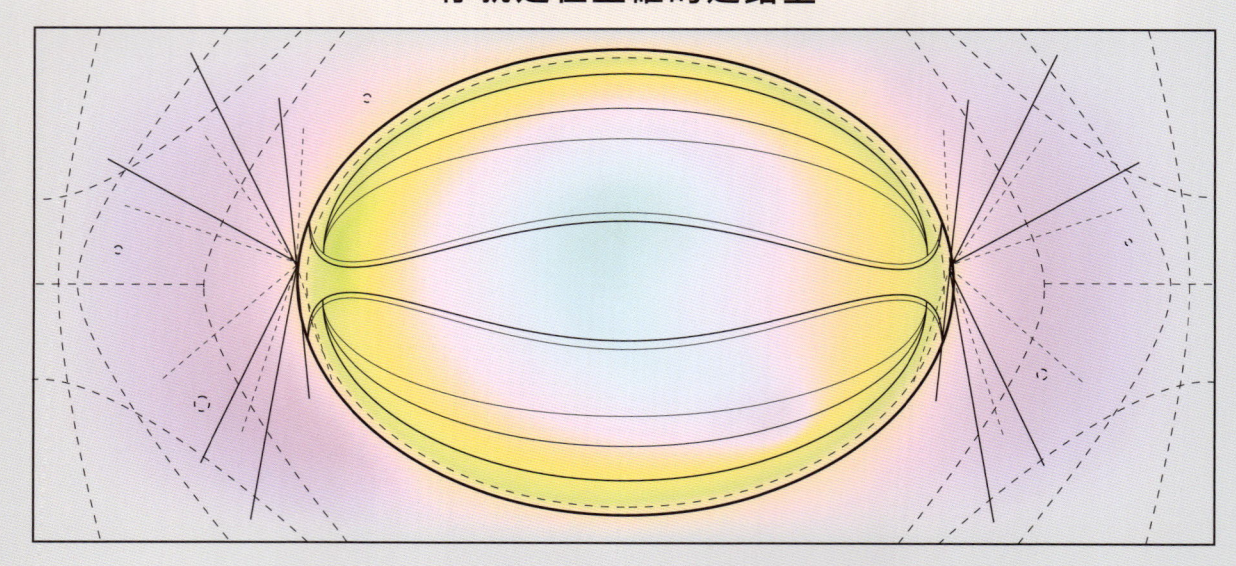

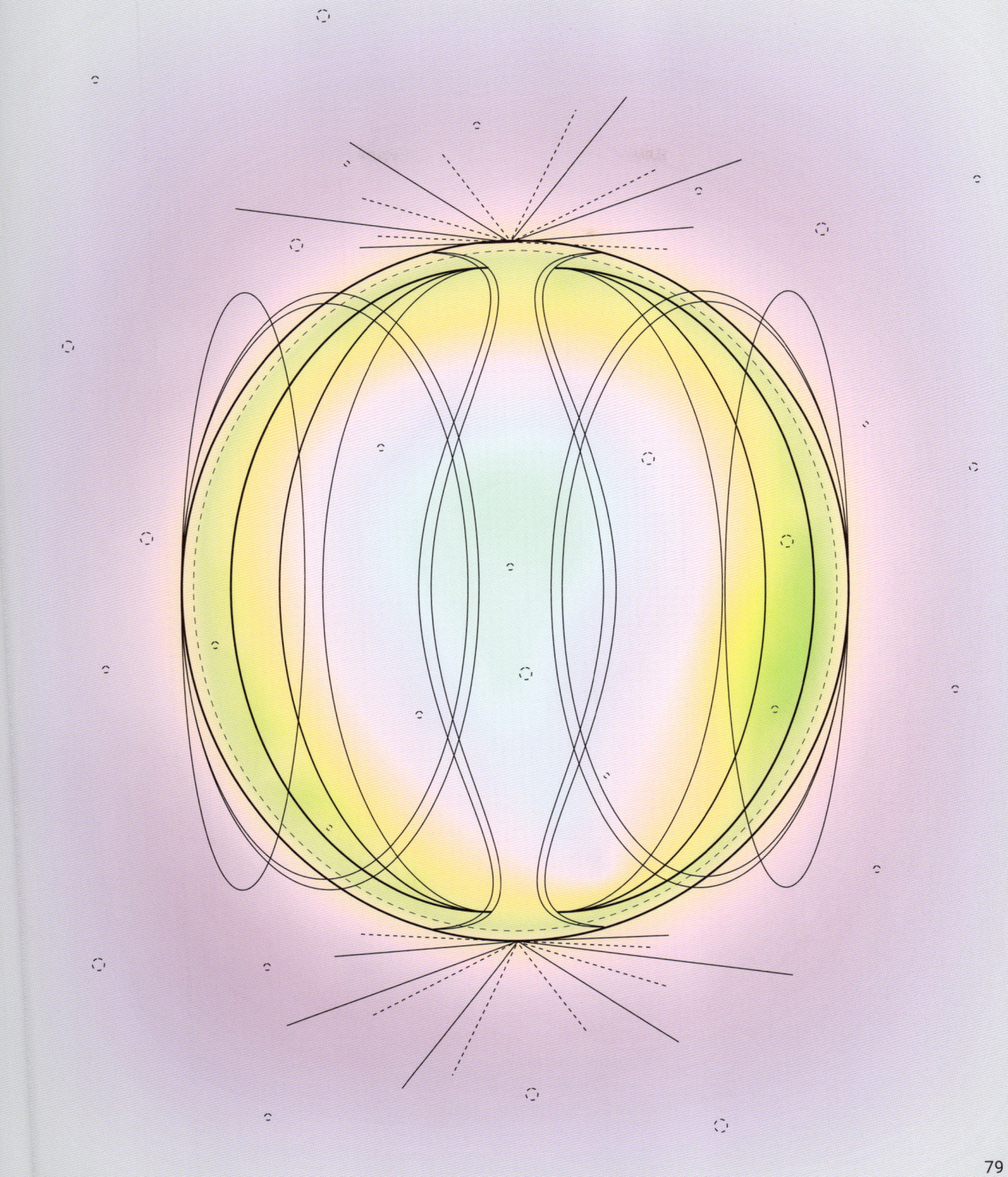

我是受到保護的
我選擇繁榮順利
我愛並接納我自己
我可以為自己花點時間
我是受到祝福的

肯定

為靈魂充電

1. 做個溫暖而舒緩的淋浴，讓水沖走任何緊張或負面的能量。

2. 站在水龍頭下方時，想像水正在淨化你的身體，並恢復你的精神。

3. 深呼吸，想像所有的壓力或擔憂都被沖走了，取而代之的是一種平靜的感覺。

4. 擁抱此刻的平靜，拋開任何外在的干擾。

5. 淋浴後，用舒服的毯子把自己包起來，找個舒適的地方坐下或躺下。

6. 讓自己完全放鬆，享受周遭環境的安全與溫暖。

7. 慢慢地深呼吸，專注每一次的吸氣和呼氣，讓自己放鬆，充電。

8. 保持在這種寧靜的狀態，多久都可以，讓你的身體與頭腦補充能量。

熱愛
大自然

非常
直覺

需要獨處的
時間

完全地
感覺

善良

敏感的
靈魂

渴望
和平

想要深刻的
連結

Chapter 3
Change
改變

改變是生活中不可避免的一部分。就像自然的循環一樣，我們也會經歷季節的更迭——生活中沒有什麼是停滯不前的。必須重新開始或拋棄所知的一切，可能會令人恐懼或不知所措，但改變是成長和更新的機會。當我們以開放的頭腦和心靈擁抱它時，它就可以引領我們走向美麗而全新的可能性，以及令人大開眼界的體驗。

改變也為我們提供了一個機會，讓我們能夠應用我們在人生旅途中學到的新的觀點和見解，以全新的方式處理事情。我們可能會因此發現，自己從未意識到的優點和能力。當我們開始將改變視為一種機會時，我們就給了自己成長和表現出色的機會。擁抱改變以及改變所帶來的一切。相信它會帶你去到你需要去的地方。

1.

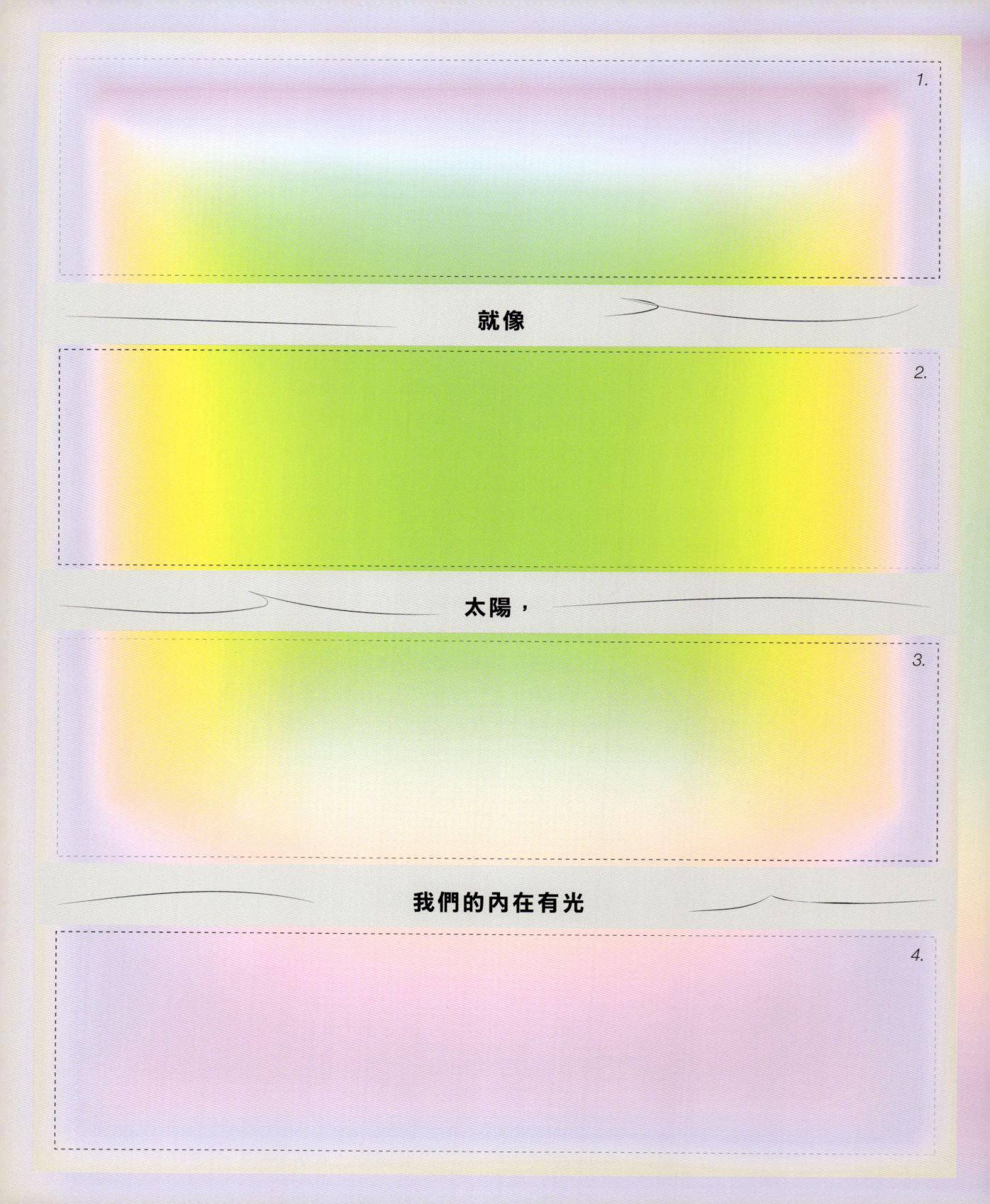

_____ 就像 _____

2.

_____ 太陽, _____

3.

_____ 我們的內在有光 _____

4.

1.

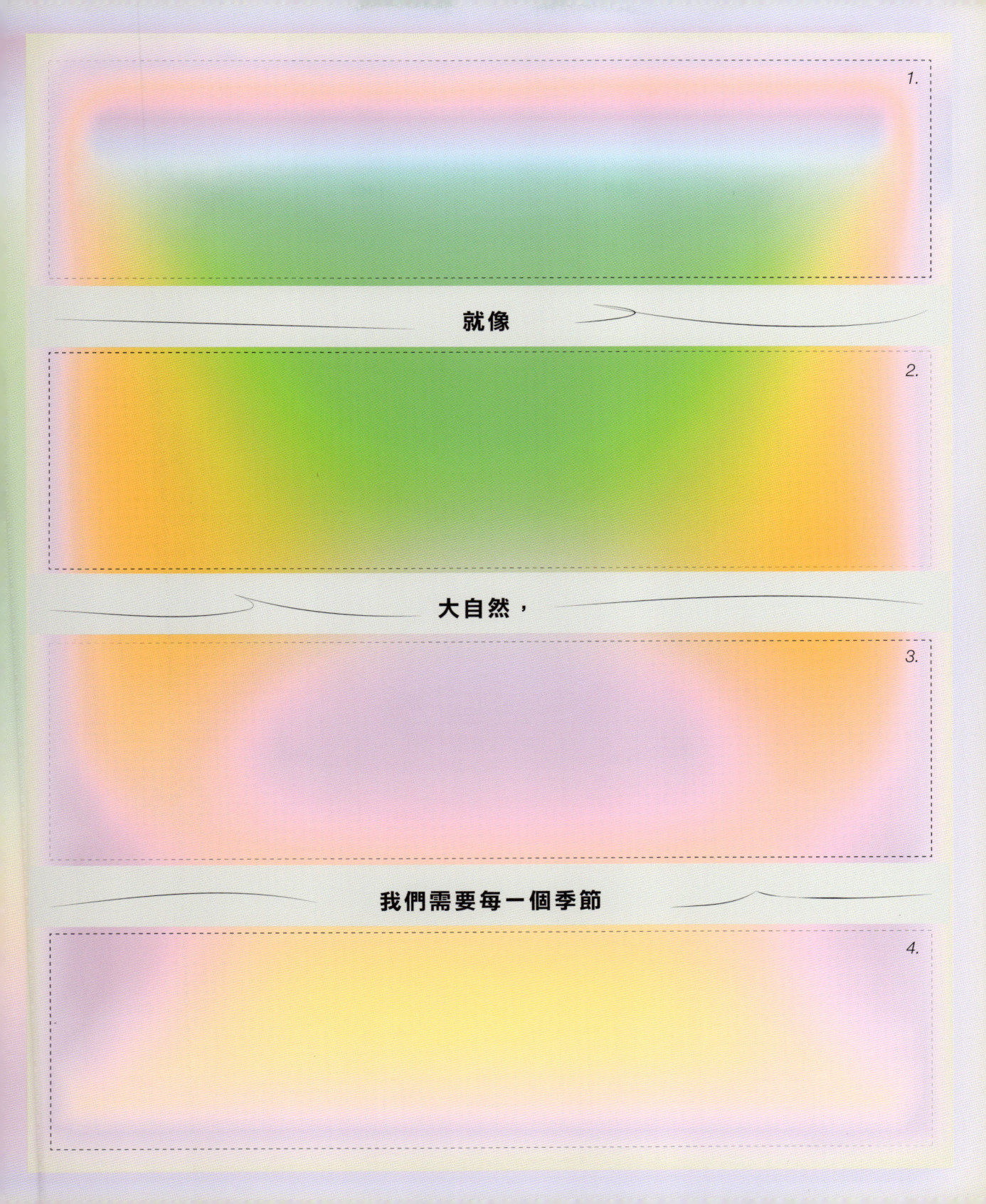

就像

2.

大自然,

3.

我們需要每一個季節

4.

生命以有機而自然的方式展開……

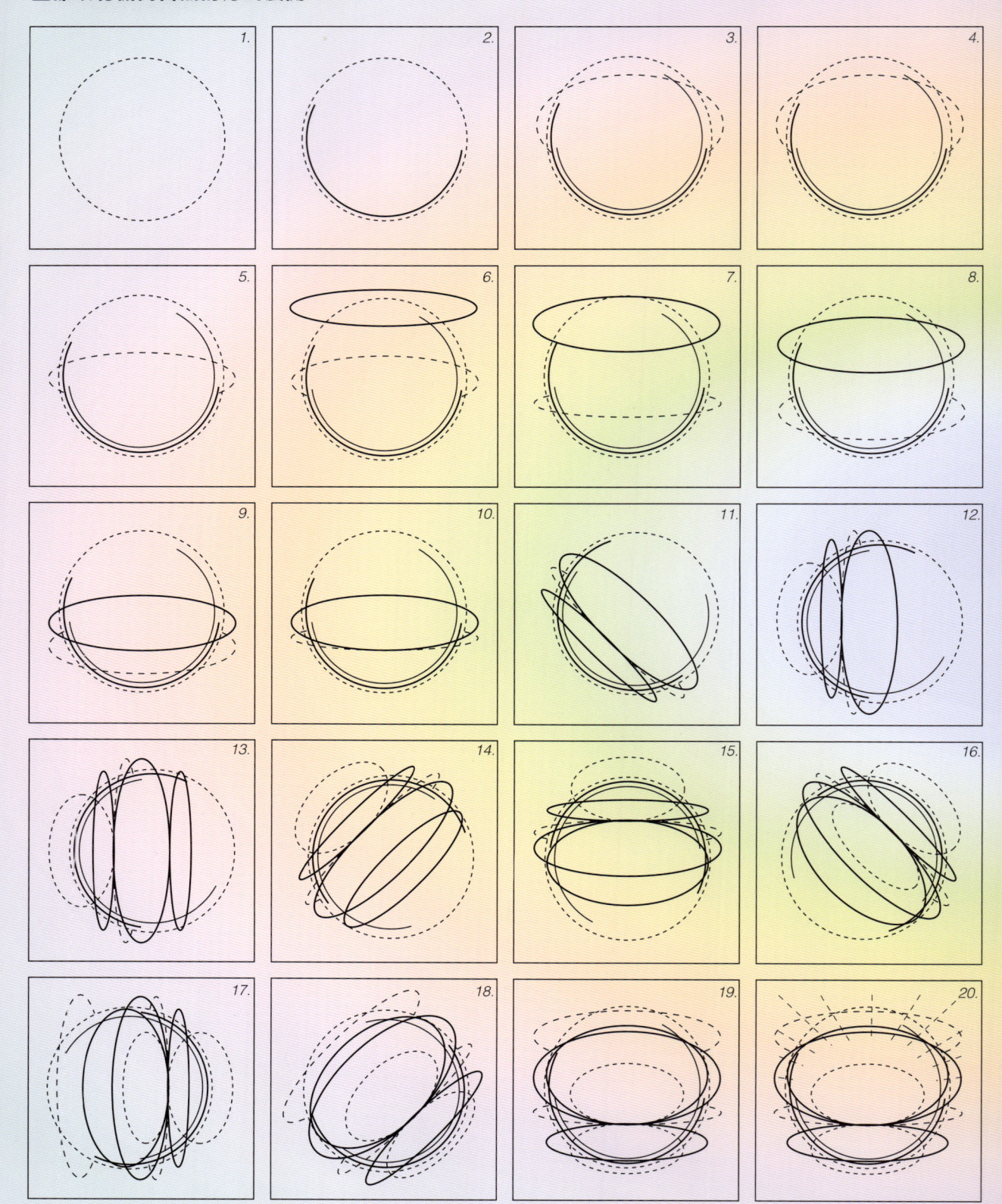

一直也永遠在改變中

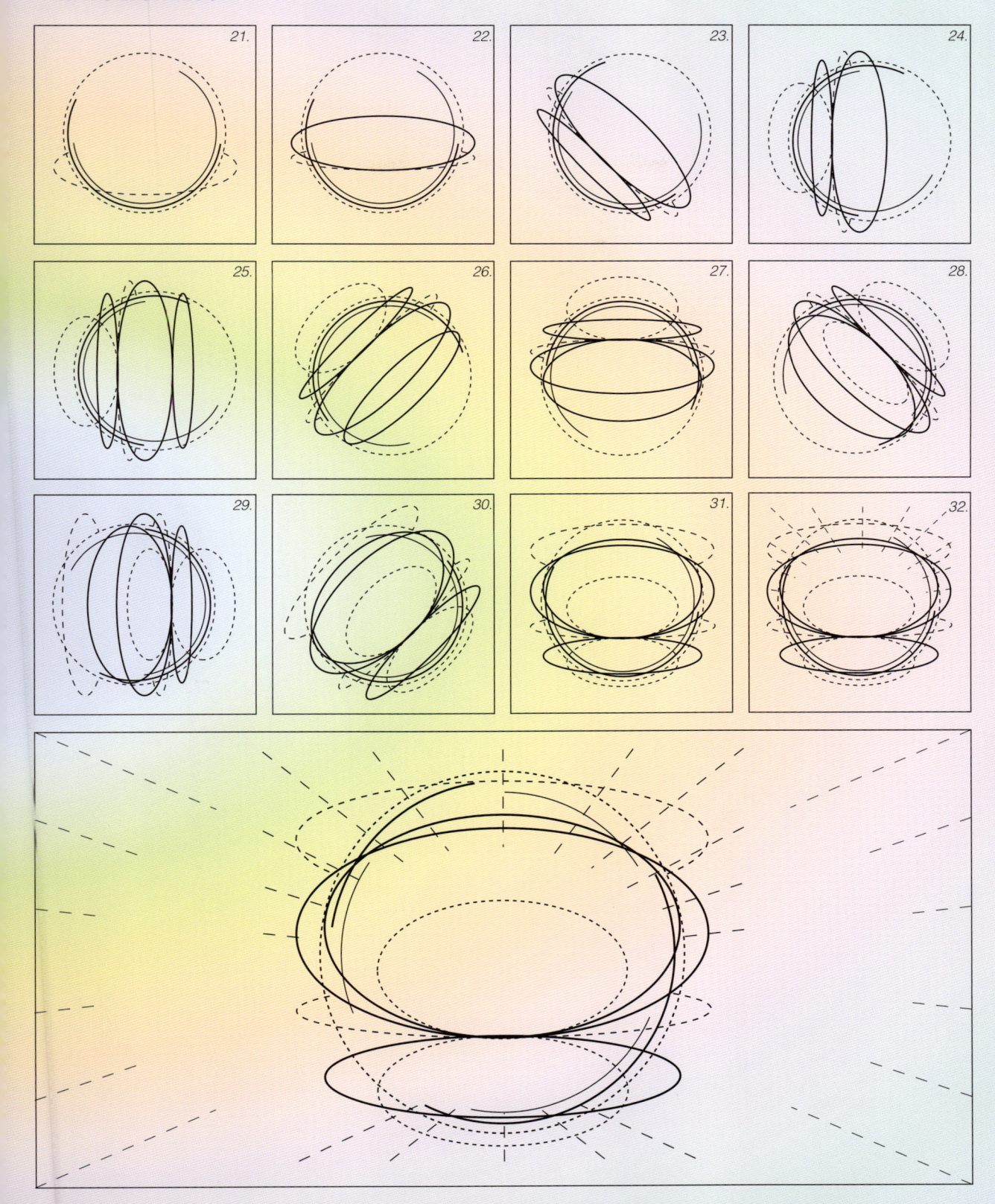

生命的階段

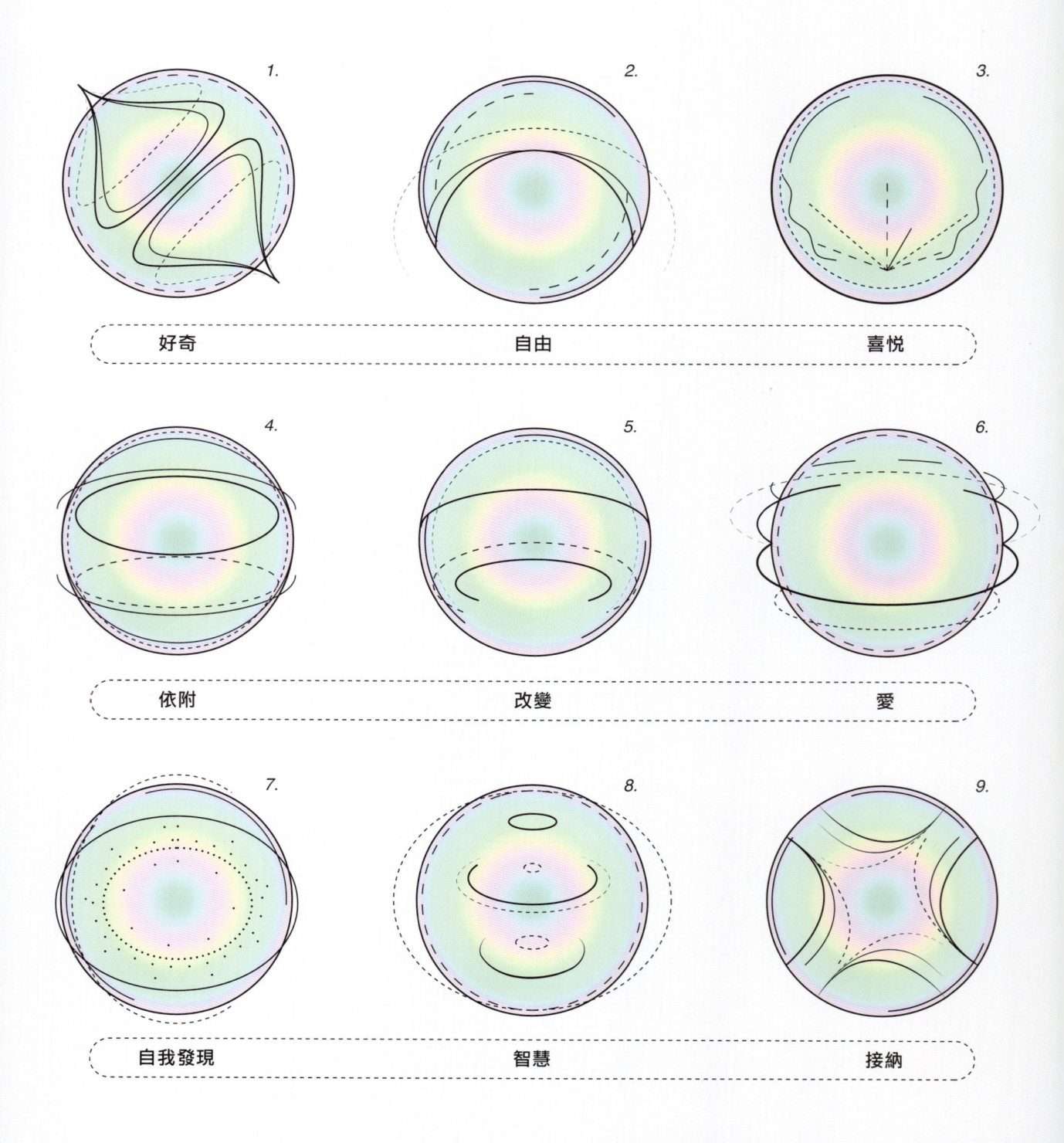

1. 好奇	2. 自由	3. 喜悅
4. 依附	5. 改變	6. 愛
7. 自我發現	8. 智慧	9. 接納

隨著每一個日出的出現

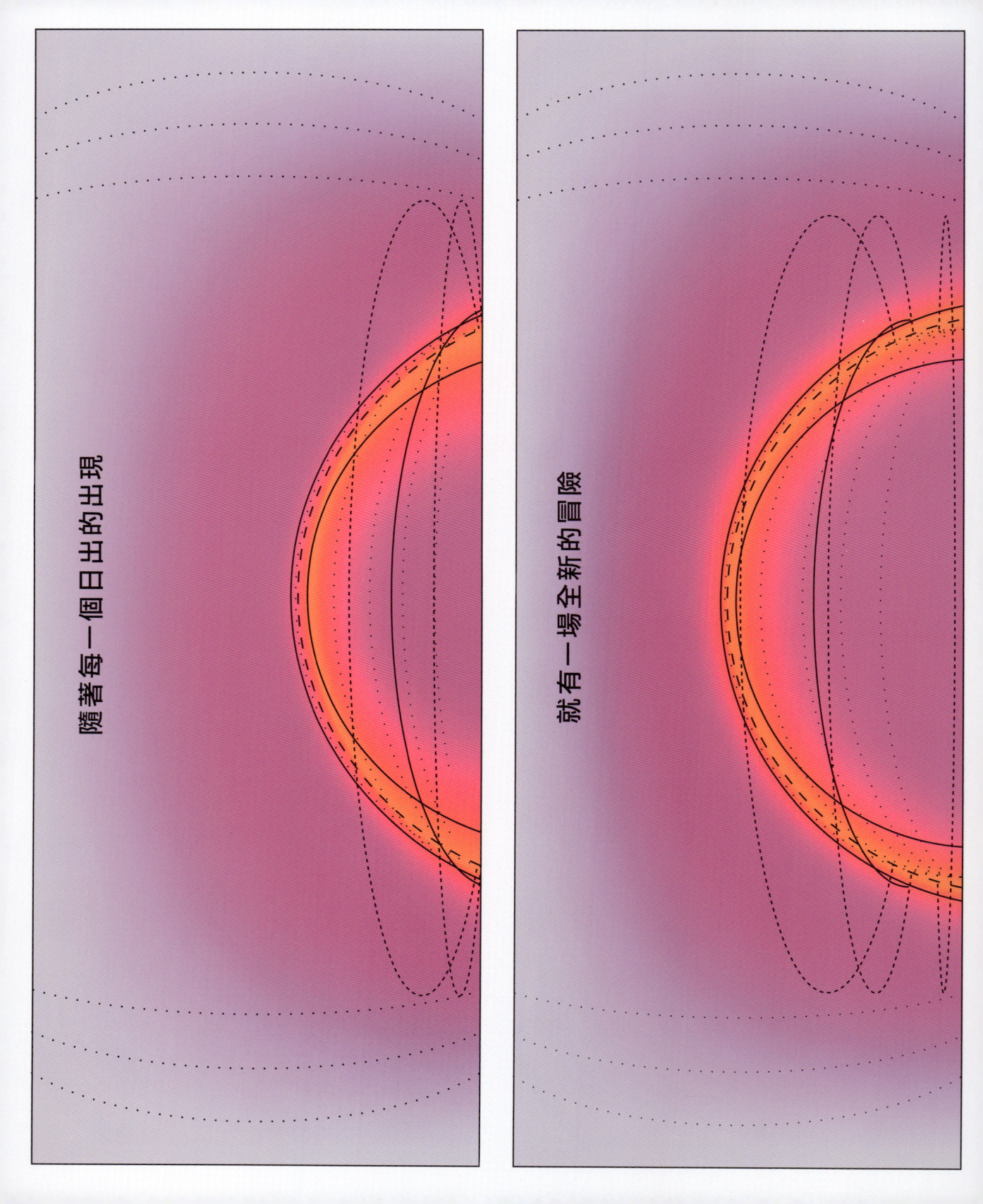

就有一場全新的冒險

在等著你

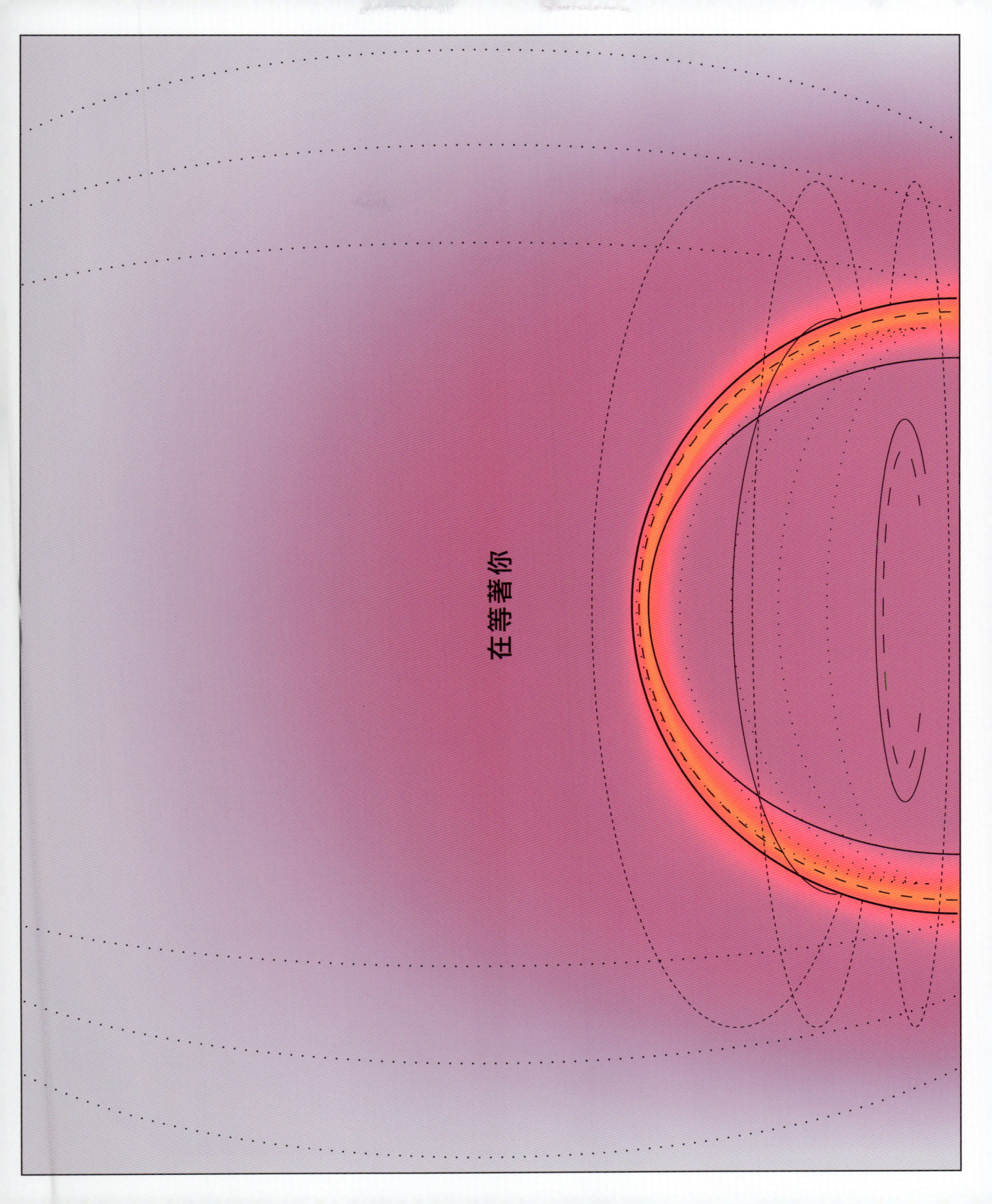

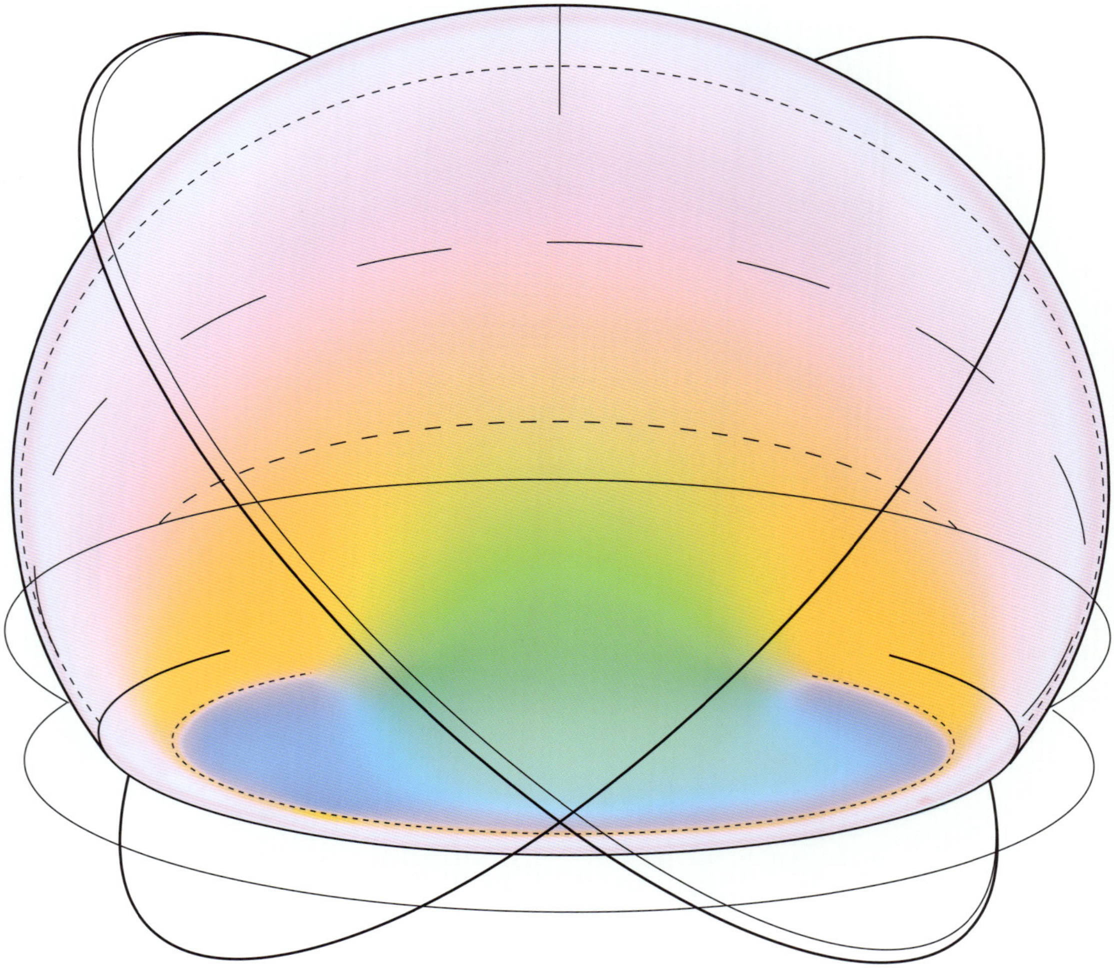

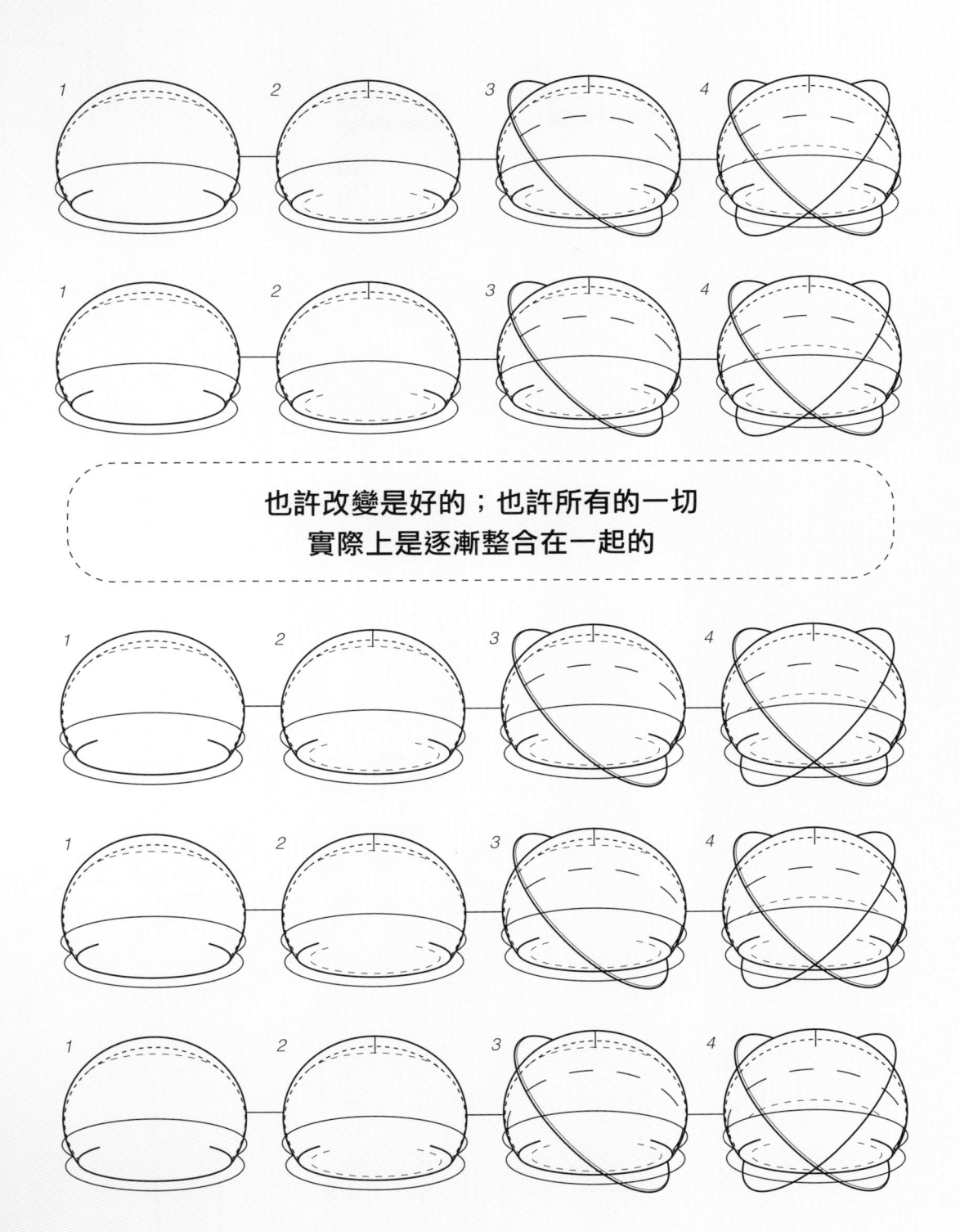

也許改變是好的；也許所有的一切
實際上是逐漸整合在一起的

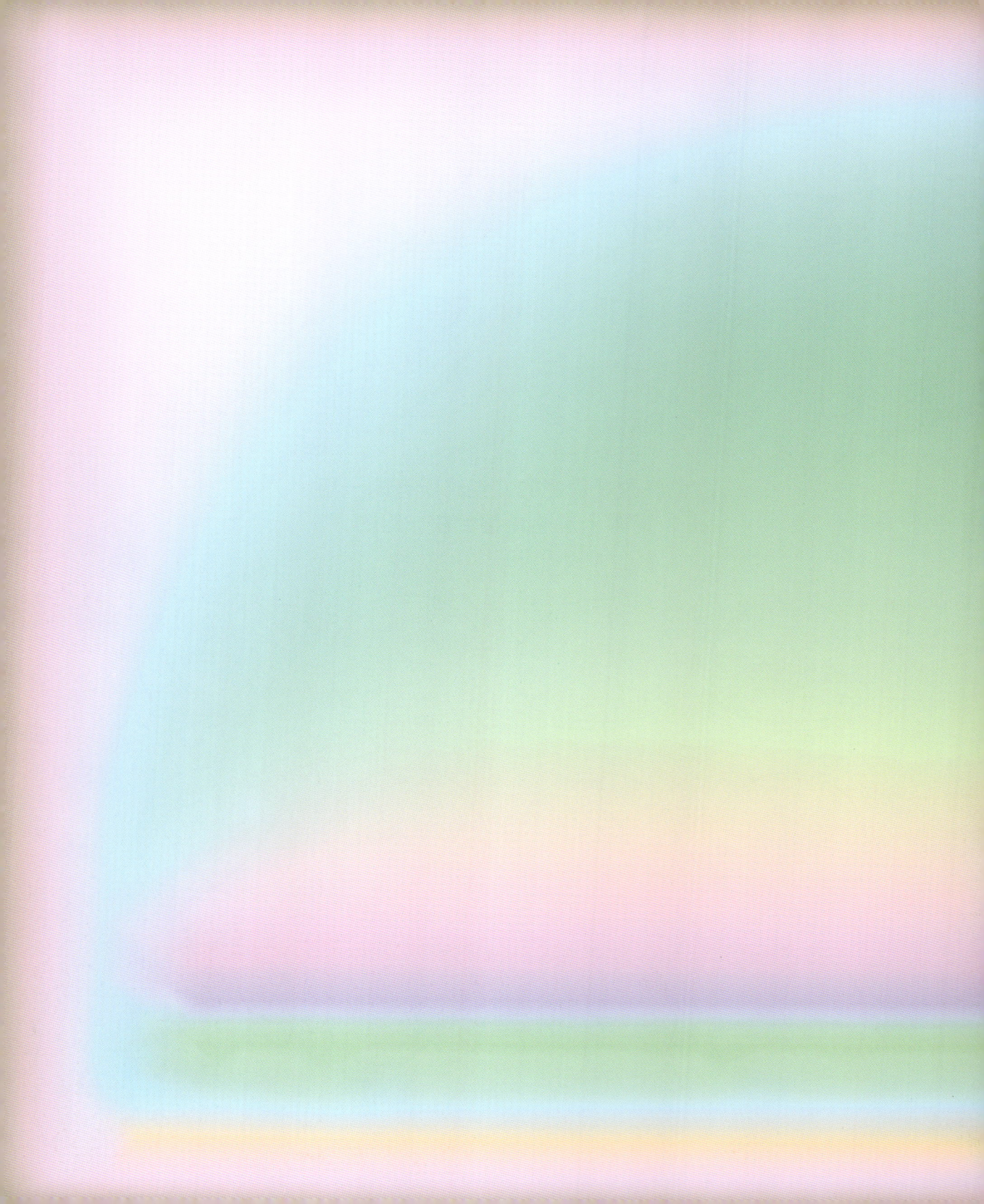

愛自己，成為你所能成為的一切

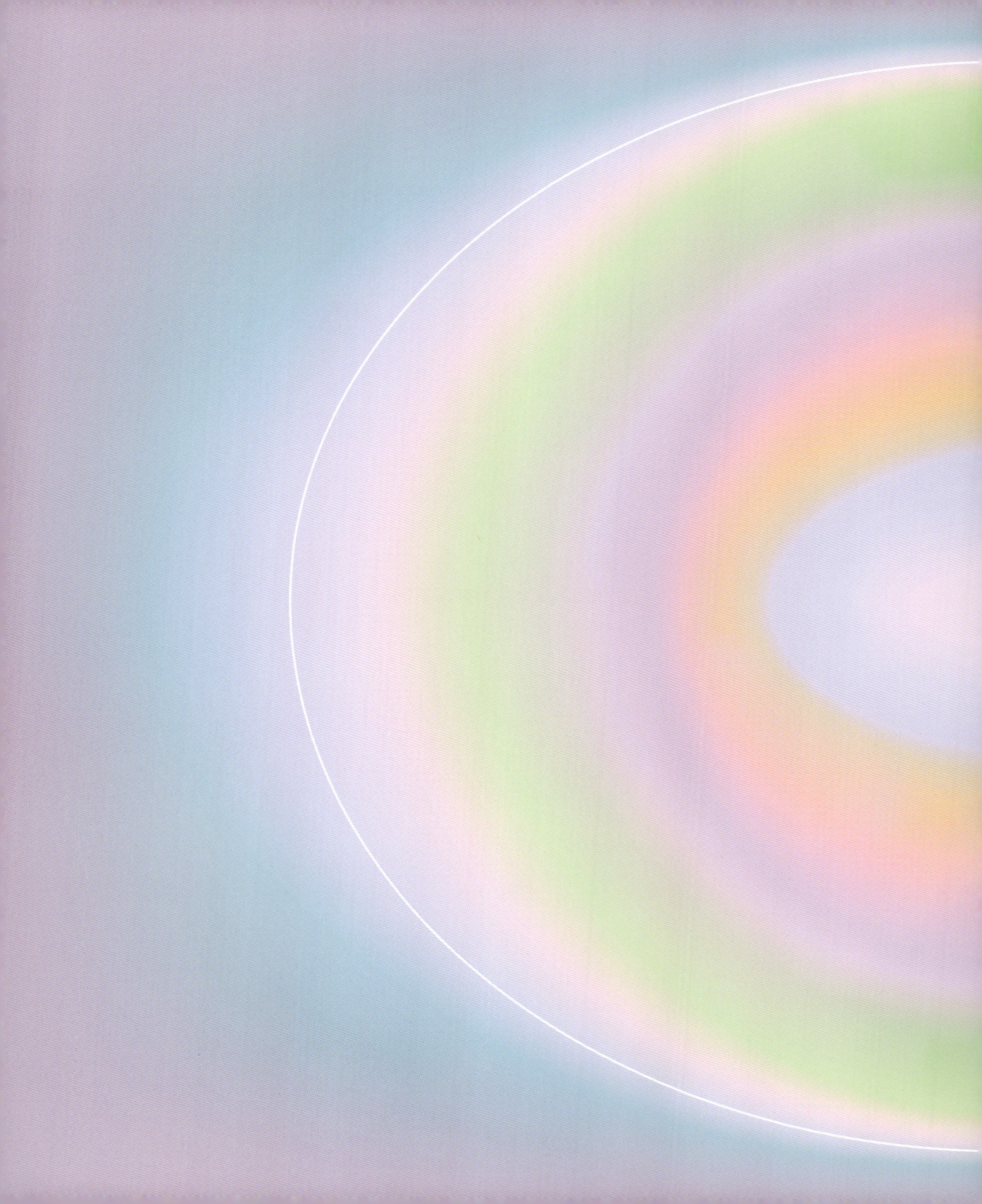

咒語

我接受自己的樣子,

包括我所有的優點

和缺點。

我知道我並不完美,

但這沒關係,

因為

它給了我成長

和改進的空間。

我的缺點不能決定

我是誰,

但確實可以

幫助我

成為更好的自己。

你的現實

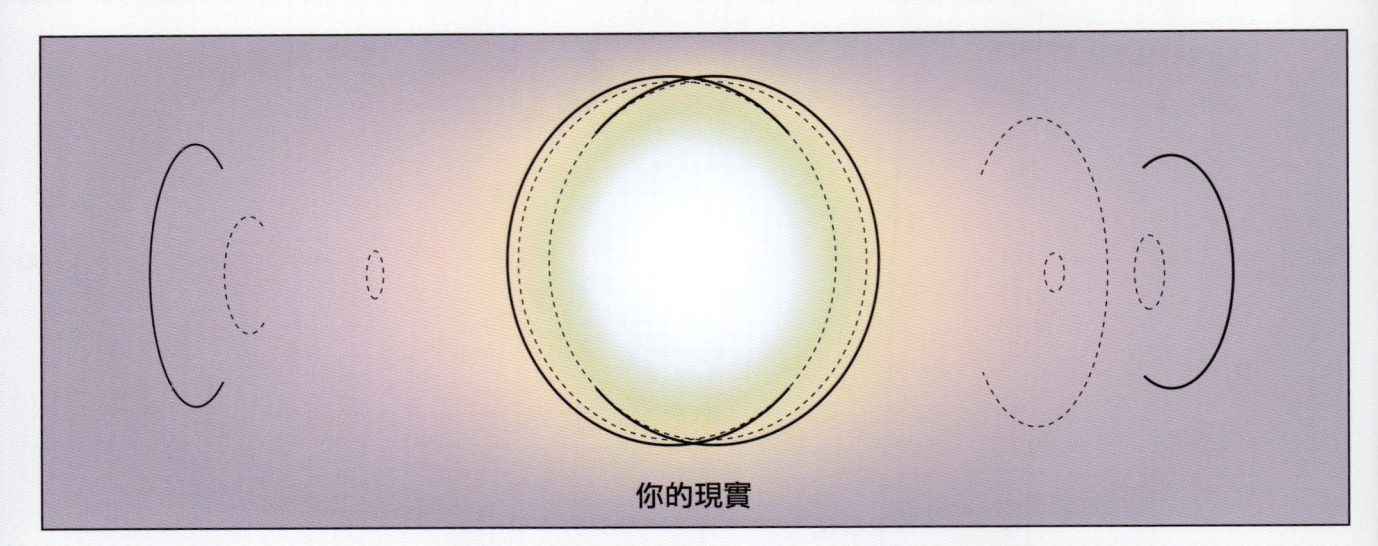

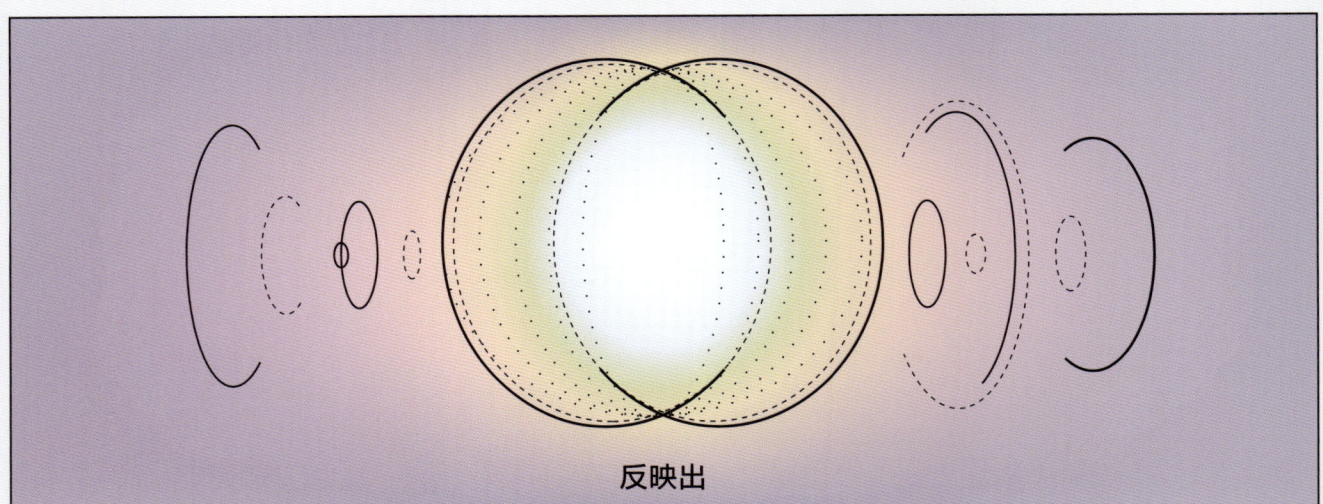

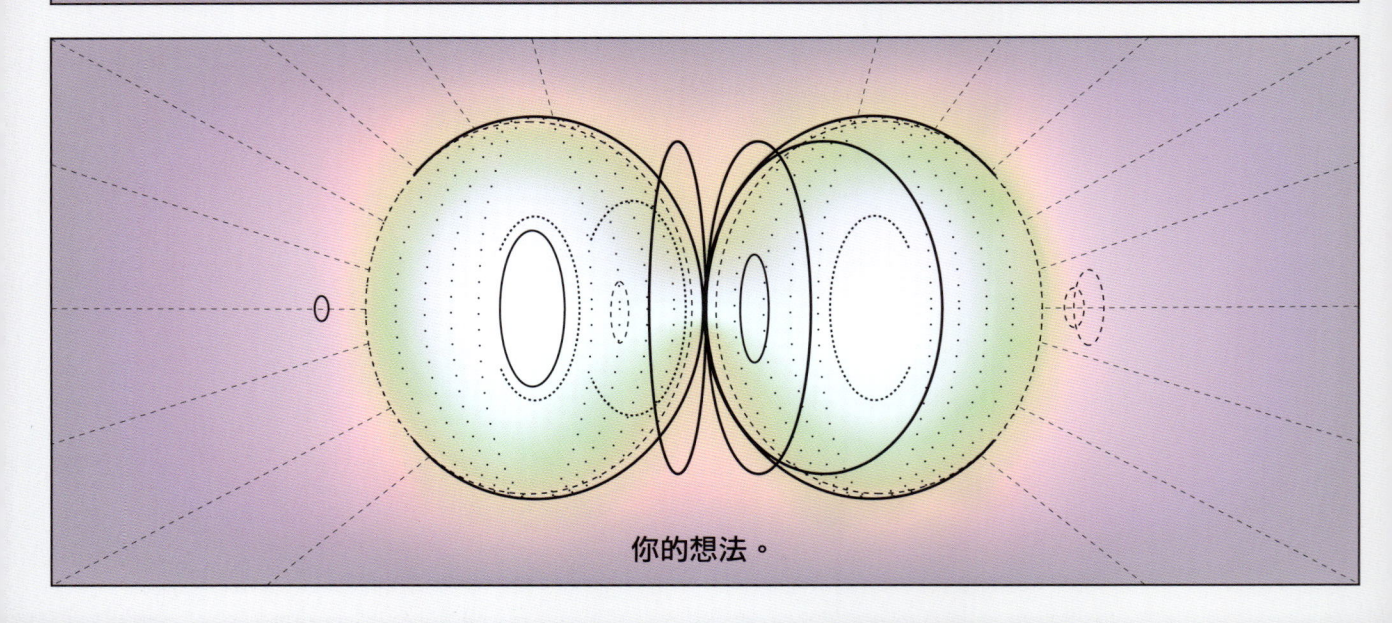

反映出

你的想法。

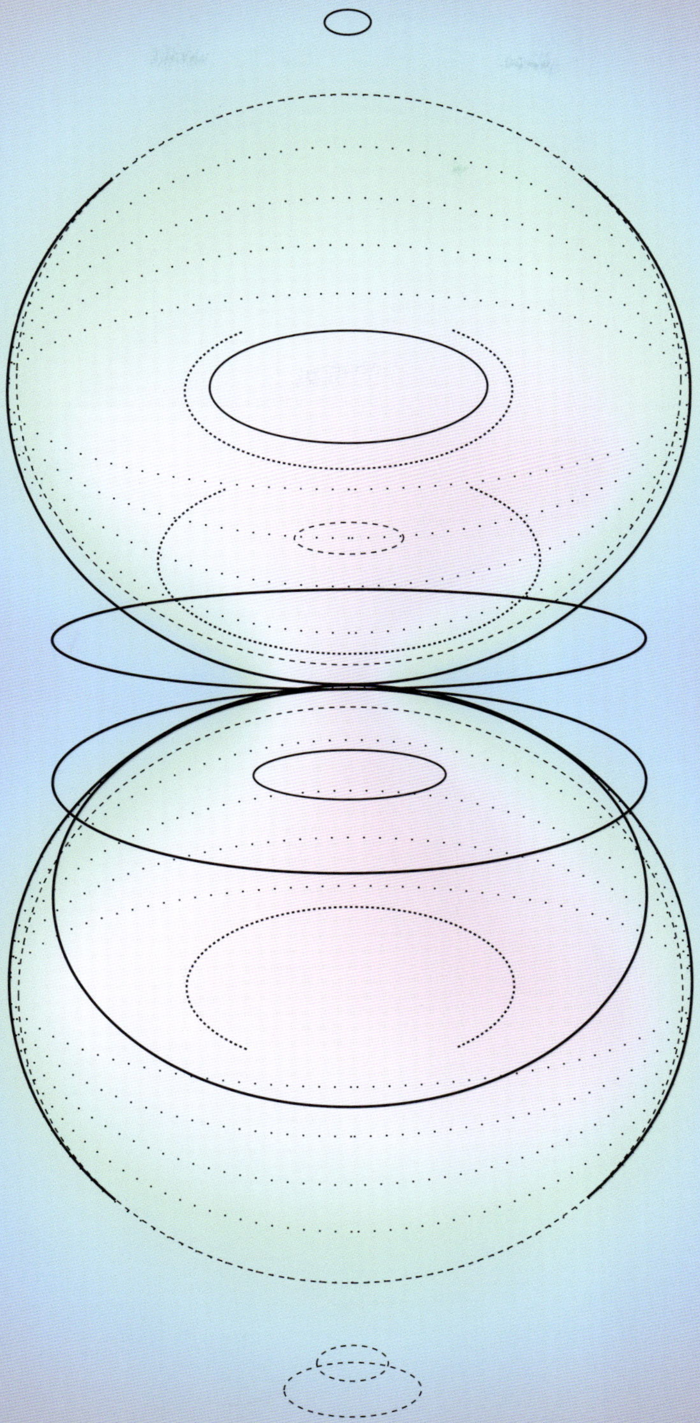

一顆感恩的心

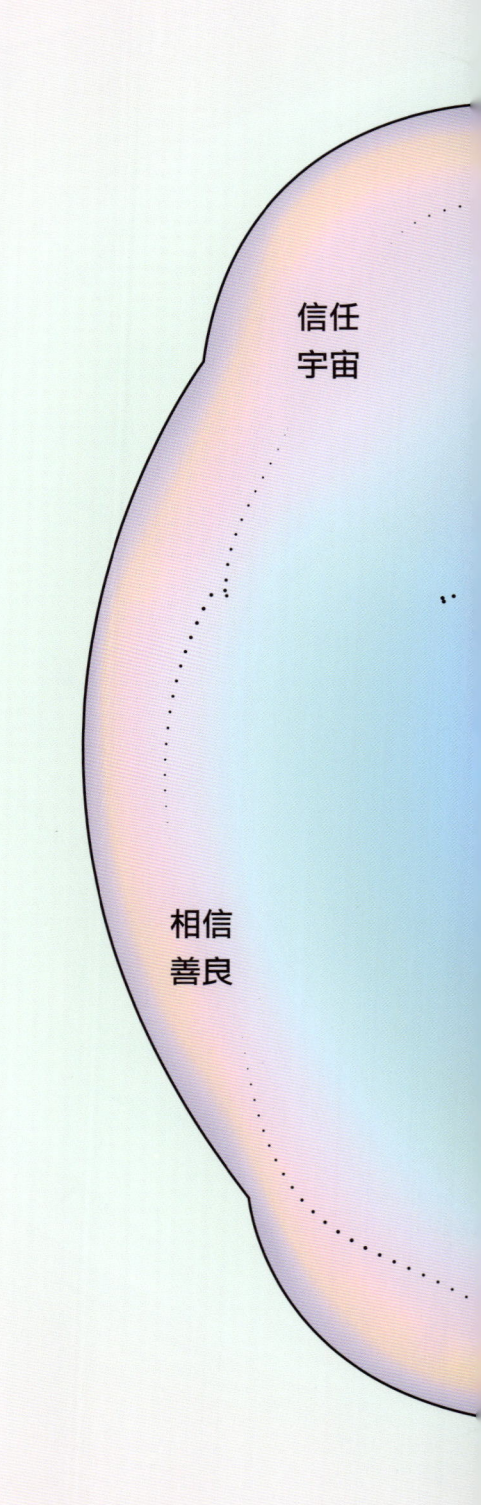

信任
宇宙

相信
善良

知足
喜悅

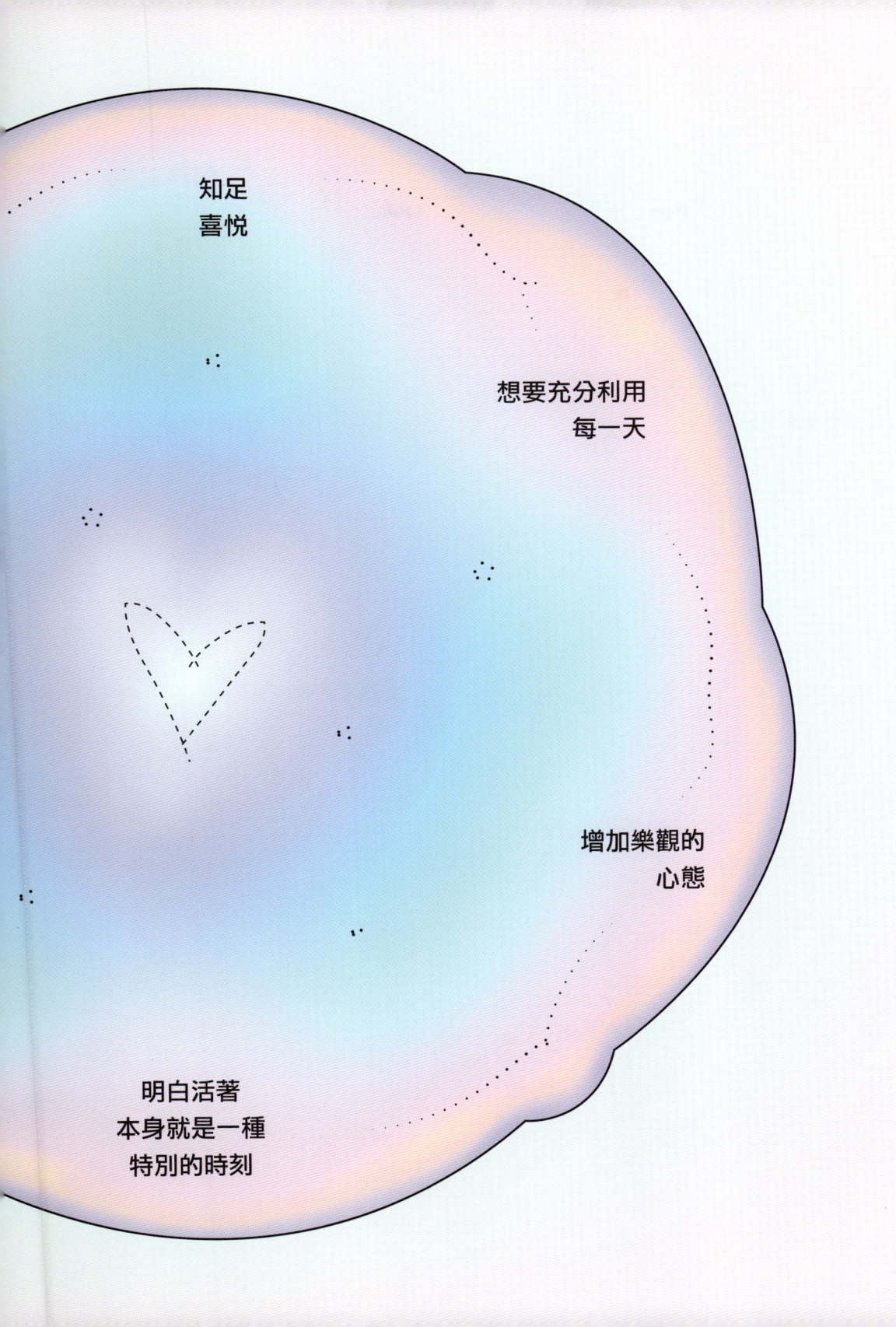

想要充分利用
每一天

增加樂觀的
心態

明白活著
本身就是一種
特別的時刻

提升
你的能量

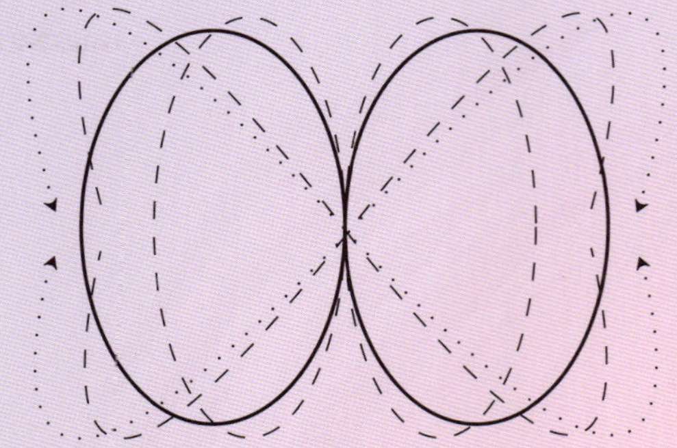

1. 播放你最喜歡的歡樂歌曲

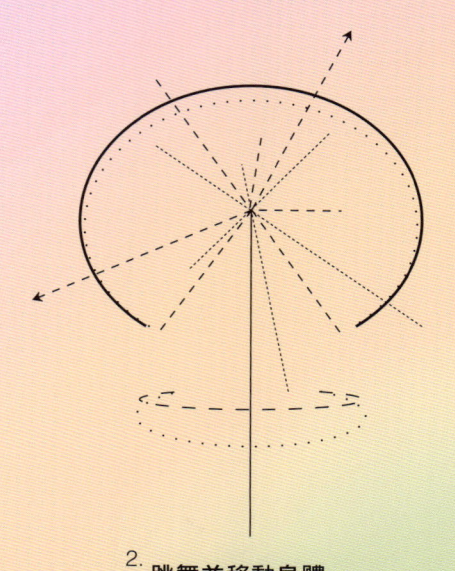

2. 跳舞並移動身體

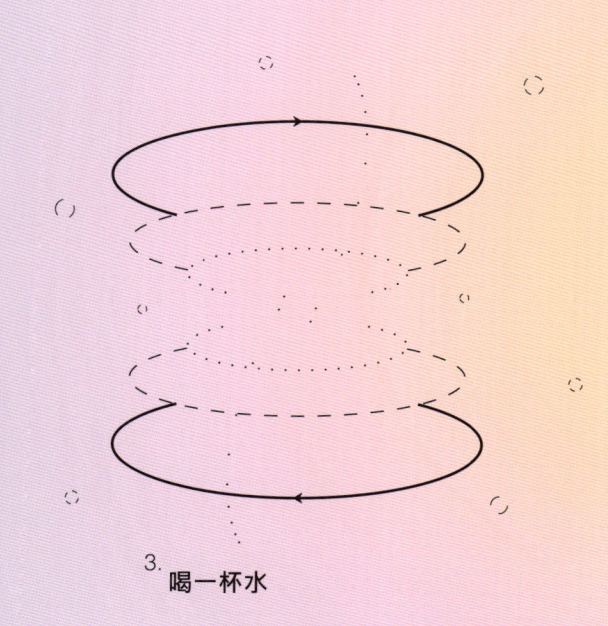

3. 喝一杯水

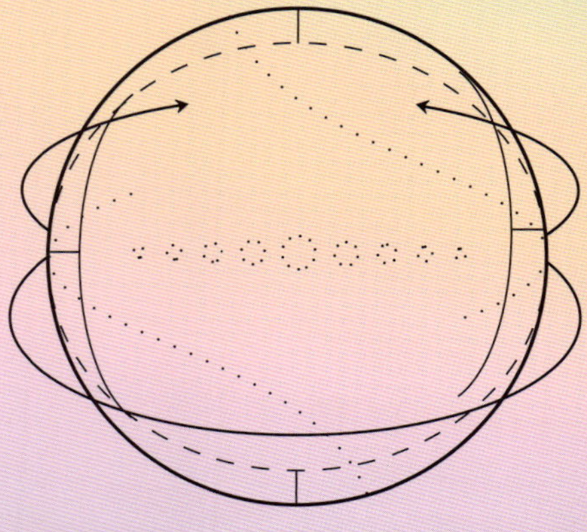

4. 走到戶外，呼吸新鮮空氣

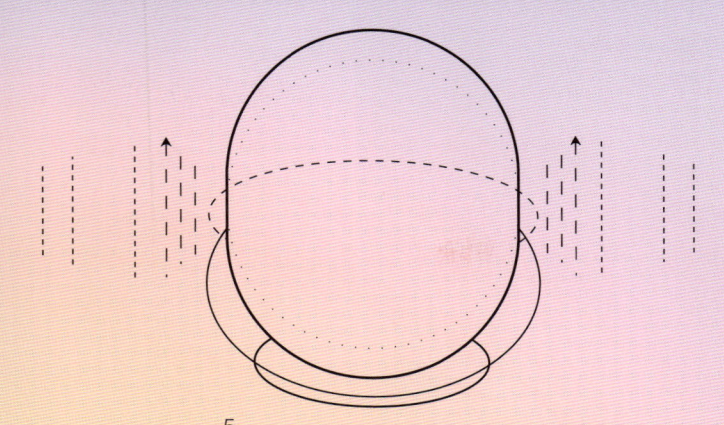

5.
找個地方坐下來，全然接受著陽光

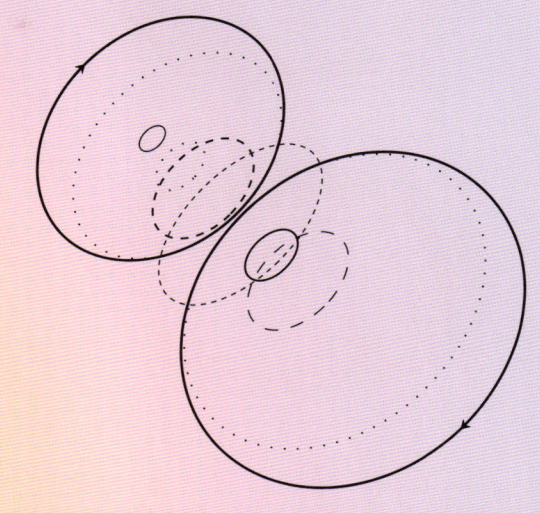

6.
躺在草地上，感受與大地的連結

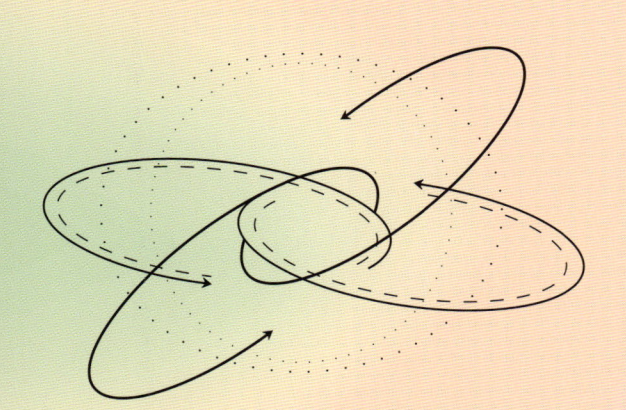

7.
仰望天空，拋開一切煩惱

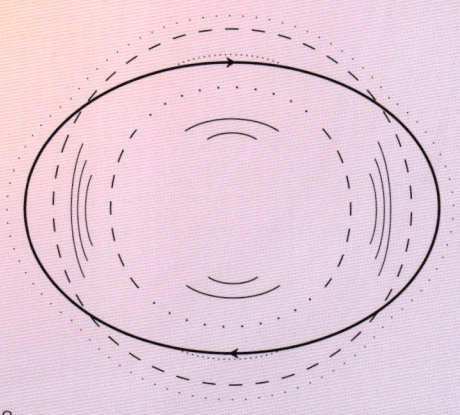

8.
讓自己感受到與比自己更宏大事物的連結

105

1. 開始新的階段

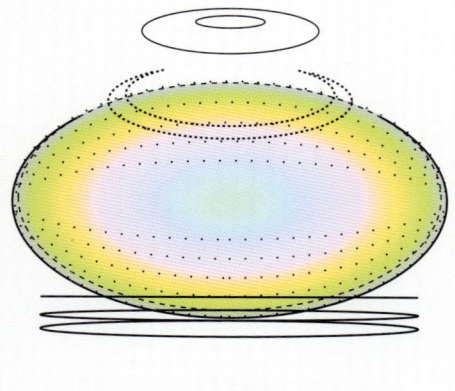

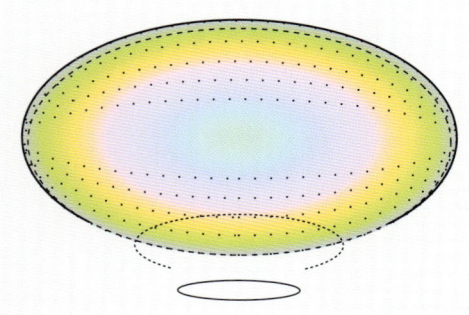

2. 個人成長

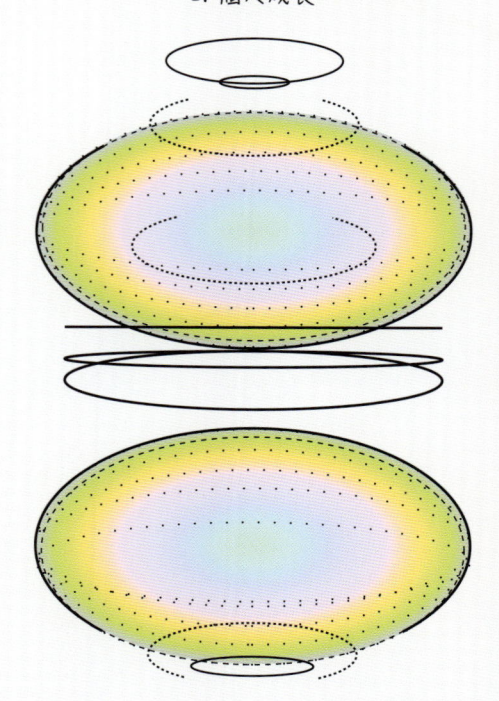

改變的
好處

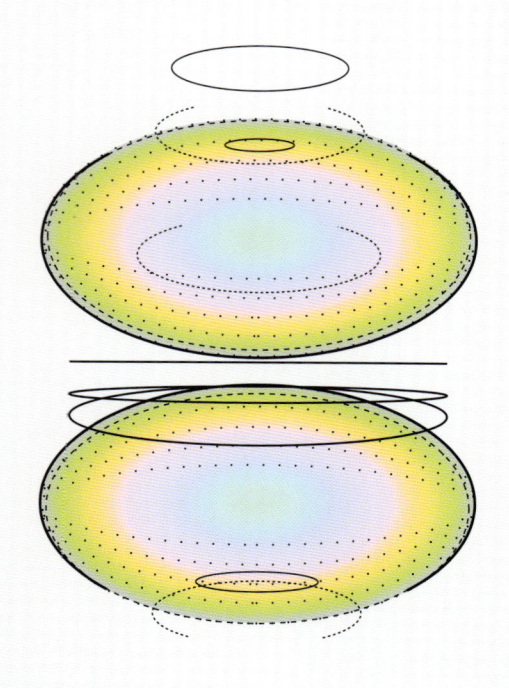

3. 新的機會

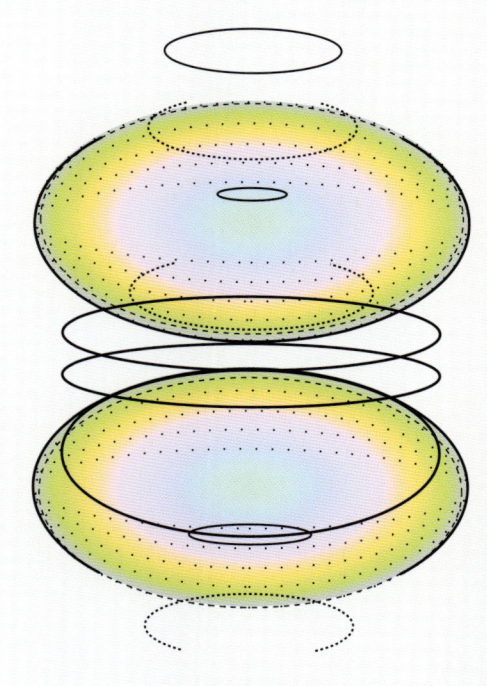

4. 韌性

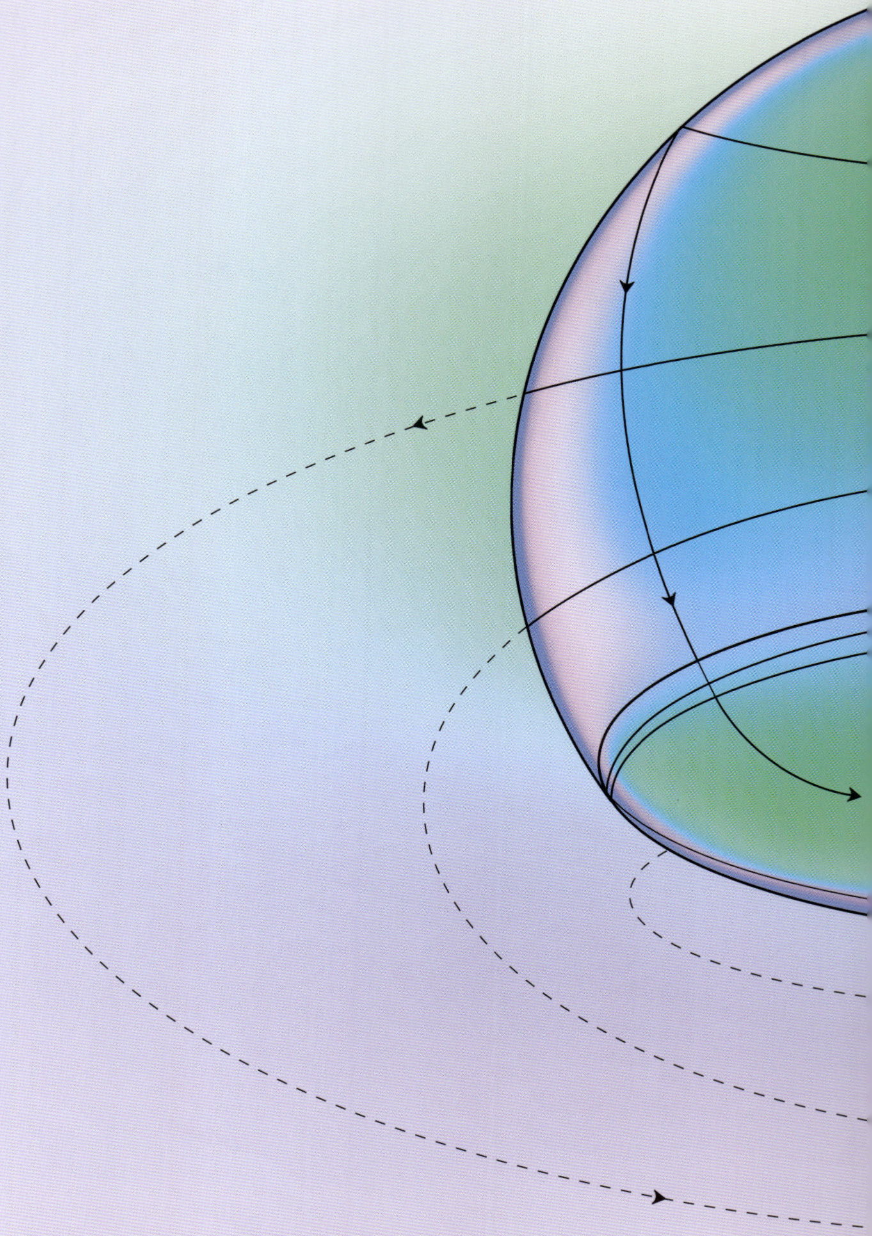

宇宙永遠在
支持著你

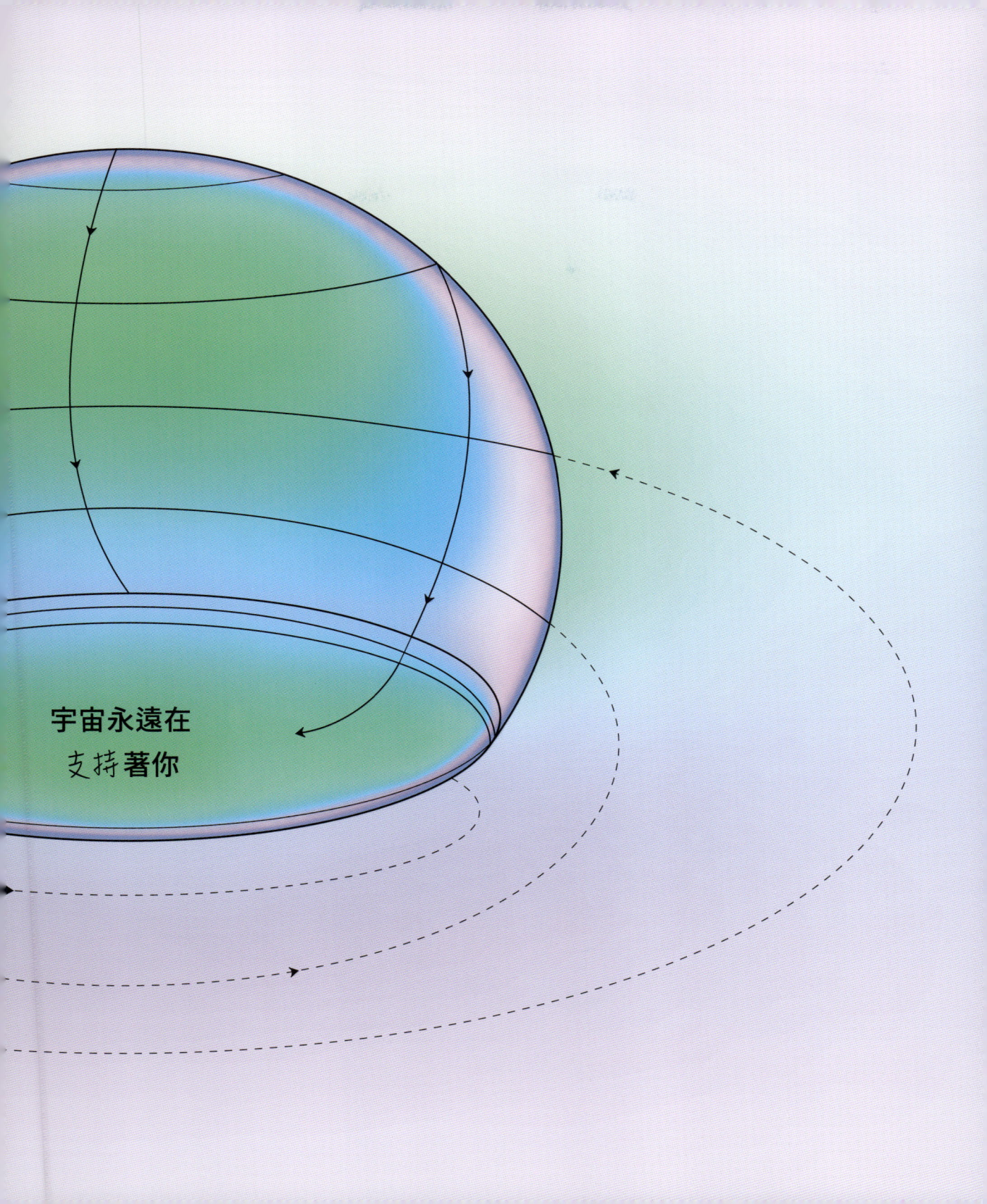

美好的事物

1. 暖心的人

2. 愛

3. 笑聲

4. 新的體驗

5. 希望與夢想

感恩生活中的幸事

1. 每天花點時間，省思三件讓你感恩的事。你可以在心裡這樣做，或大聲說出來。

2. 早上醒來時，為這一天設定一個目標。這個目標可能是這樣的：「我打算在今天的小事中找到喜悅。」

3. 一整天，有意識地注意周圍的美好事物。可能是大自然的美麗、陌生人的善良，或是家人和朋友的愛。

4. 晚上，回顧這一天，並確認你所經歷的喜悅和感激的時刻。

5. 睡前，深呼吸幾次，想像生活中美好的事物。專注於感受喜悅、感激和滿足。

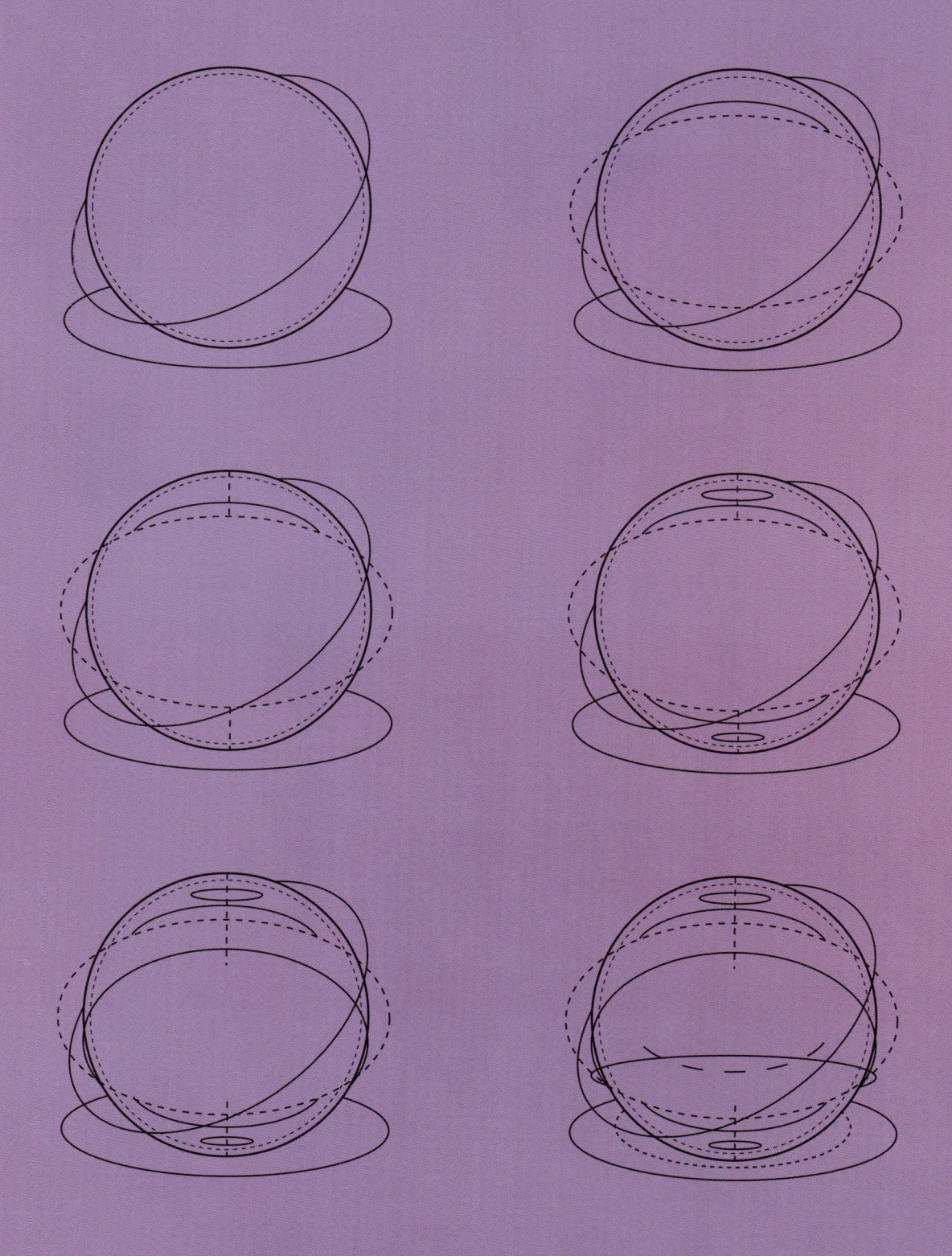

成為
你想在周圍
看到的光

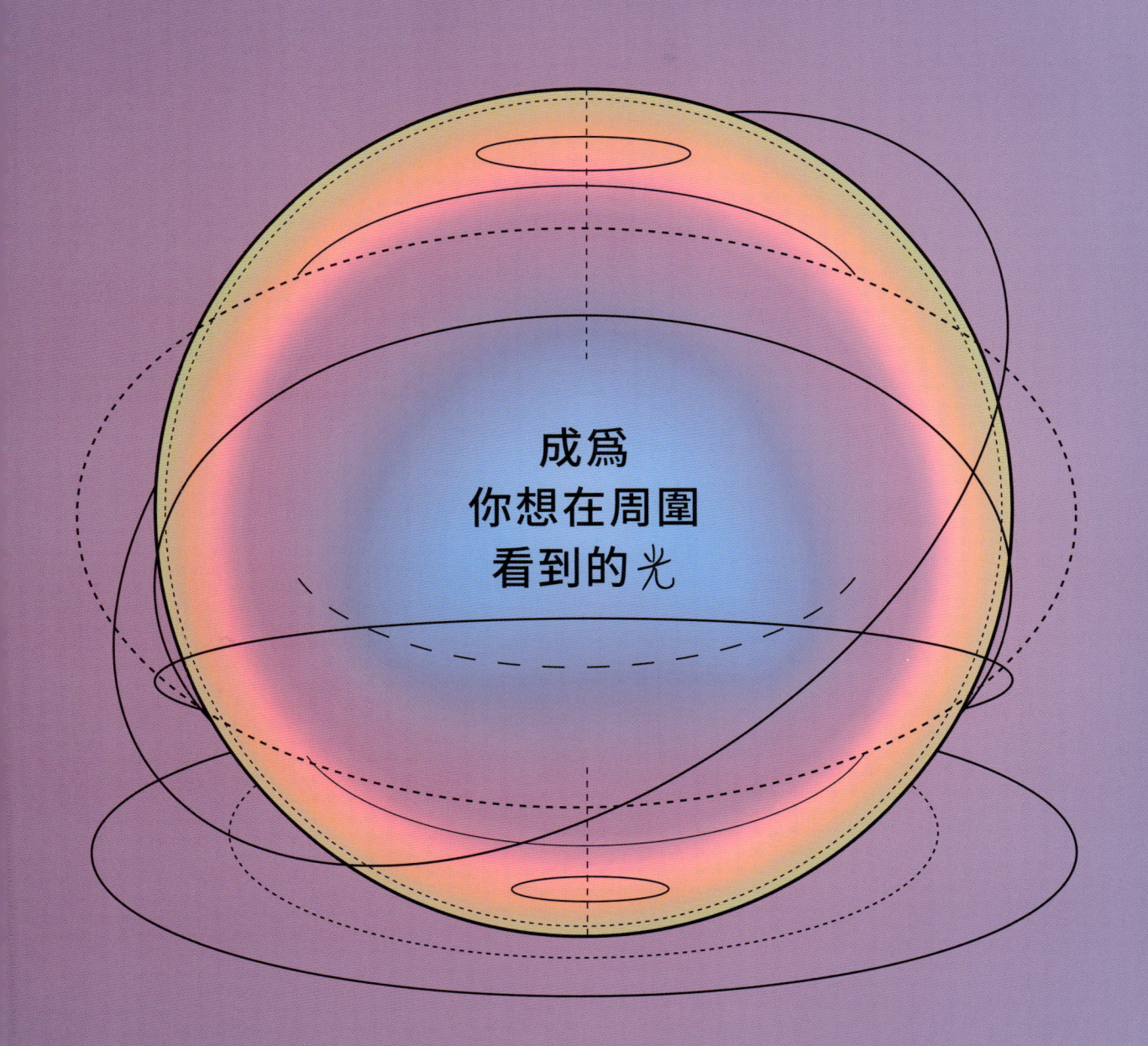

放下

1. 找一個安靜的空間，拿起紙筆，
或打開一個空白的文件檔案。

2. 寫一封信，表達你想要釋放的任何想法、
情緒或情況。

3. 誠實、敞開地表達你的感受，
承認它們對你的影響。

4. 以慈悲與理解放過自己
和其他牽涉其中的人。

5. 省思你所學到的經驗教訓，
以及這件事如何塑造了你。

6. 以了結和釋放、擁抱充滿和平的未來的話語
來結束這封信。

7. 決定是否要保留這封信，以作為釋放的力量的象徵；
或是要帶點儀式感地銷毀它，以表示放手。

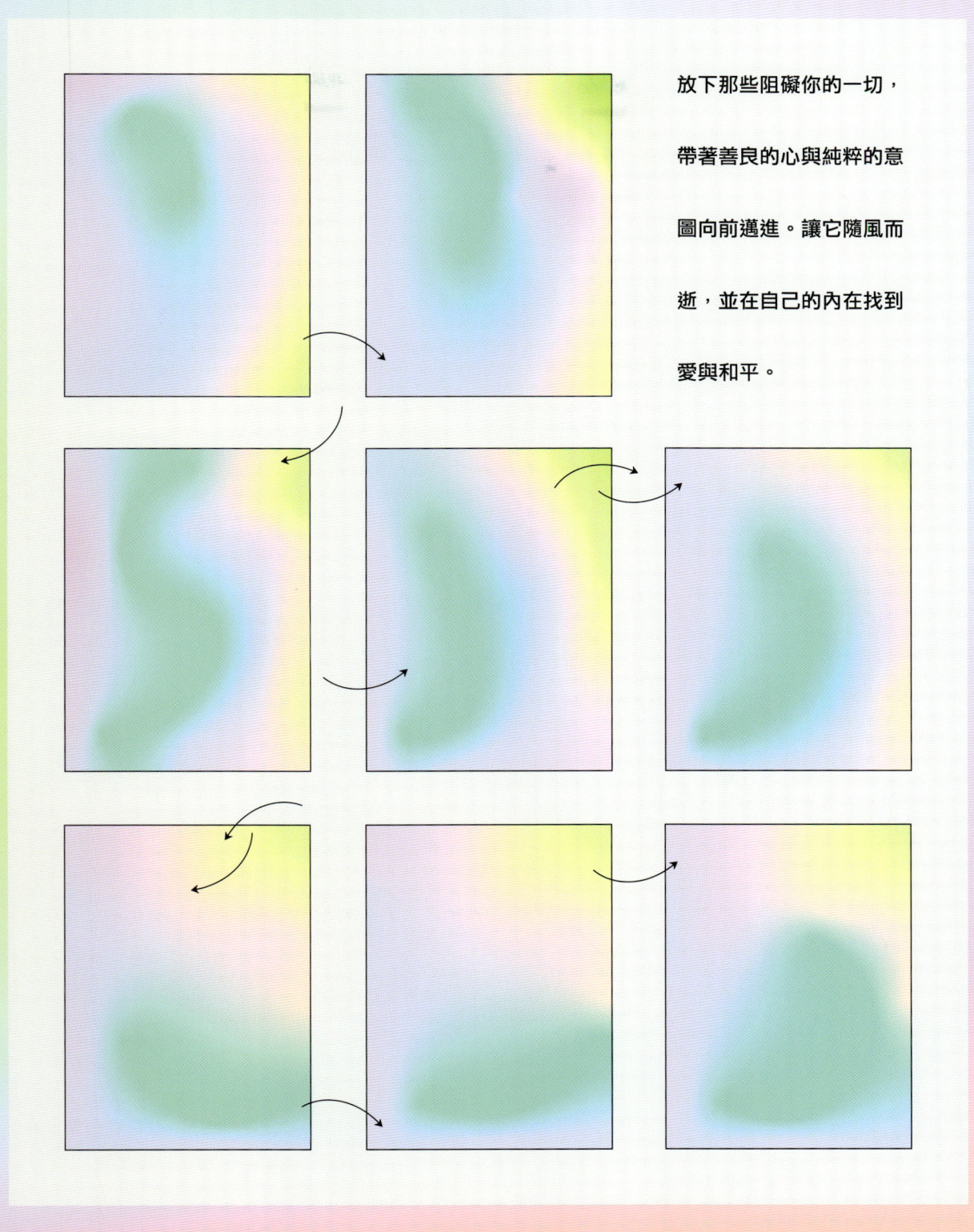

放下那些阻礙你的一切，帶著善良的心與純粹的意圖向前邁進。讓它隨風而逝，並在自己的內在找到愛與和平。

早上
的肯定句

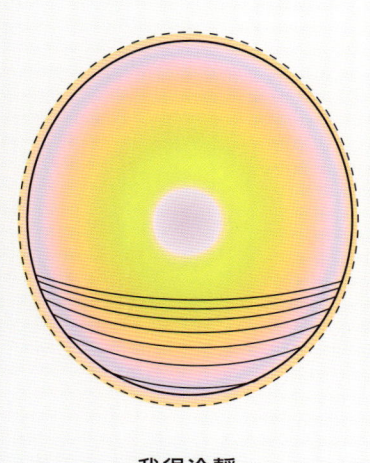

我很冷靜

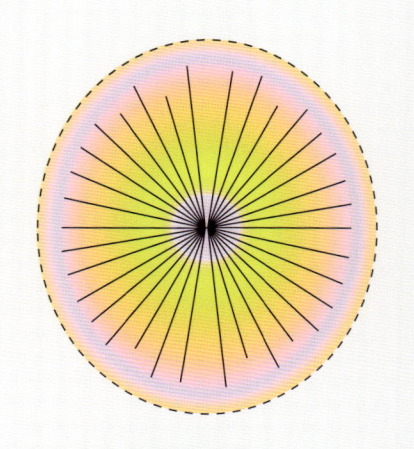

我感到平和

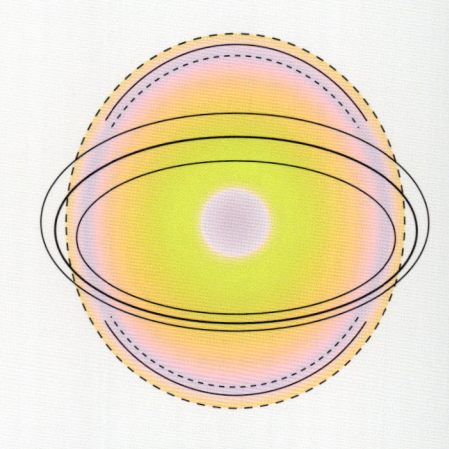

我充滿熱情

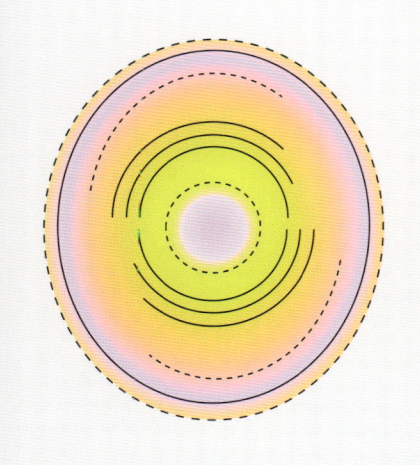

我很自豪

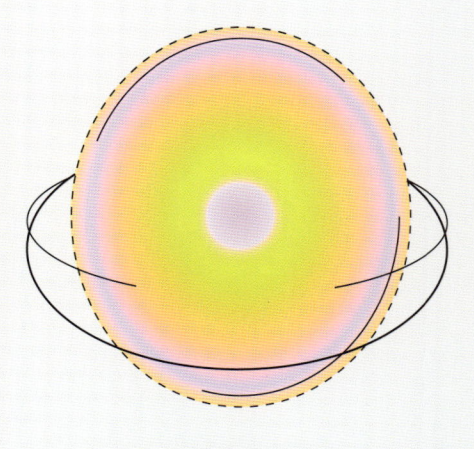

我是無限的

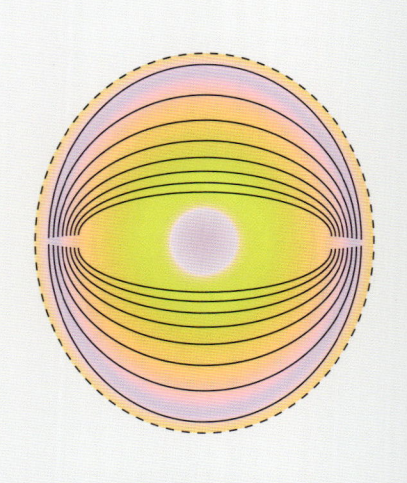

我是獨一無二的

晚上
的肯定句

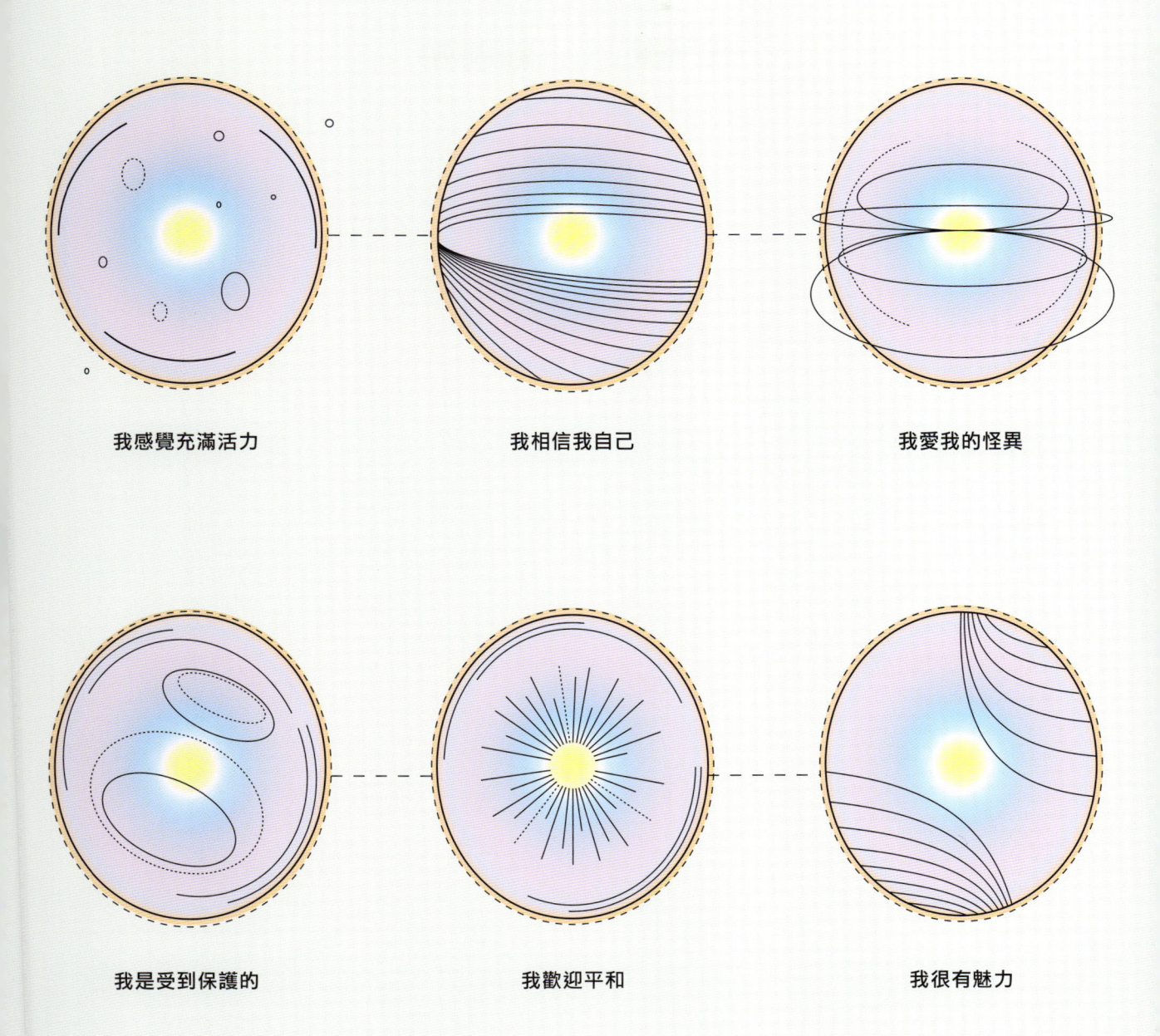

我感覺充滿活力　　　我相信我自己　　　我愛我的怪異

我是受到保護的　　　我歡迎平和　　　我很有魅力

試著做一名觀察者，
這樣外在世界
就不會影響你內在的和平

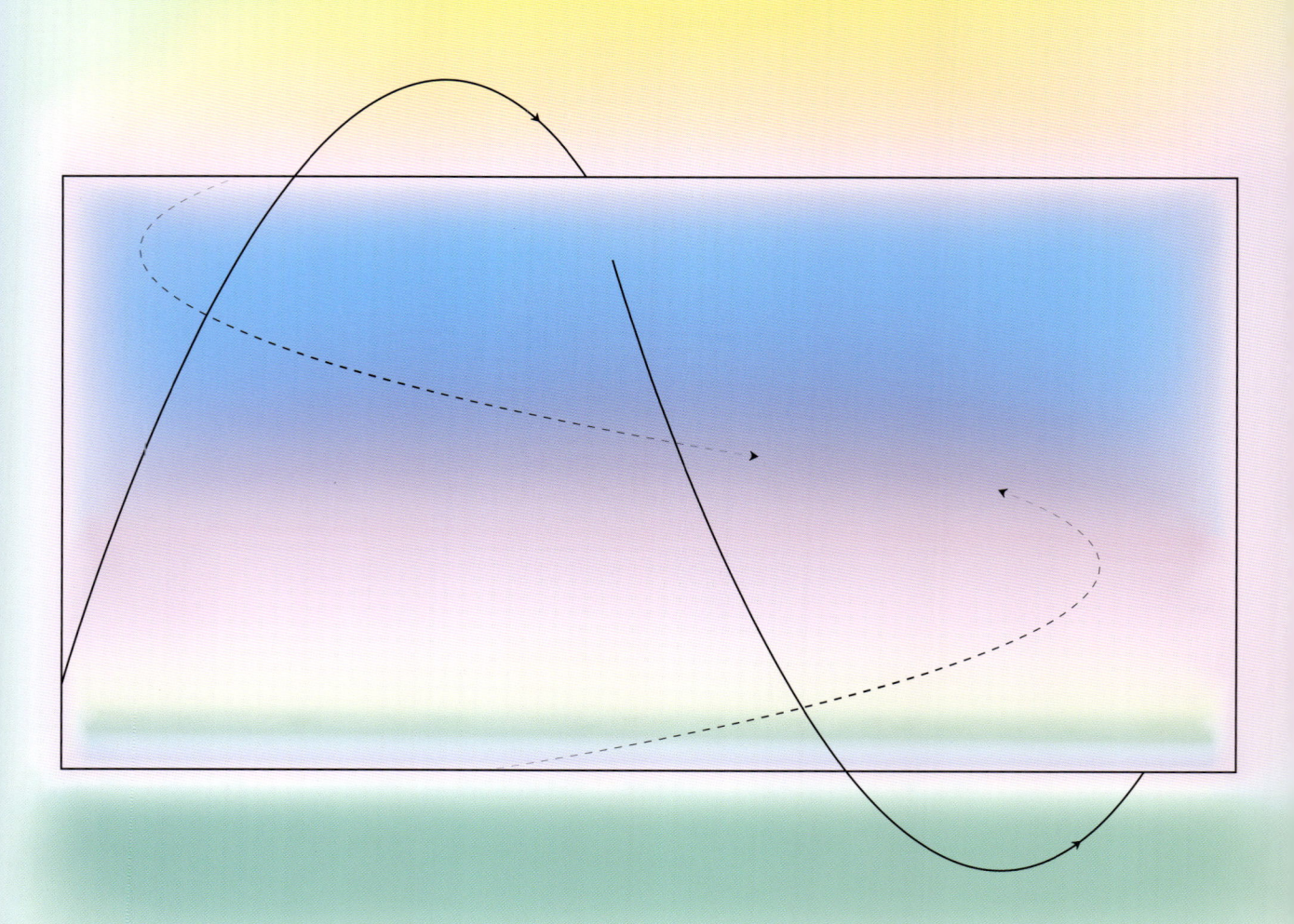

觀察周遭的 世界

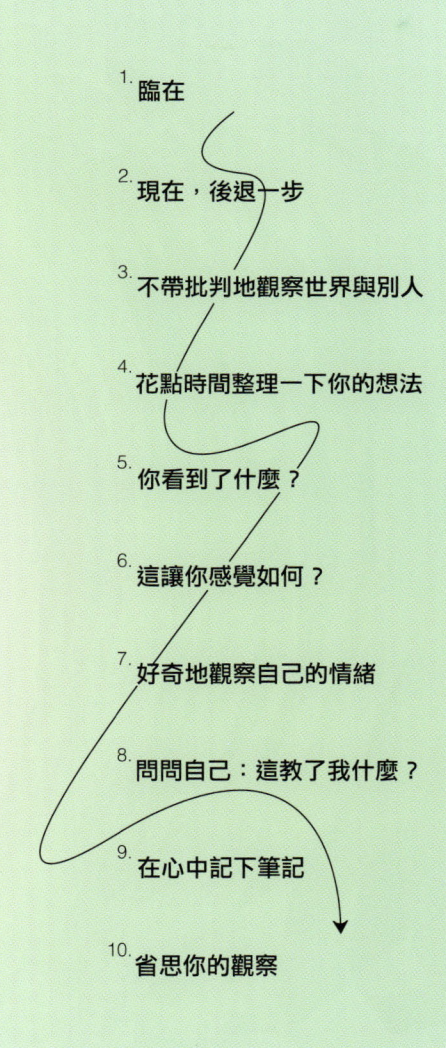

1. 臨在
2. 現在,後退一步
3. 不帶批判地觀察世界與別人
4. 花點時間整理一下你的想法
5. 你看到了什麼?
6. 這讓你感覺如何?
7. 好奇地觀察自己的情緒
8. 問問自己:這教了我什麼?
9. 在心中記下筆記
10. 省思你的觀察

生活是一連串的日落與日出，

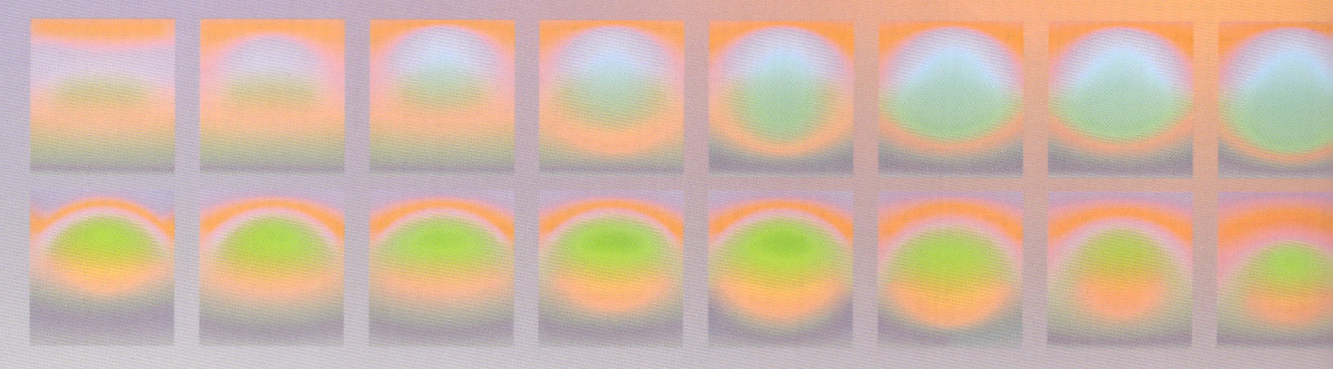

每一個都帶來了自己獨特的美麗與變化

最了不起的冒險
就是
生活本身

帶著
樂觀的心態，
一定會有前進的路

要
記住
的小事

1.

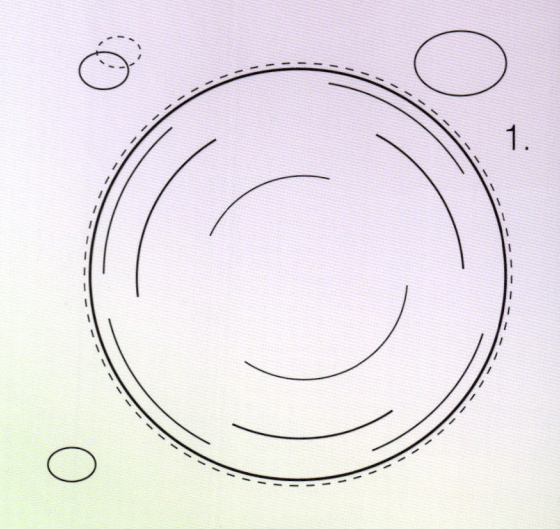

讓宇宙
做它自己的事

2.

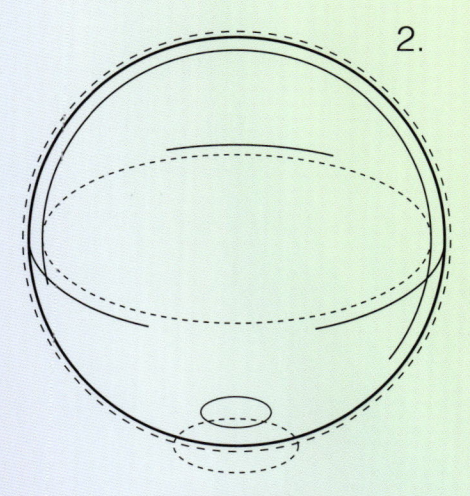

你的獨特性
就是你的力量

3.

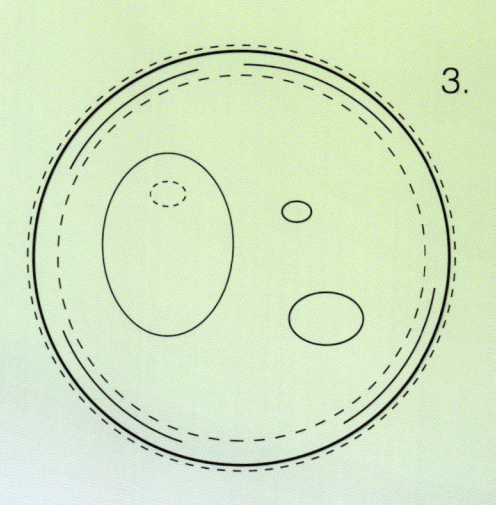

保護你的
平和與能量

4.

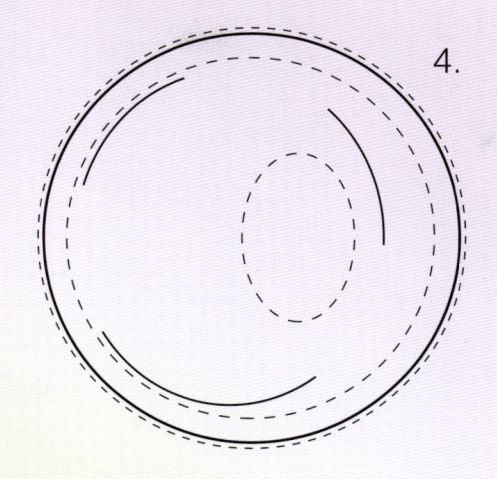

相信一切會在
對的時間發生

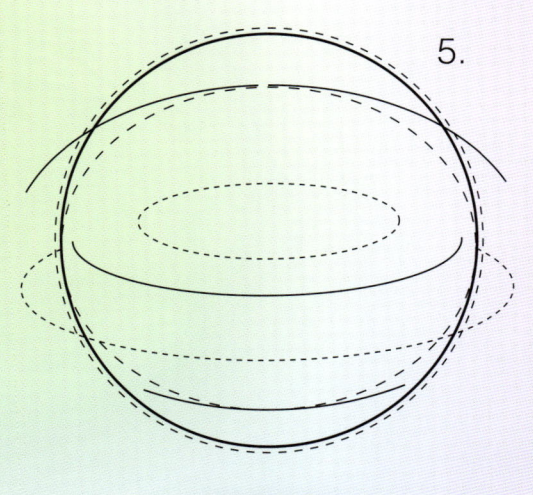

5.

你做得很好

今天的
肯定句

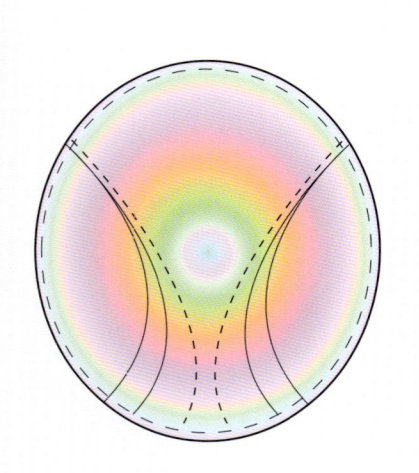

我的身心平衡 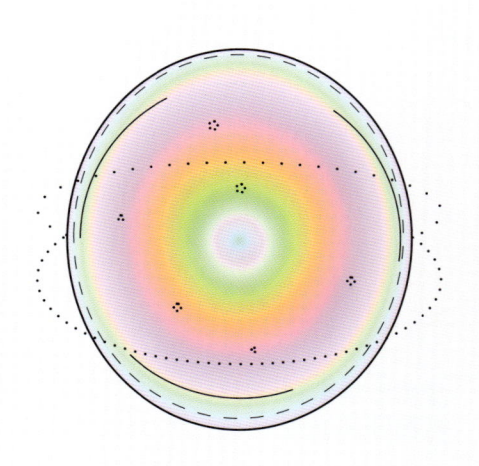　　我很冷靜 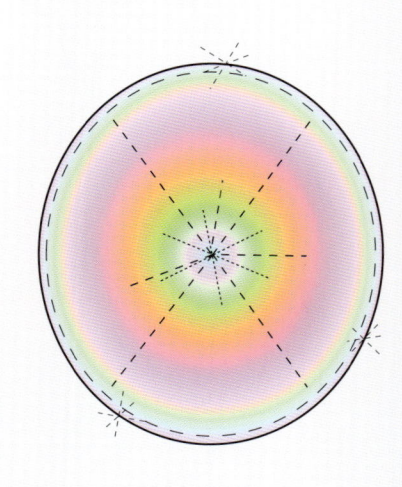　　我是臨在的

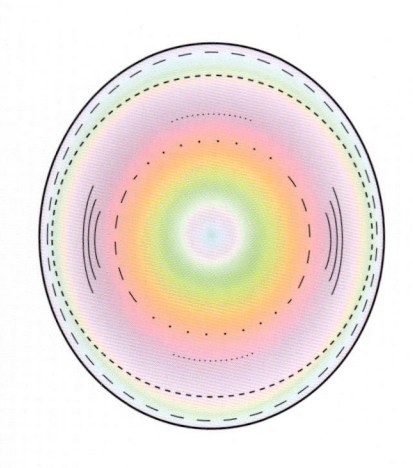

我是充滿愛的 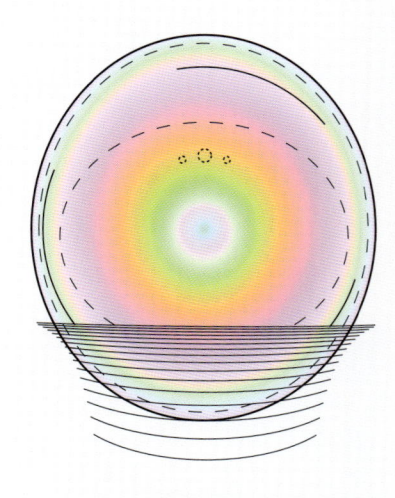　　我有信心 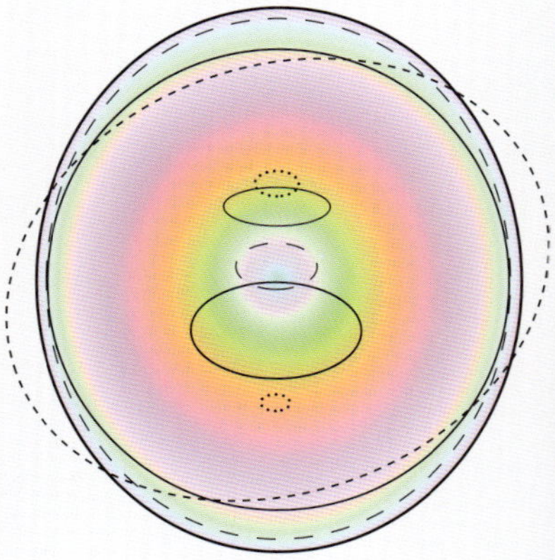　　我是喜悅的

我是……

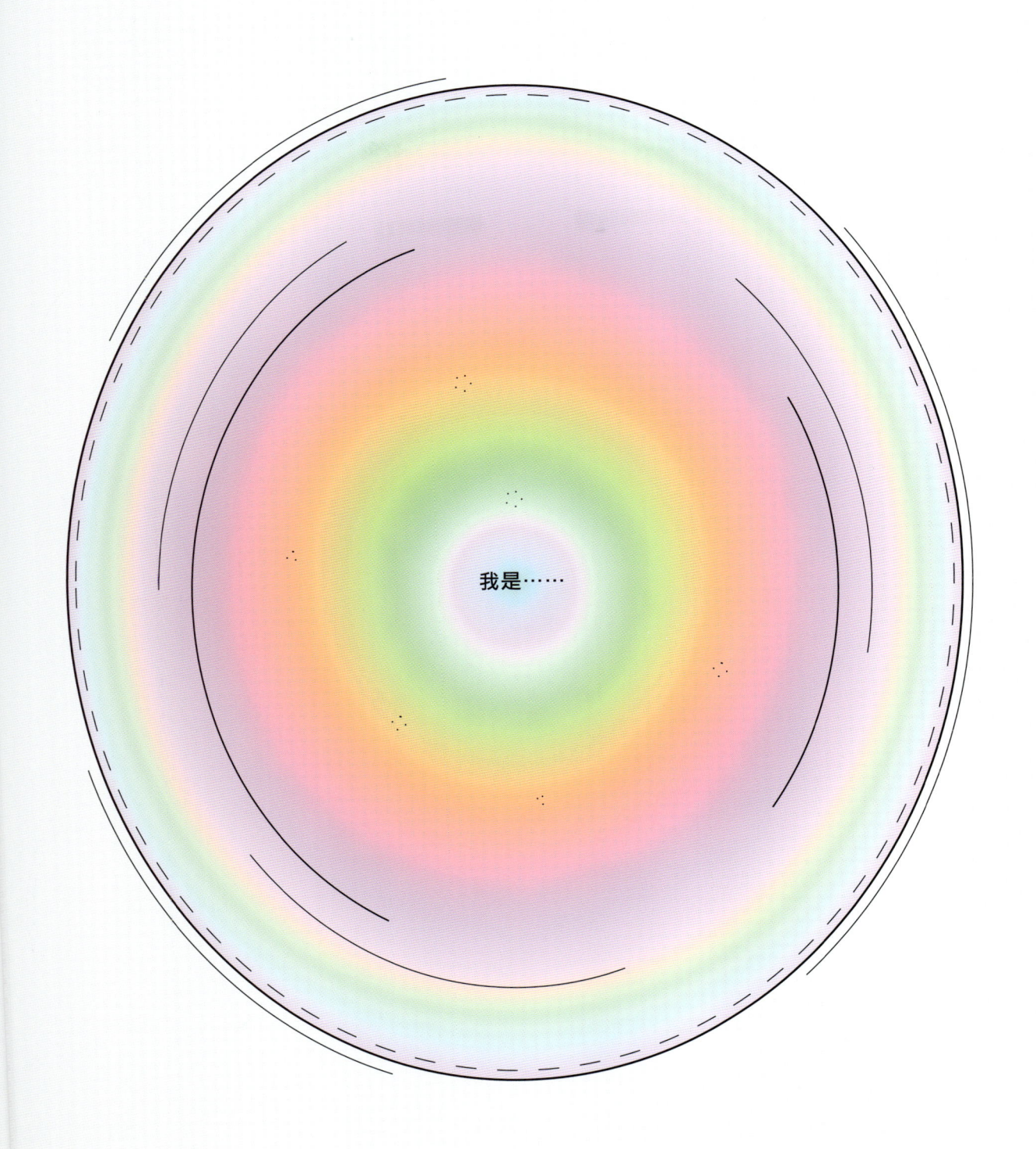

堅持希望

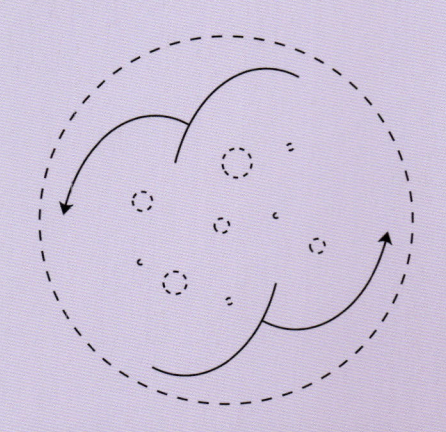

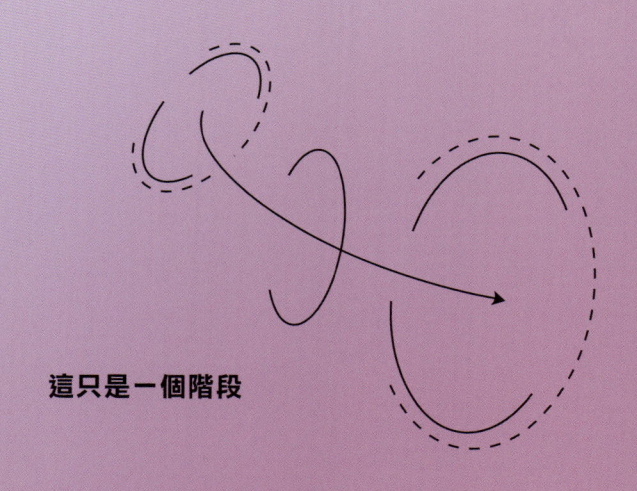

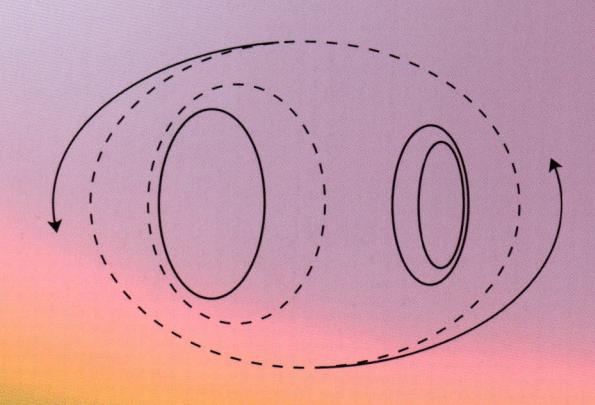

注定是你的，絕對不會錯過你

這只是一個階段

新的機會即將到來

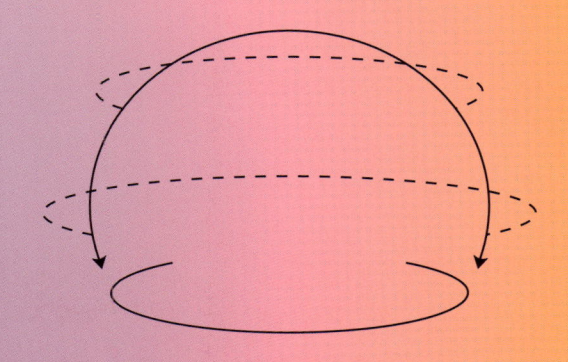

太陽會再次升起

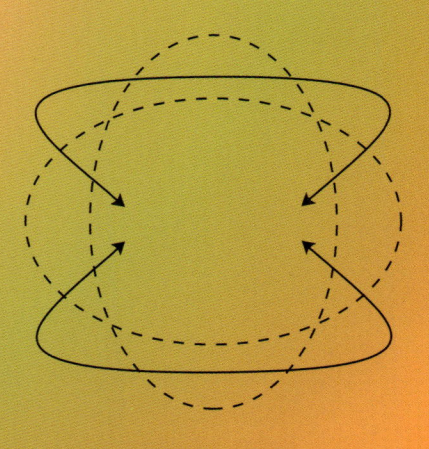

宇宙支持著你

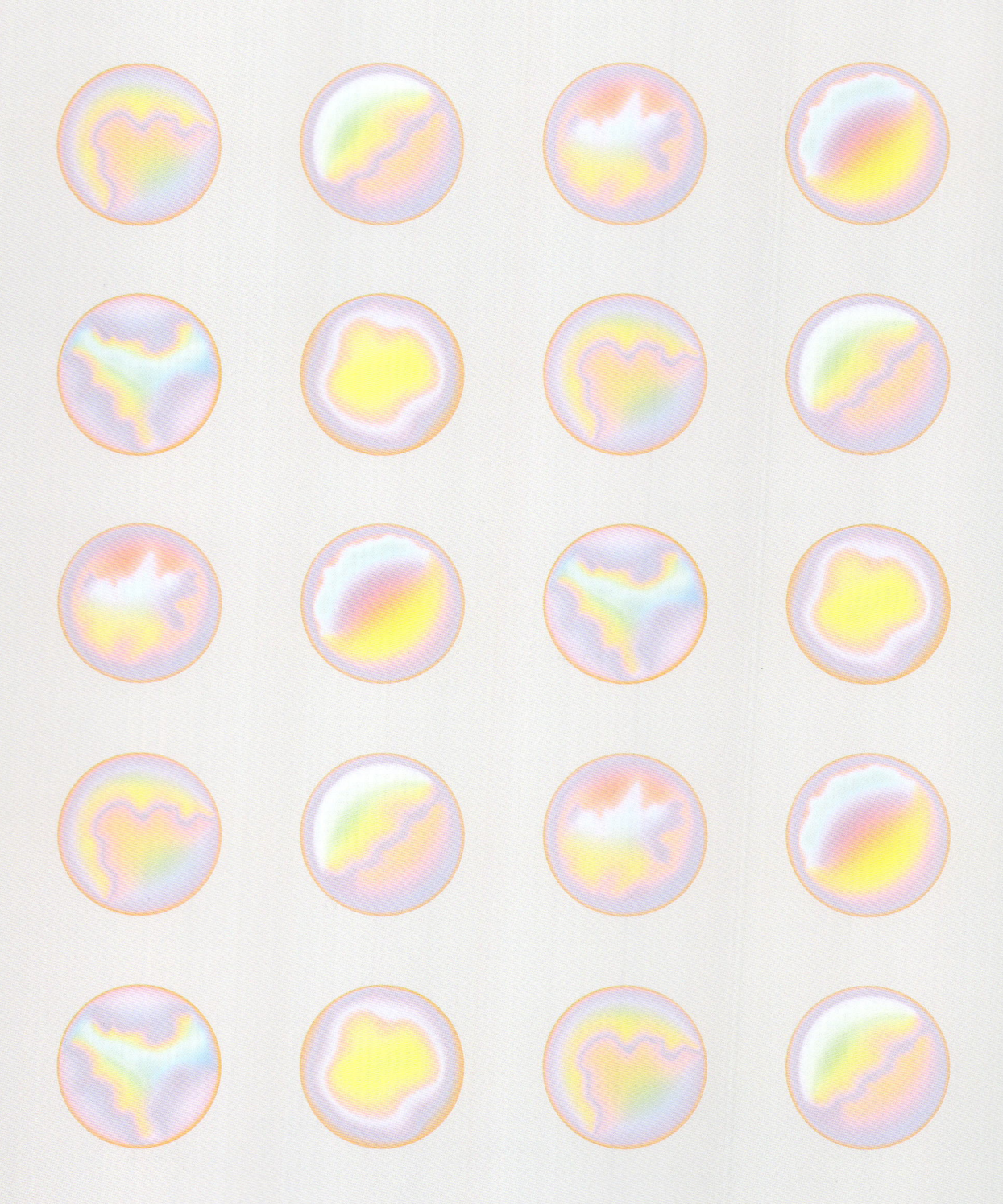

播放好的音樂　　　　　吸收陽光　　　　　　　呼吸

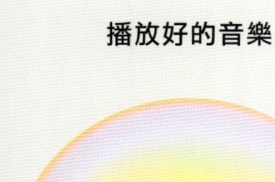

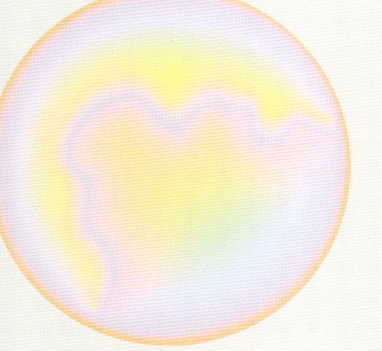

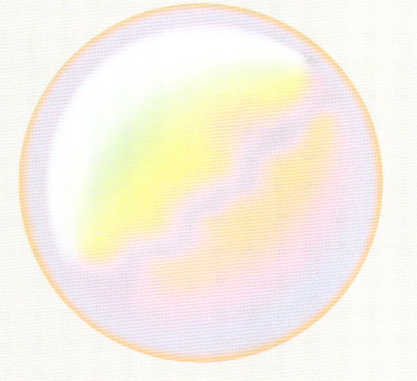

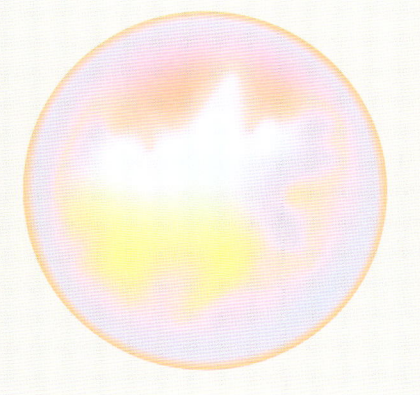

轉移
你的能量

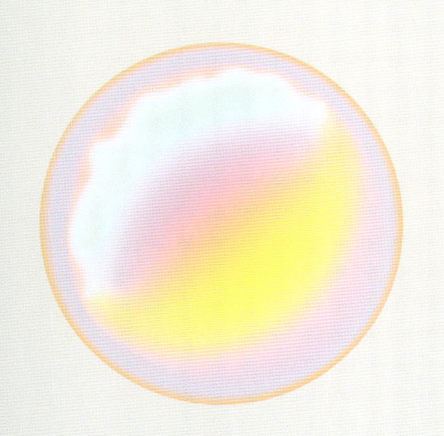

釋放情緒　　　　　　　移動身體　　　　　　　寫日誌
（哭、笑、尖叫）

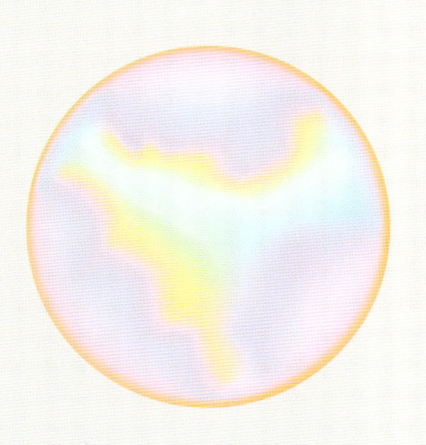

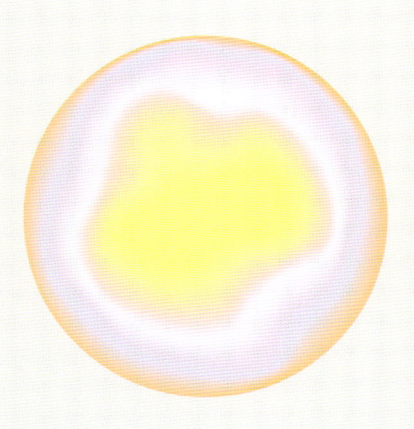

挪出
空間給

療癒

重要的
事物

喜悅

你想要的
生活

感恩

新的
開始

把日子

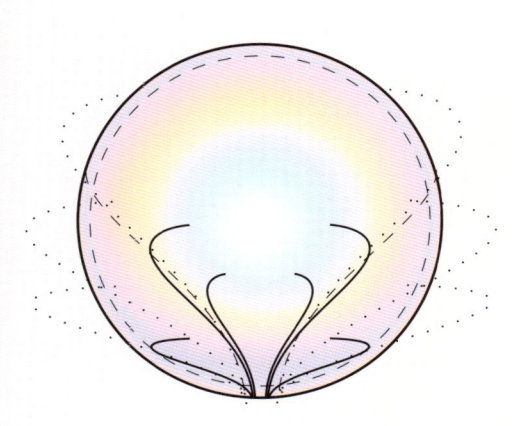

為自己買花

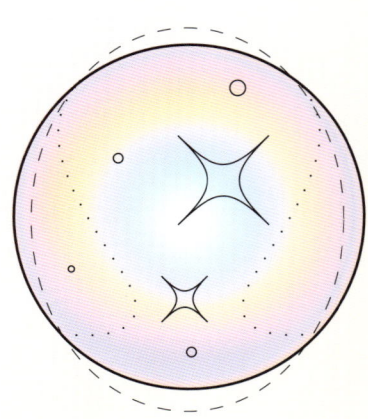

去書店

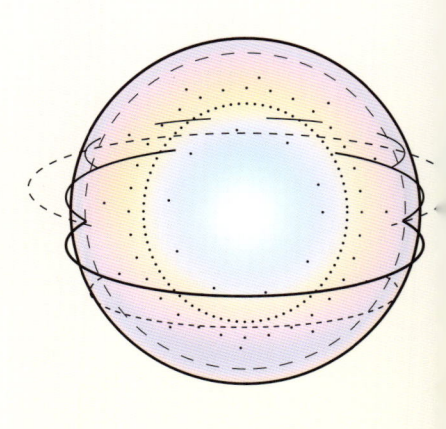

吃你最喜歡的糕點

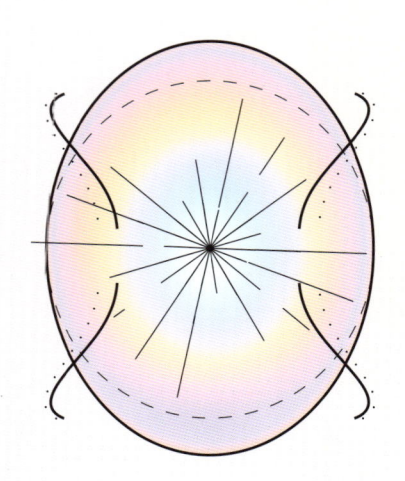

坐在陽光下

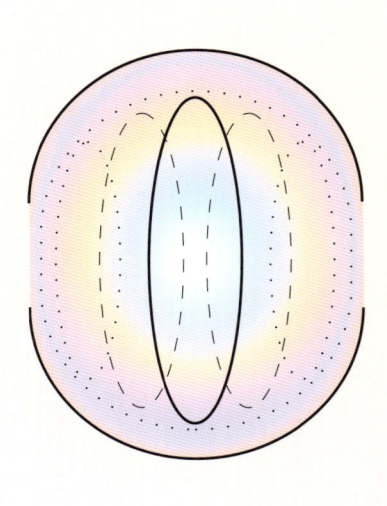

花時間在大自然中

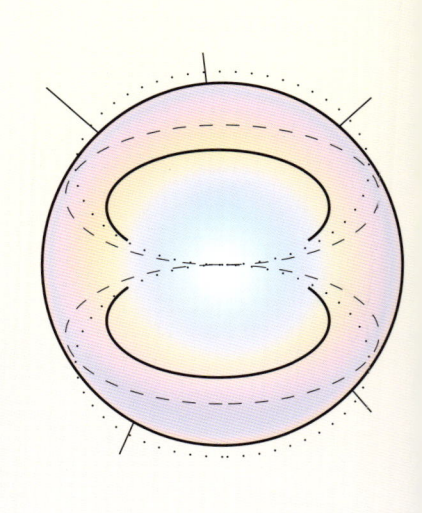

做些有創意的事

變浪漫

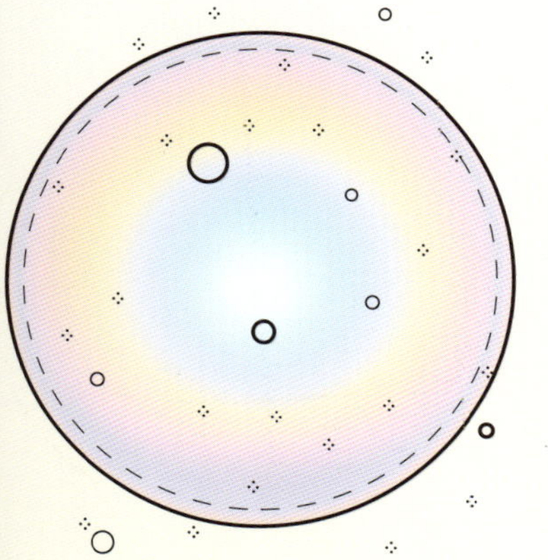

點燃壁爐 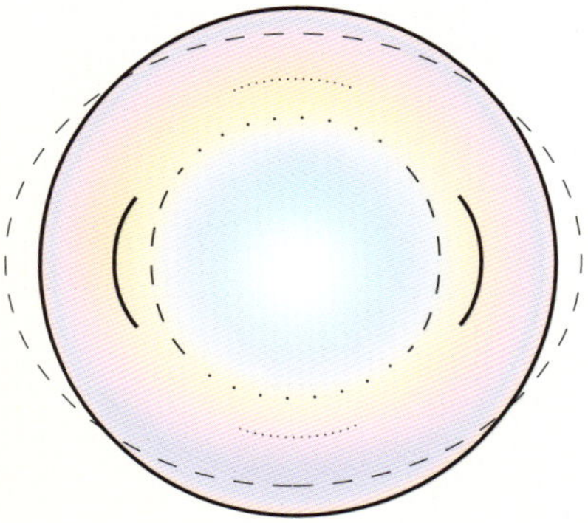　　　　　給自己泡茶 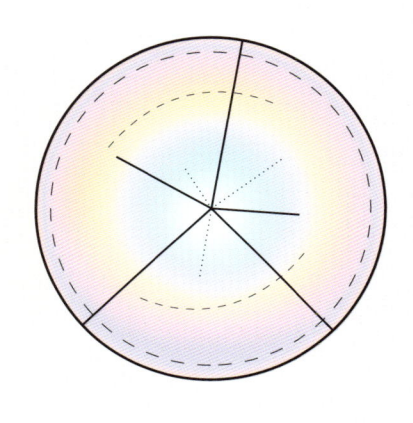　　　　　規劃一次野餐

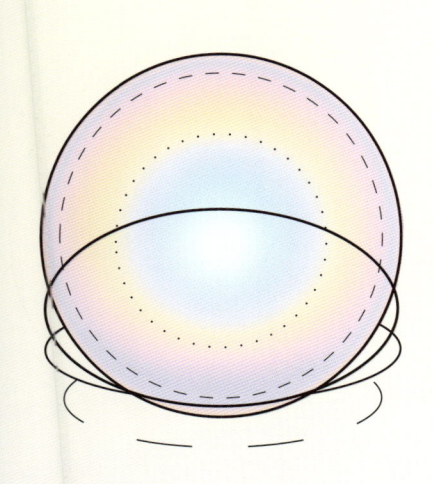

去騎自行車 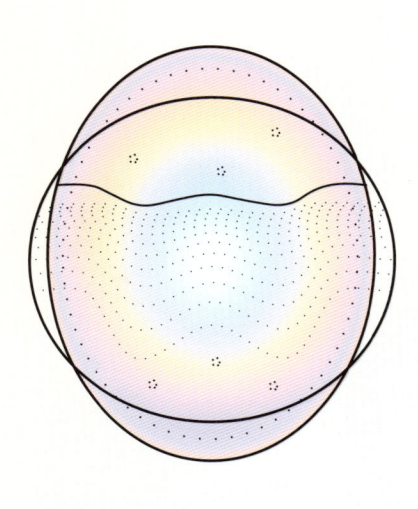　　　　在海洋/湖泊中游泳 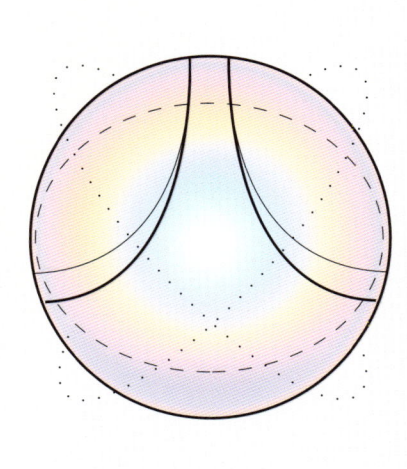　　探索新的地方

重要的小事

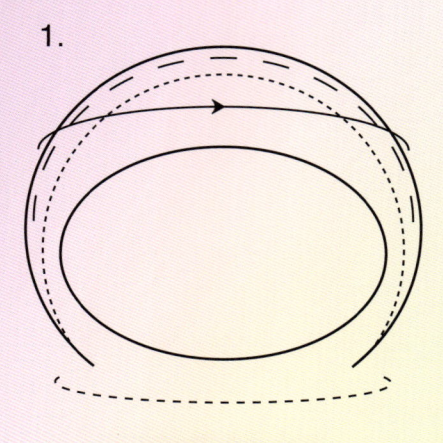

1.

友善而真誠的微笑

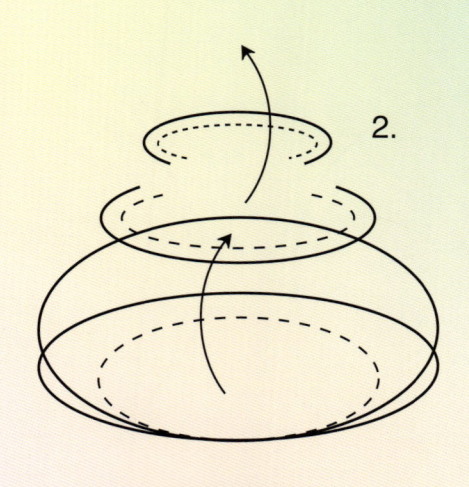

2.

手寫的筆記

3.

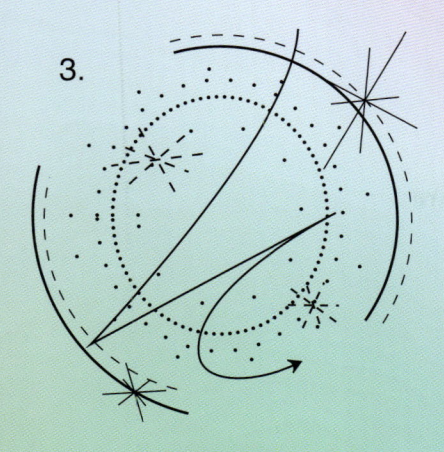

享受當下

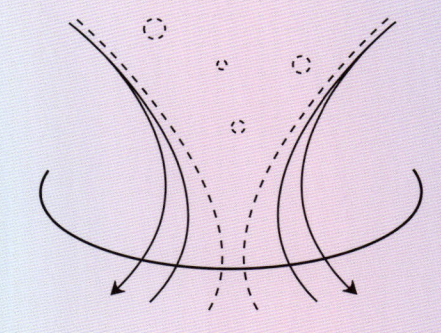

4.

長時間的對話

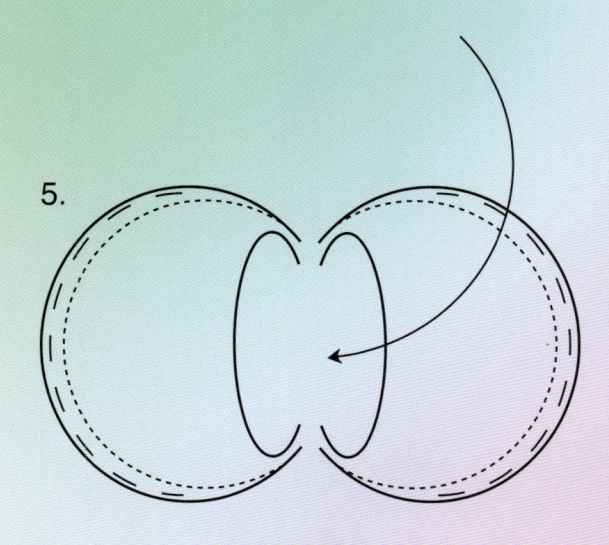

5.

樂於助人

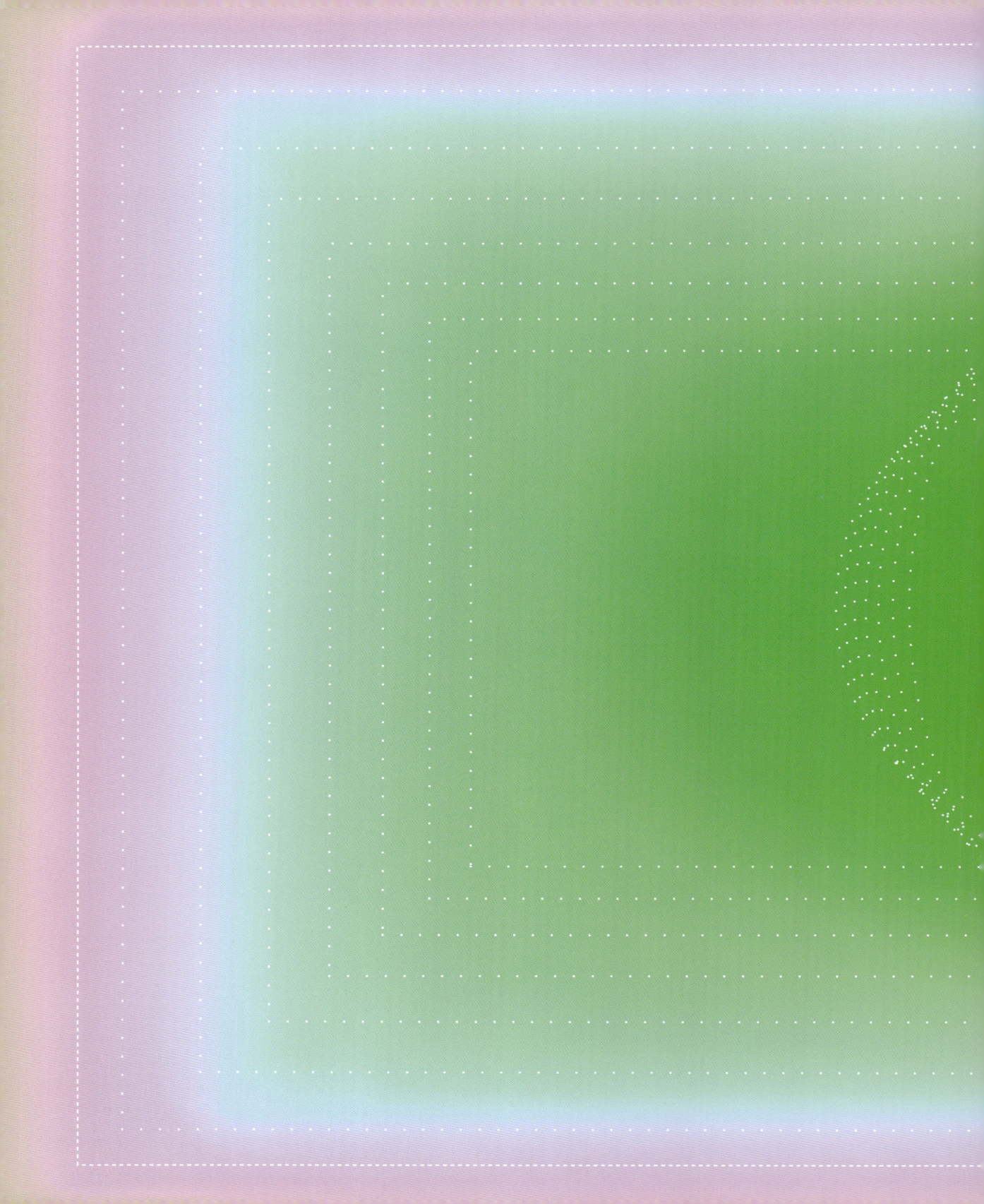

享受週下

| 你可以的 | 今天開始 | 追求你的夢想 |

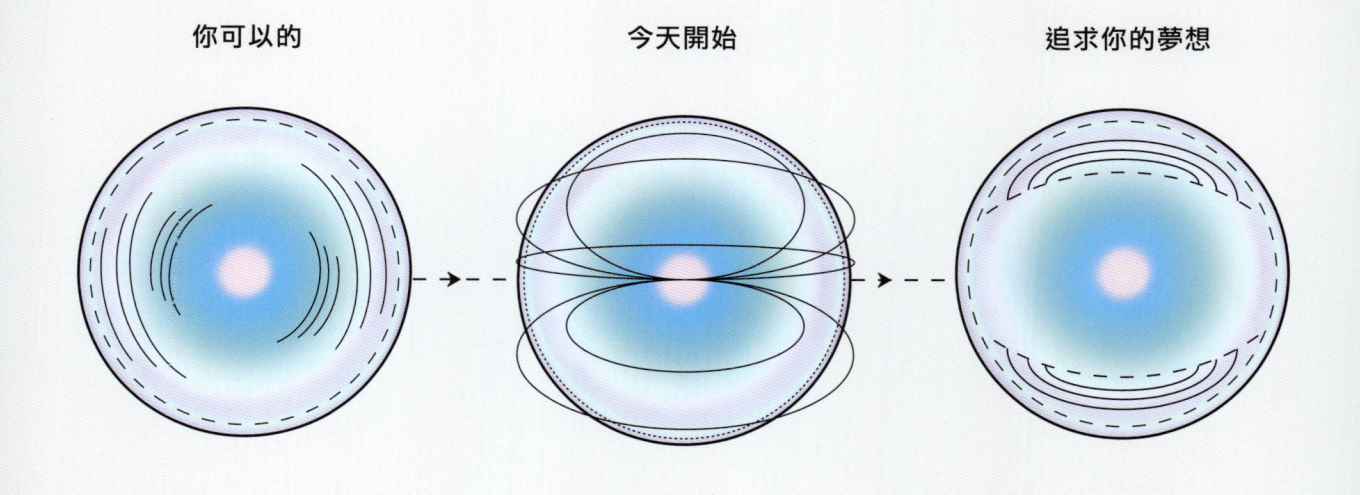

就去做吧

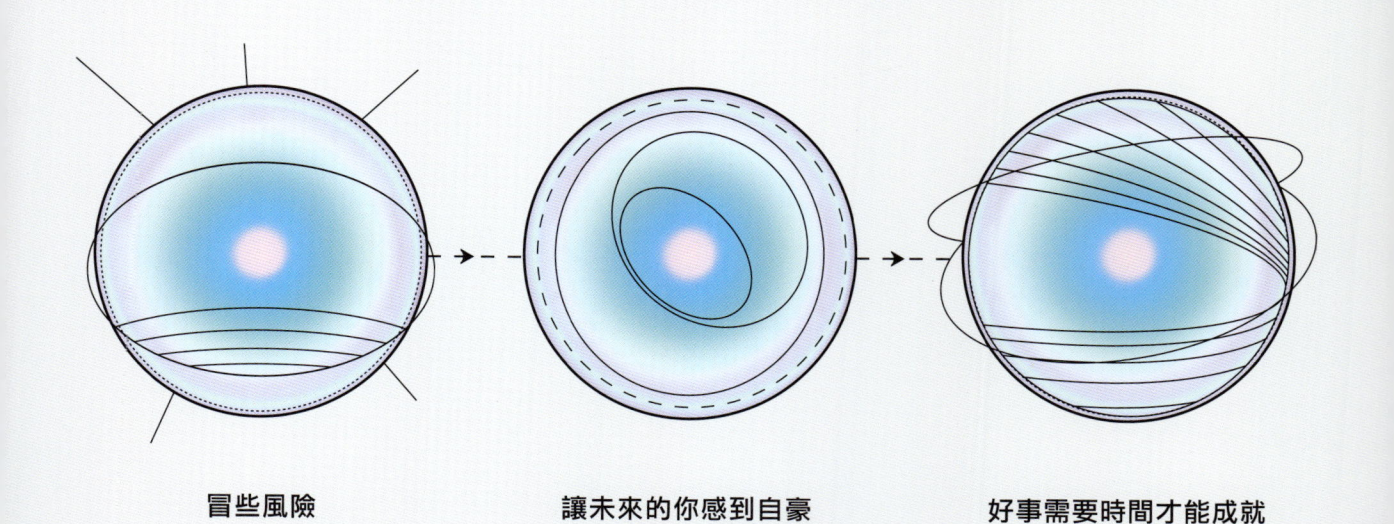

| 冒些風險 | 讓未來的你感到自豪 | 好事需要時間才能成就 |

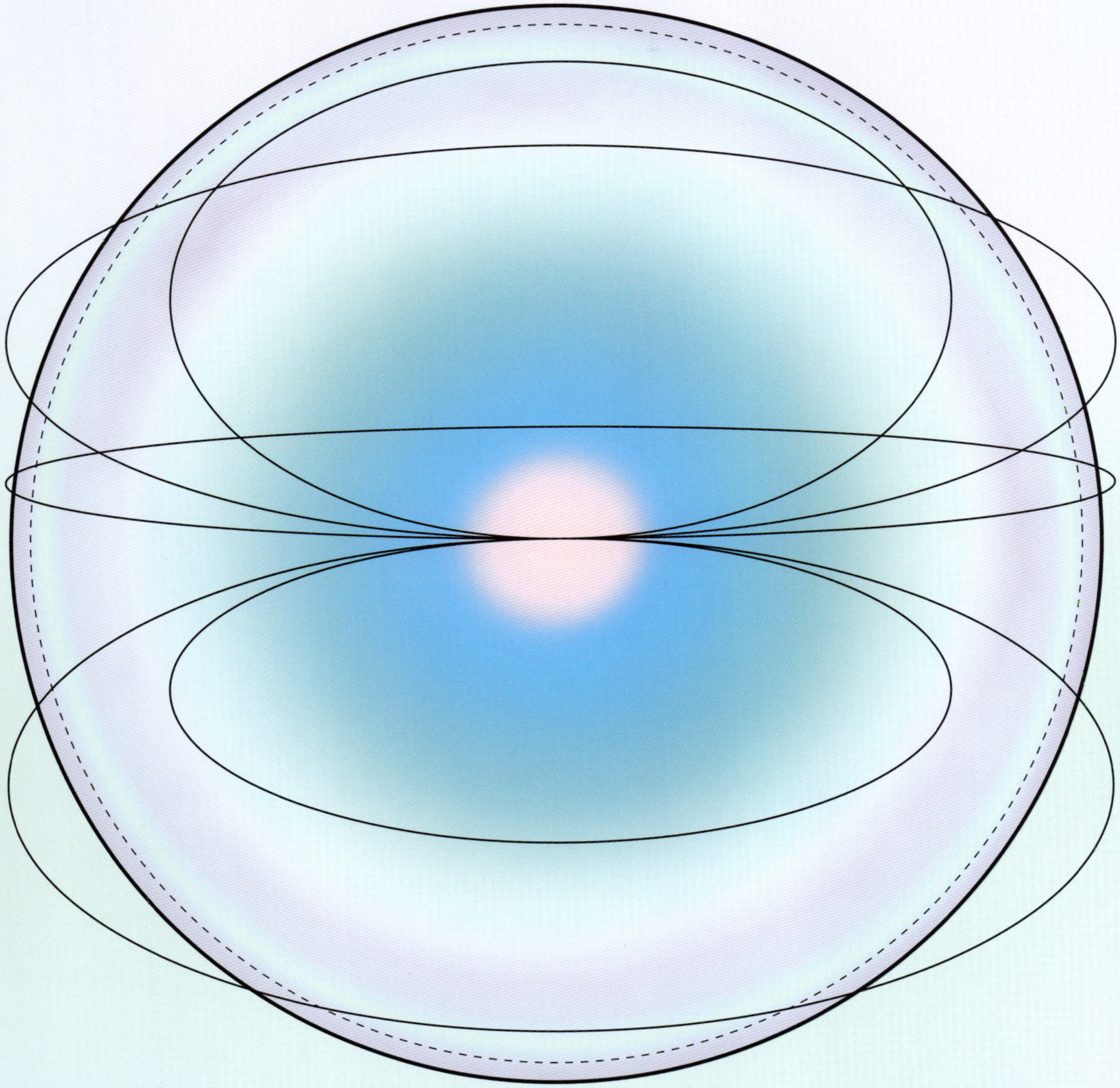

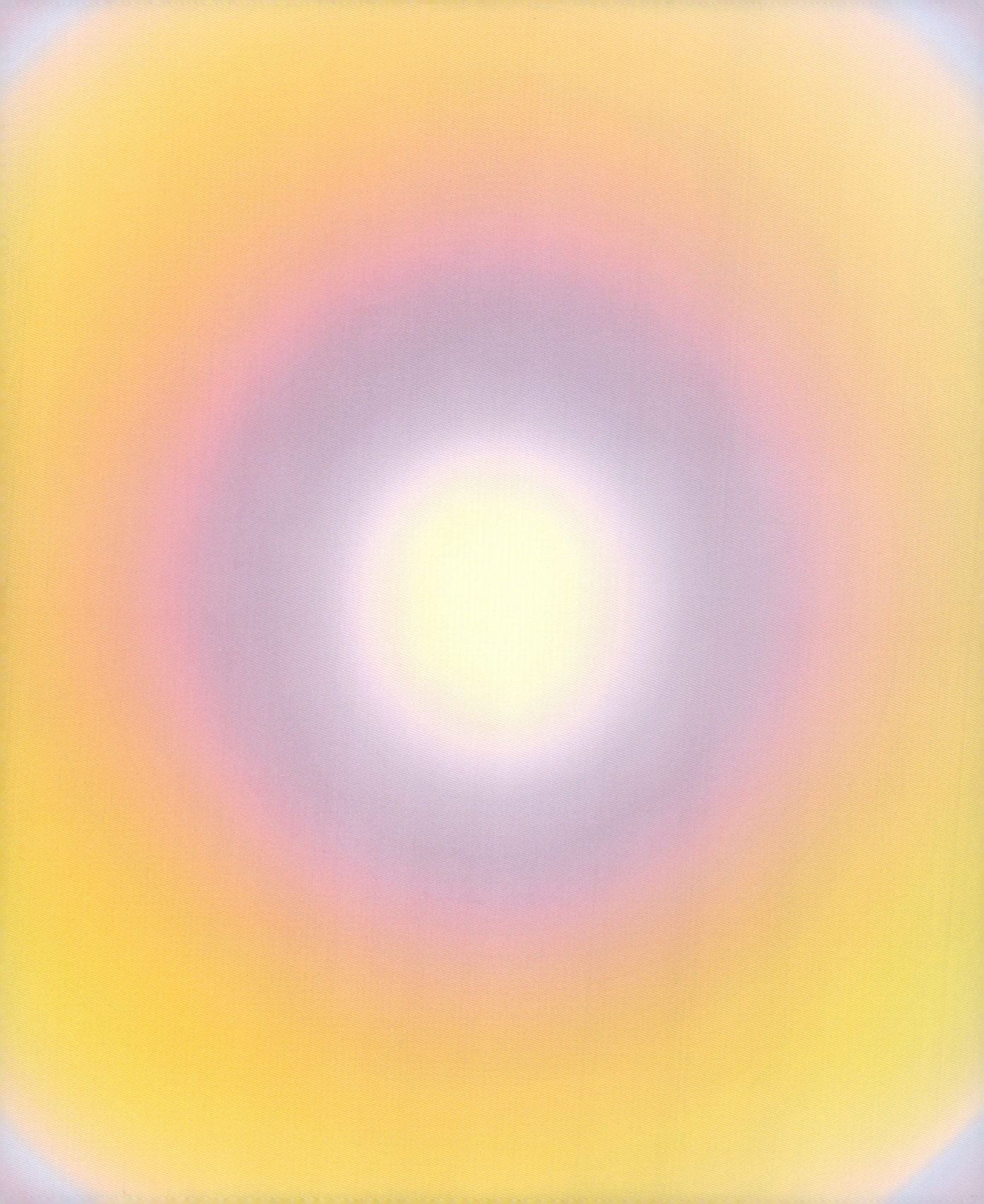

跟著我
重複一遍

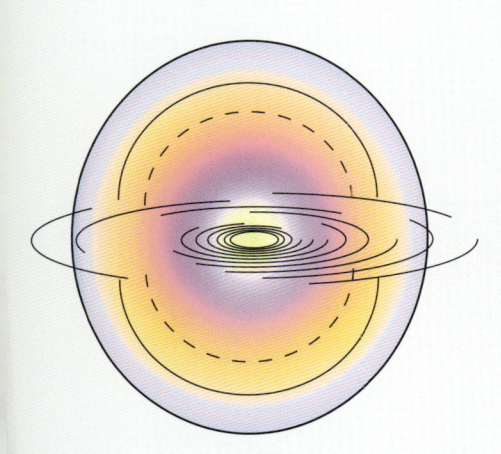

我依心而行 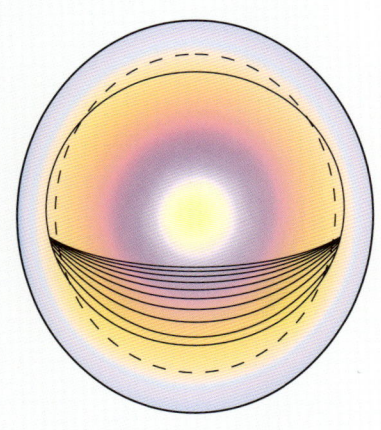　　　　　我很輕盈 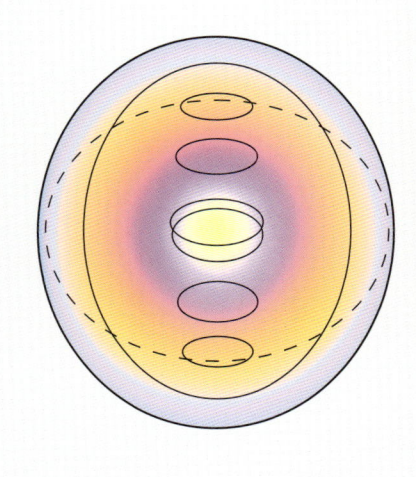　　　　　我不斷成長

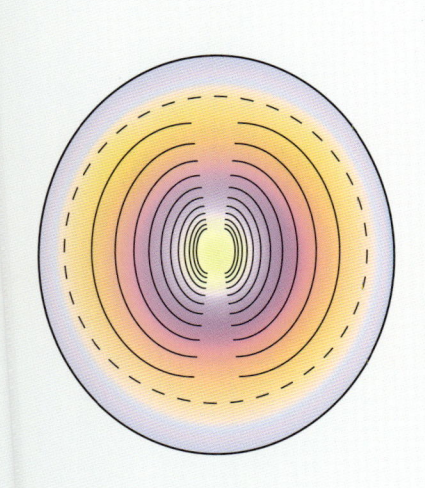

我選擇喜悅 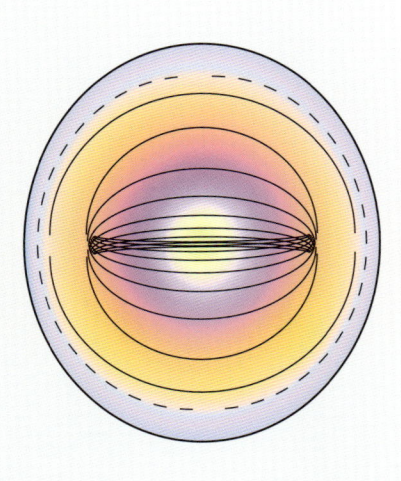　　　　　我是愛 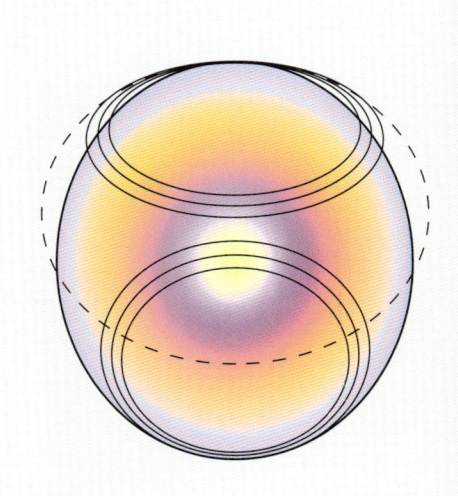　　　　　　我感到自己充滿力量

Chapter 4
Growth
成長

進化和成長的旅程需要勇氣、投入、耐心和挑戰自我的意願。它需要擺脫舊的、限制性的信念、行為和模式，擁抱新的思考、感覺和存在方式。轉型有時候可能會讓人迷失方向或令人恐懼，但回報是巨大的。在這個過程中，每一步都可以帶來更充實、更有意義的生活。

這條成長之路是一個持續的旅程，沒有固定的終點。這是一個不斷自我發現、學習和進化的過程。每一段旅程都是獨一無二的，因此並沒有正確或錯誤的面對方式。理解到我們永遠不會完成進化，讓我們能夠保持好奇心和開放性，從而在每個轉折點上帶來連結、美好和可能性的機會。

繁盛就是

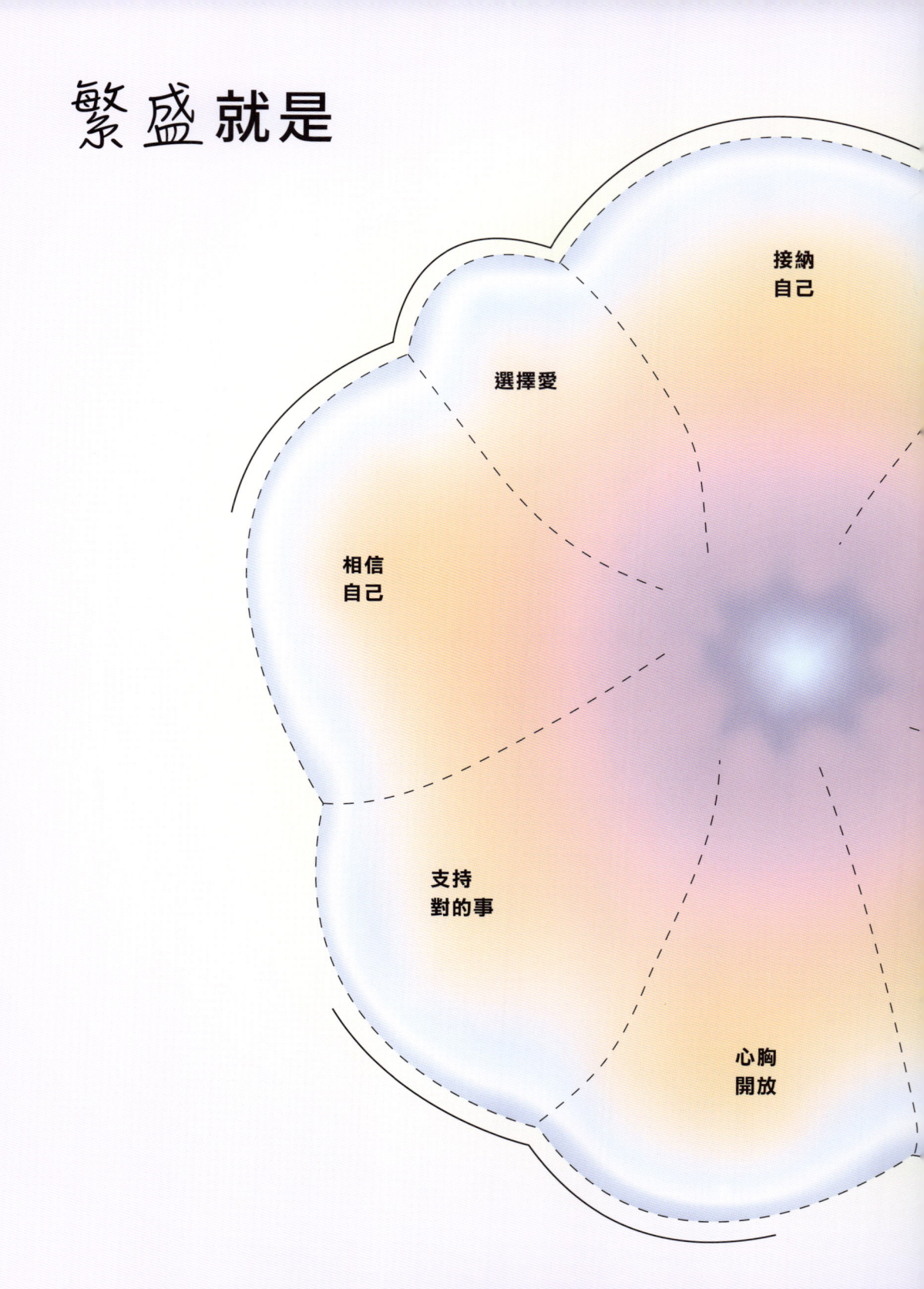

- 接納自己
- 選擇愛
- 相信自己
- 支持對的事
- 心胸開放

支持
他人

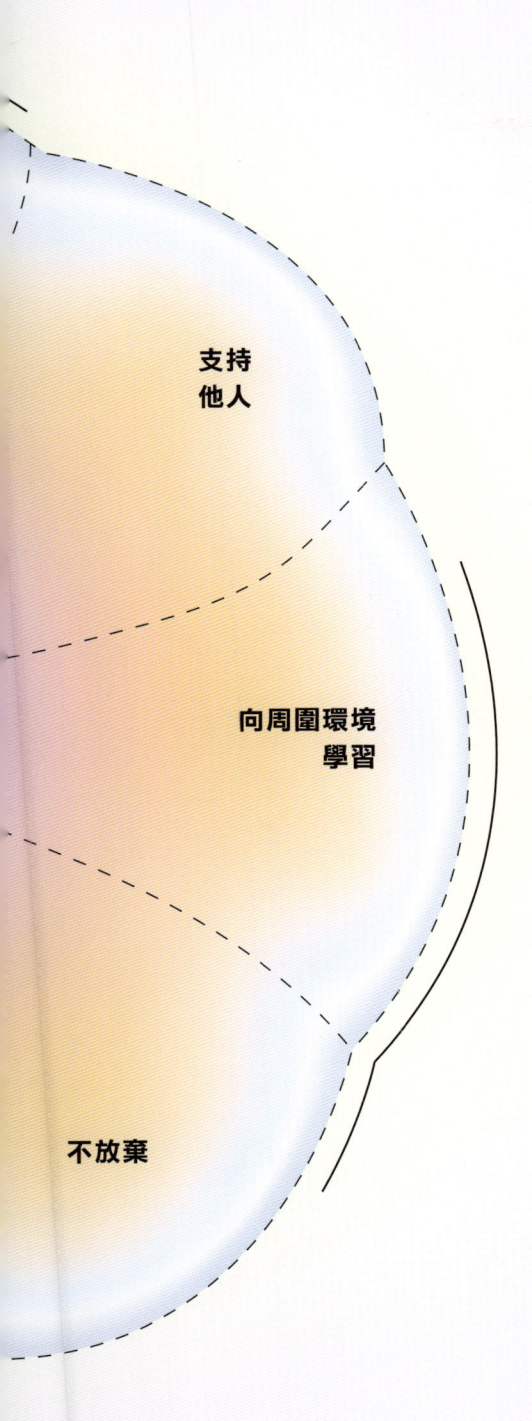

向周圍環境
學習

不放棄

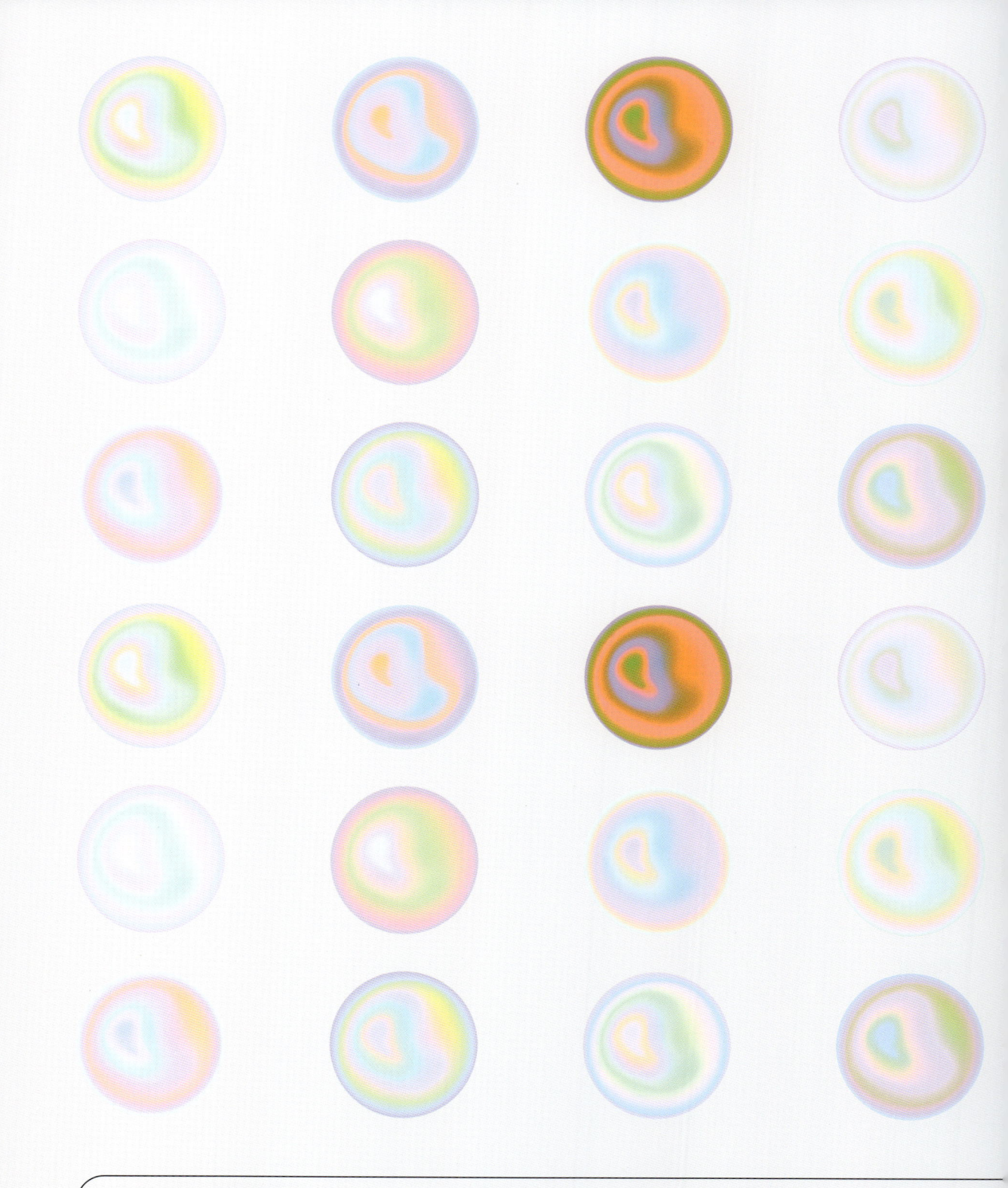

148　　不斷進化意味著⋯⋯⋯⋯⋯⋯　勇　氣⋯⋯⋯⋯⋯⋯　接　納⋯⋯⋯⋯⋯⋯

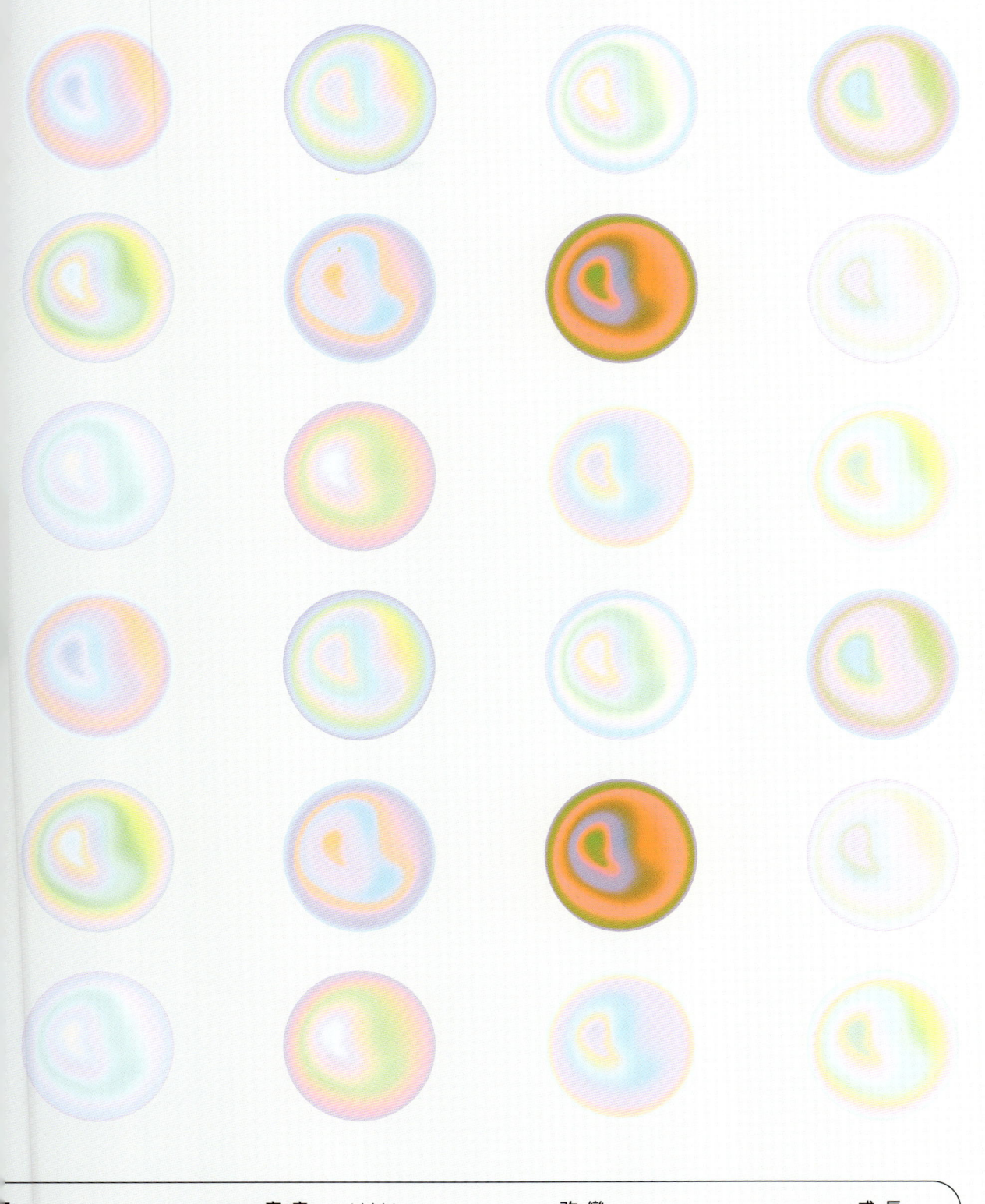

療癒 改變 成長 149

你 有 時間

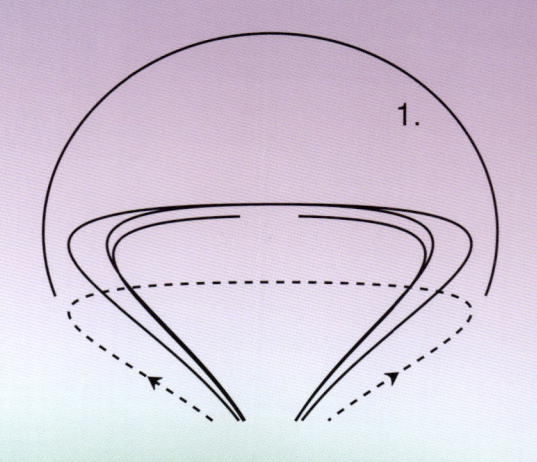

1.

花兒需要時間才能綻放

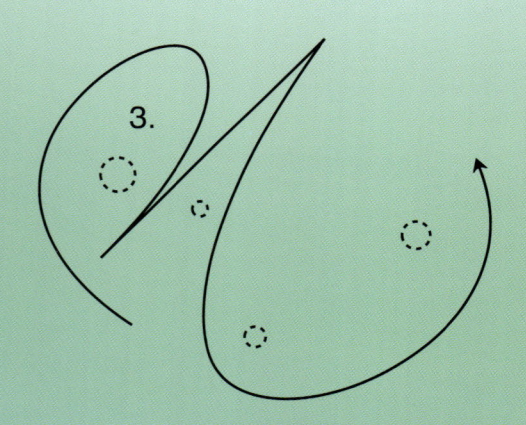

3.

你的道路是獨一無二的

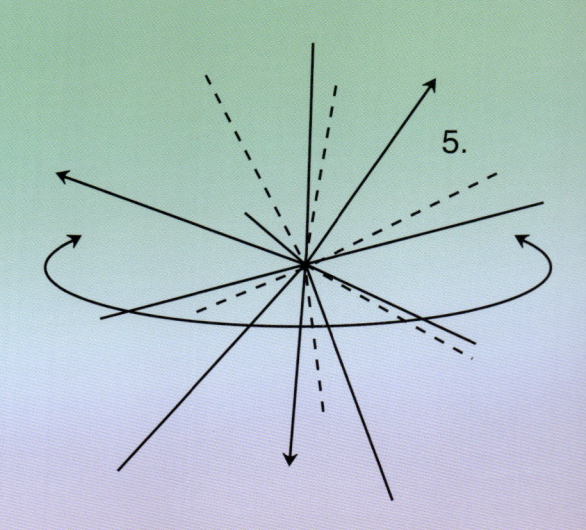

5.

到最後，一切都會好起來的

2.

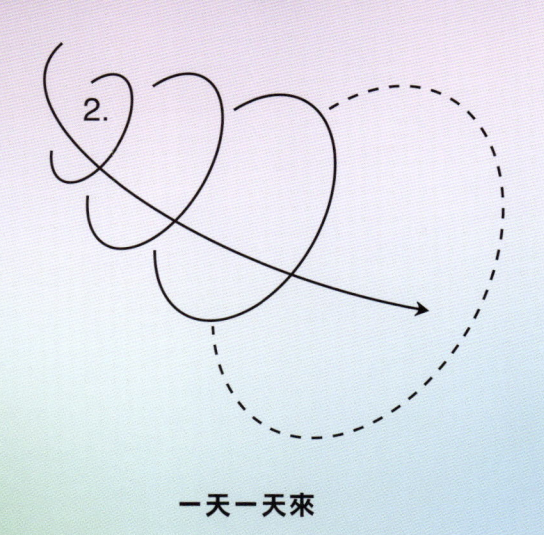

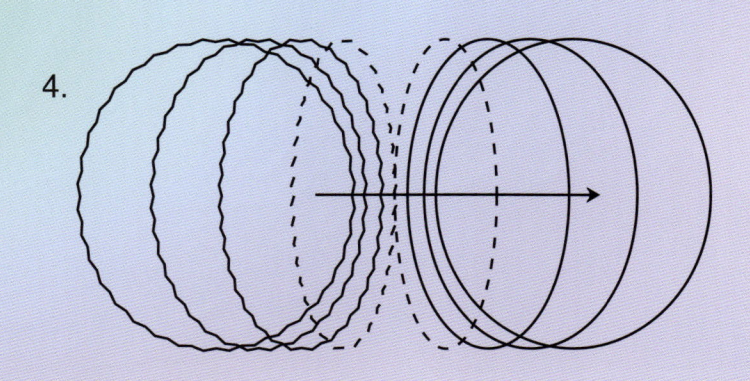

一天一天來

4.

用正面的想法取代負面的想法

151

吸進來……

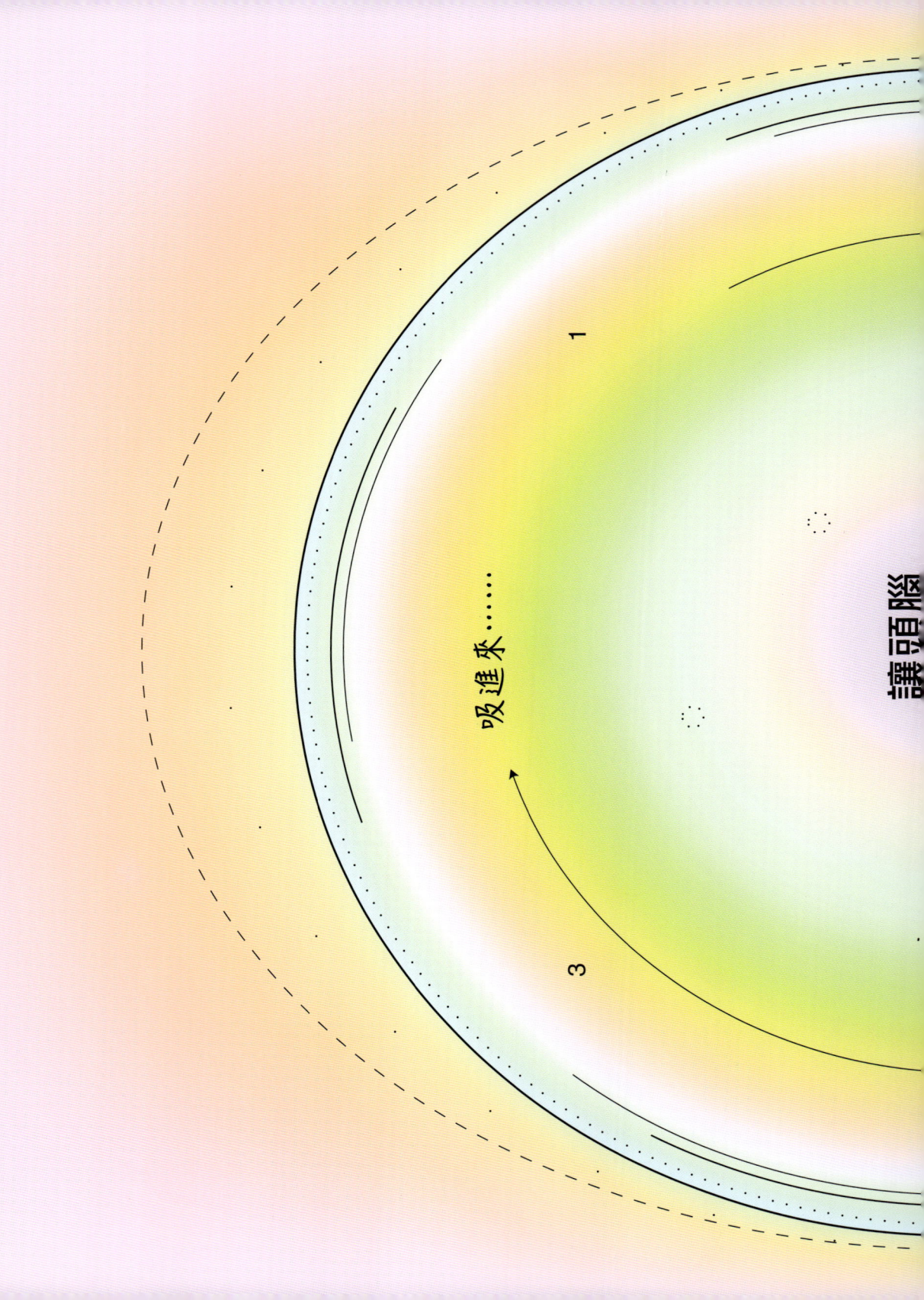

讓頭腦

1

3

冷静下来

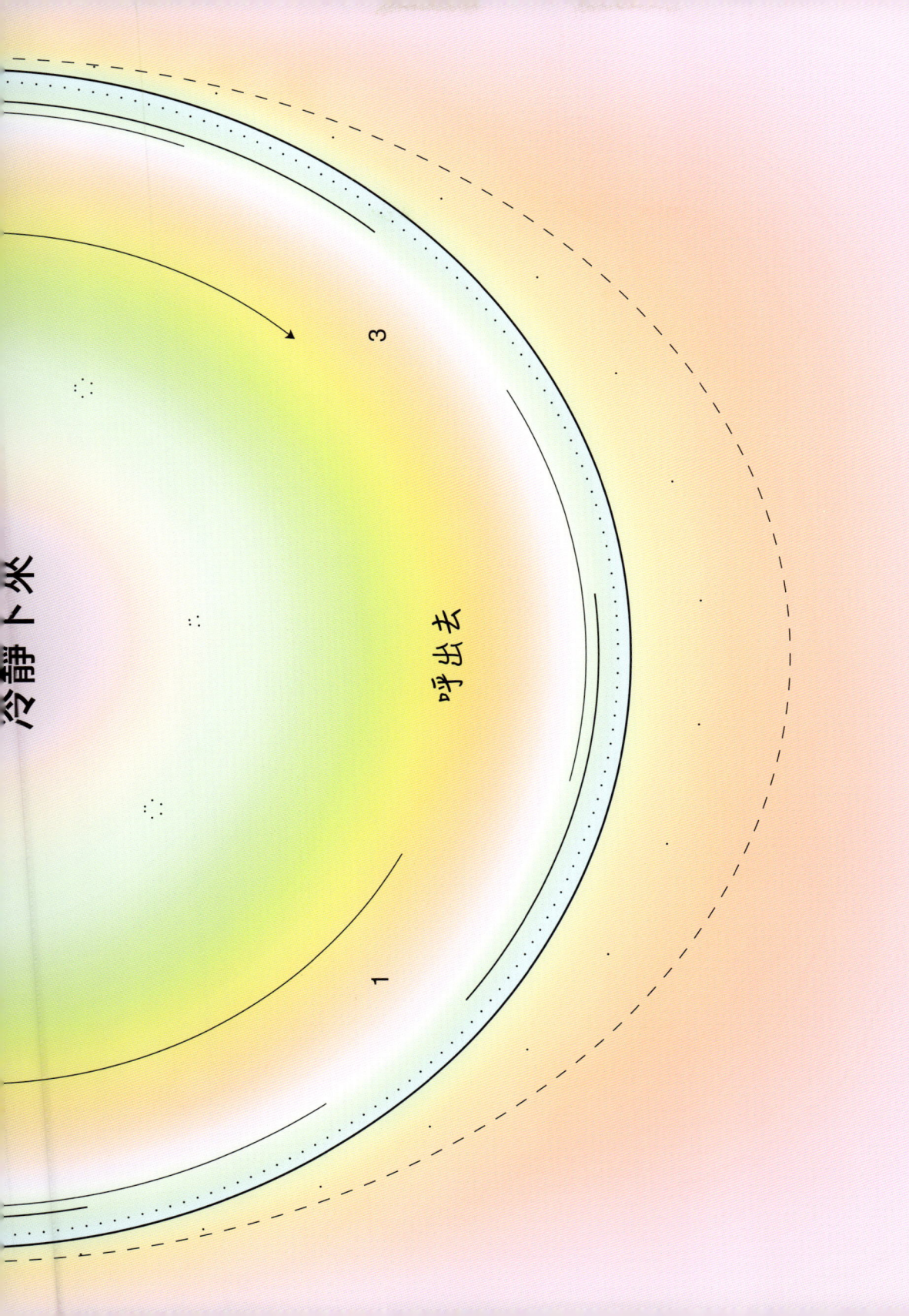

呼出去

1

3

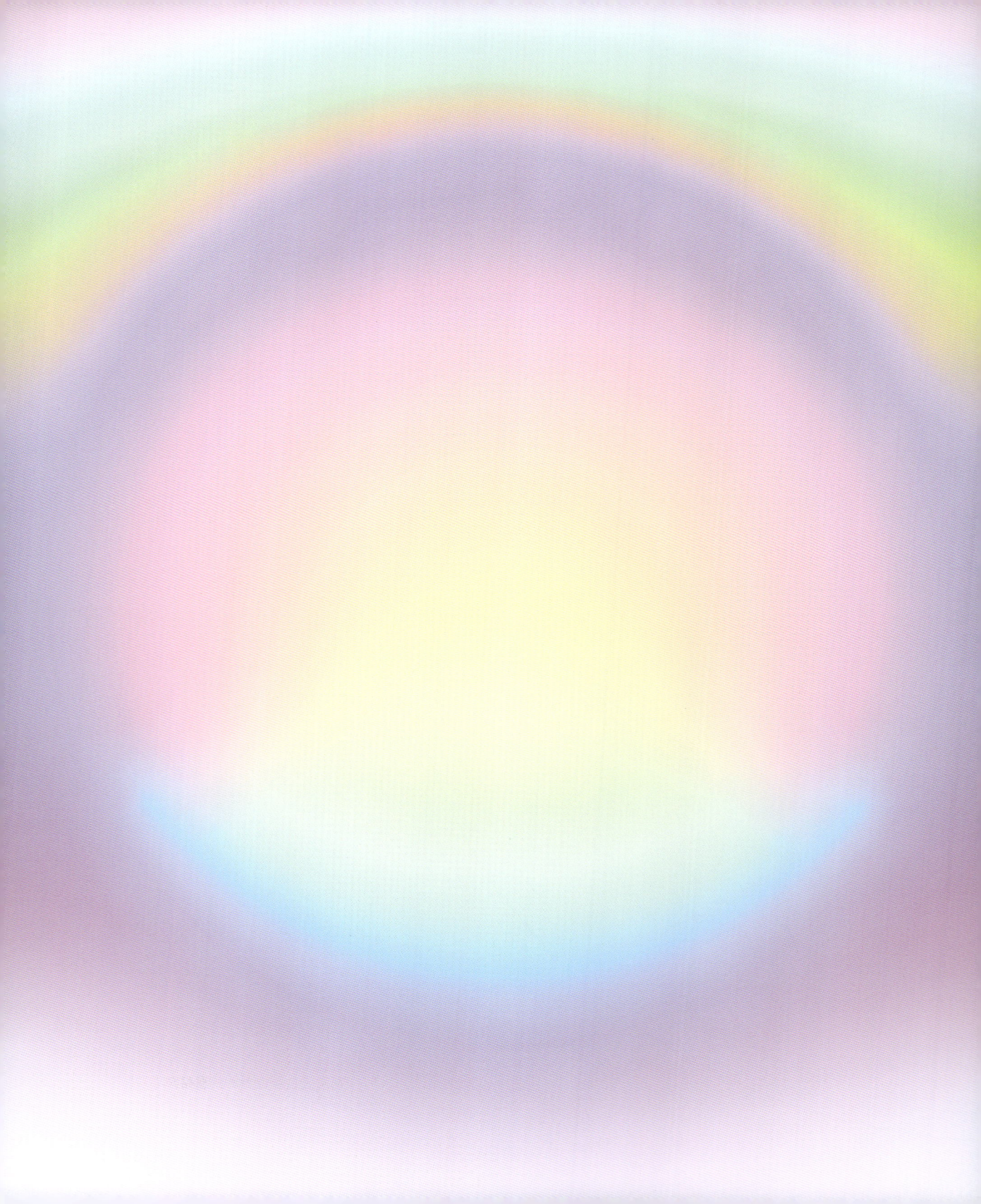

以呼吸迎接新的一天

泡一杯你最喜歡的飲料，
然後在戶外坐幾分鐘

每日的清晨練習

看著天空顏色的變化，
聆聽鳥兒的聲音

花時間看著世界的生意盎然，
並全然臨在

寵愛自己就是

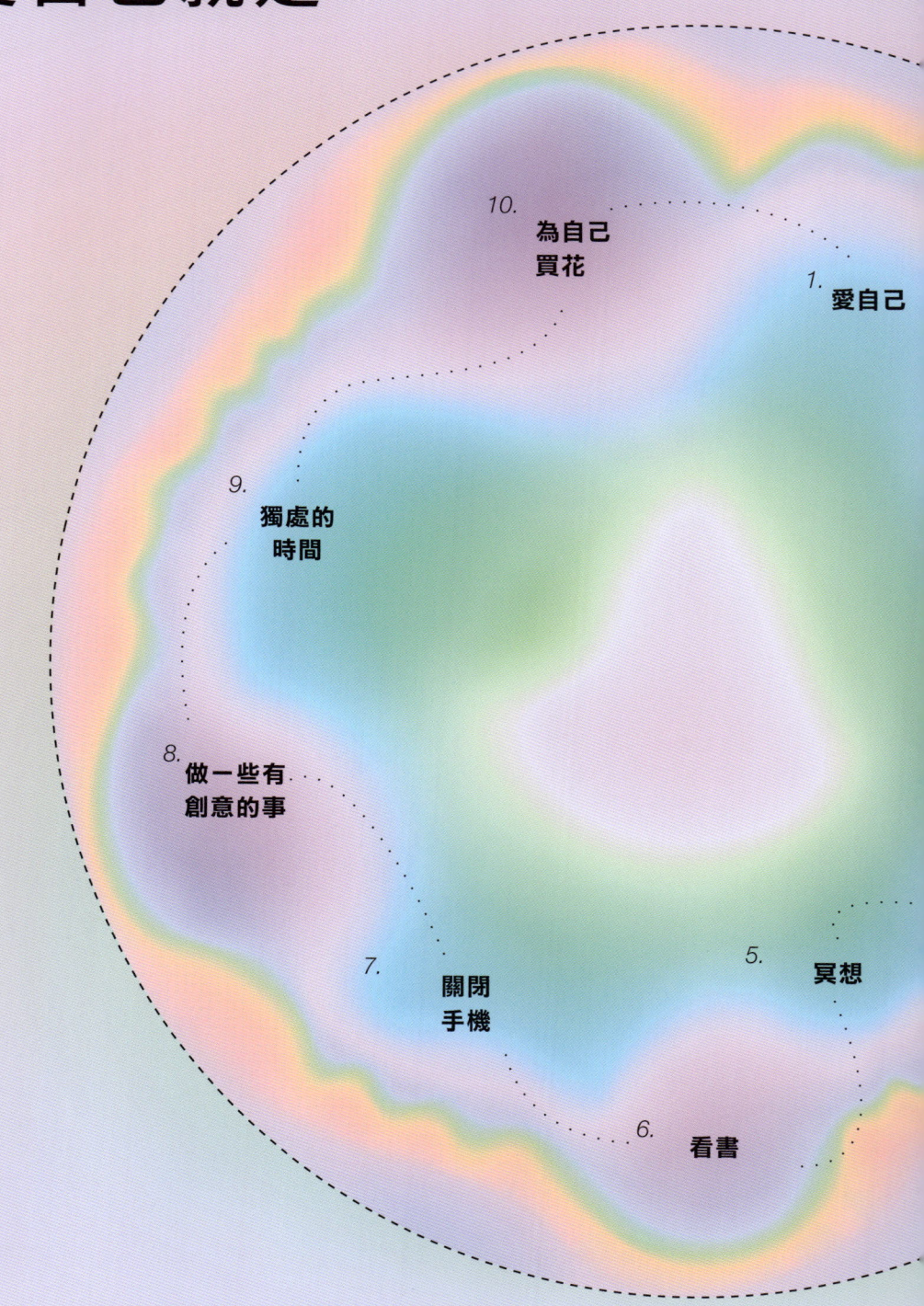

10. 為自己買花

1. 愛自己

9. 獨處的時間

8. 做一些有創意的事

7. 關閉手機

5. 冥想

6. 看書

2. 洗個澡

3. 點根蠟燭

4. 喝杯茶或咖啡

堅持你
真正的
力量

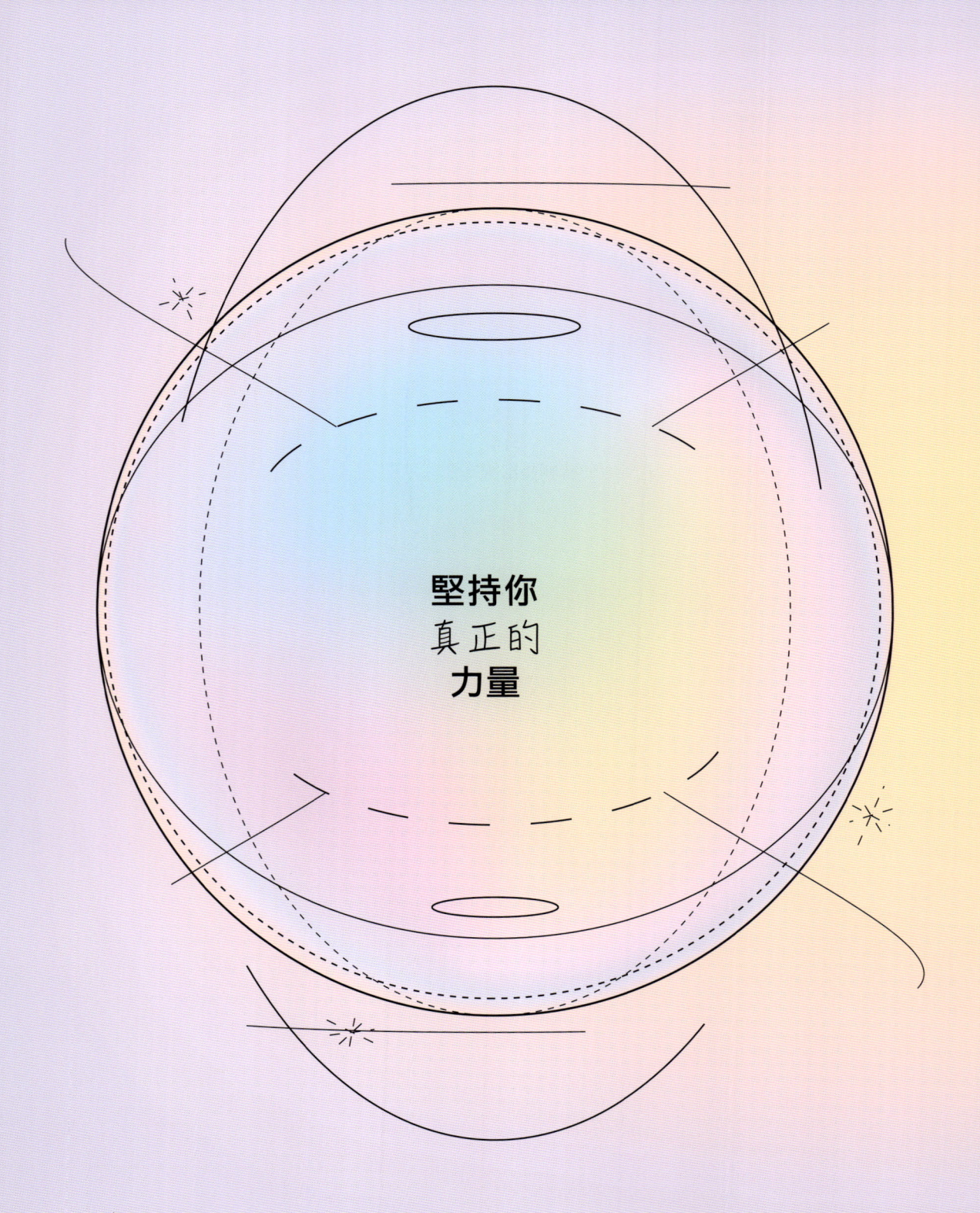

**讓自己接地氣
並找到穩定感**

1. 找個舒服的地方站著或坐著，
   雙腳著地，想像自己是一棵樹

2. 專注在你的雙腳，並覺知它們的感覺

3. 觀想你的雙腳長出根並進入地下，
   將你牢牢地固定住

4. 感受根部深入大地的感覺

5. 輕輕地將你的注意力向上移動到你的身體，
   想像你的腿和軀幹是堅固而穩定的樹幹

6. 做三次深呼吸；
   感覺你的根扎得很深而且很穩定

7. 在一天中，保持這種穩定性的感覺

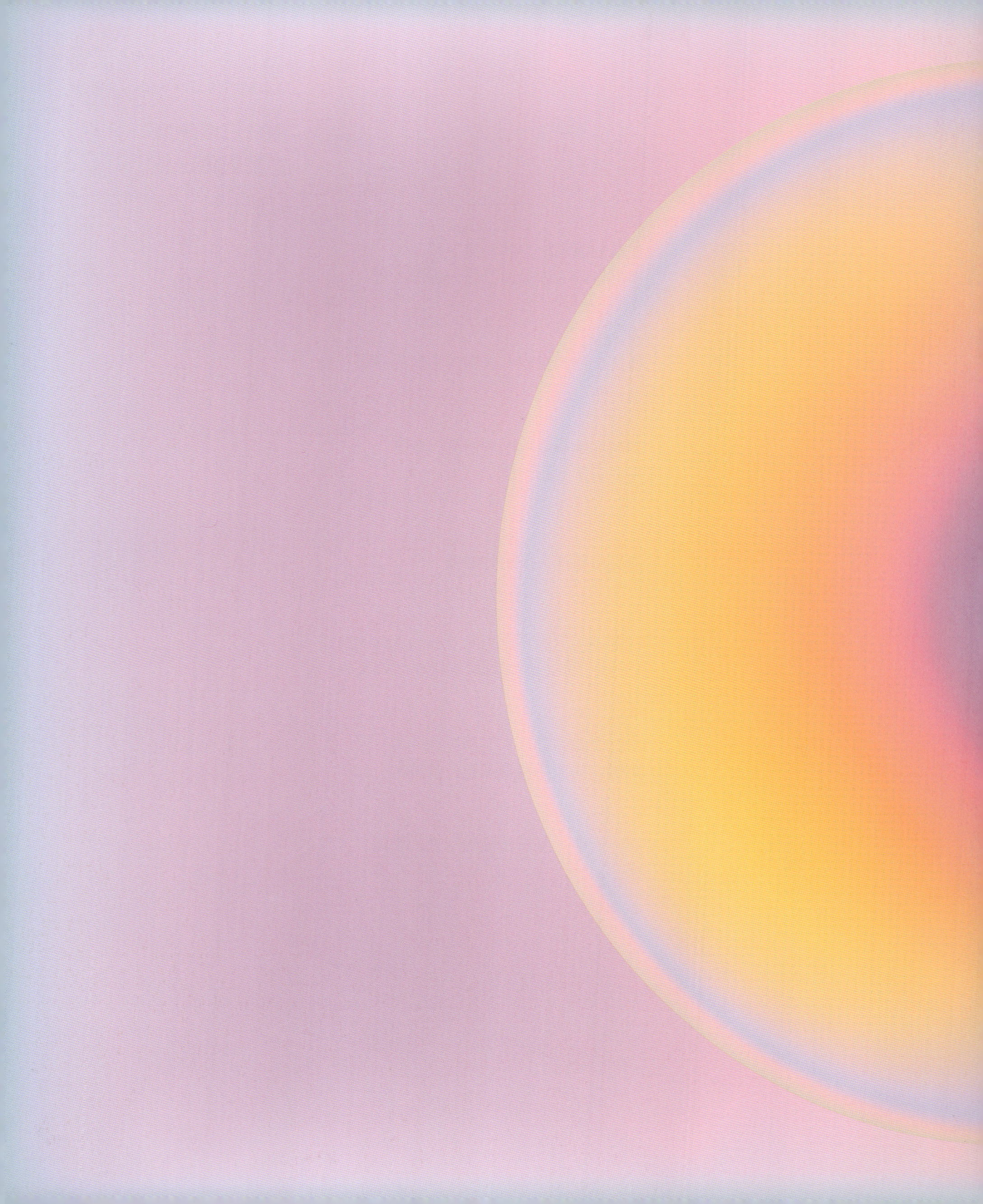

我們都在揭露、發現、
了解同樣真理的
相同旅程中。

1. 印出你感激的人／時刻的照片

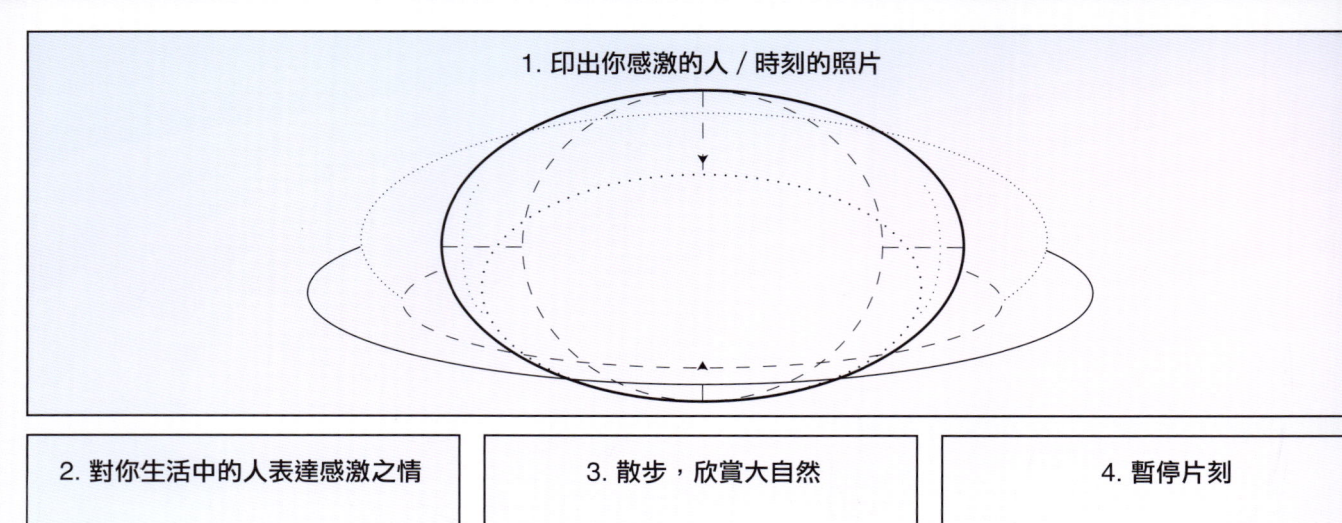

2. 對你生活中的人表達感激之情

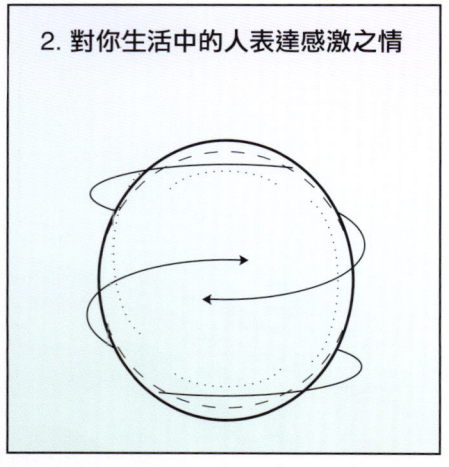

3. 散步，欣賞大自然

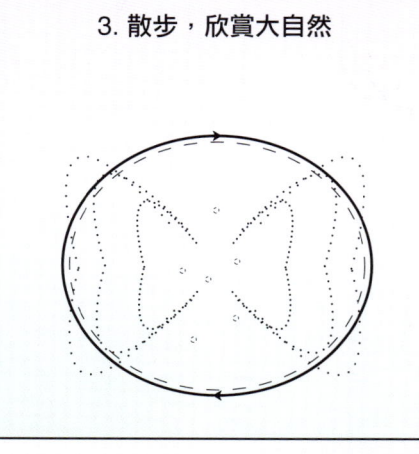

4. 暫停片刻

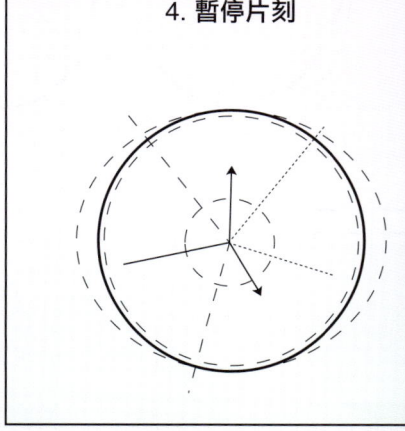

5. 感謝你的更高源頭，例如宇宙、上帝、自然、守護天使

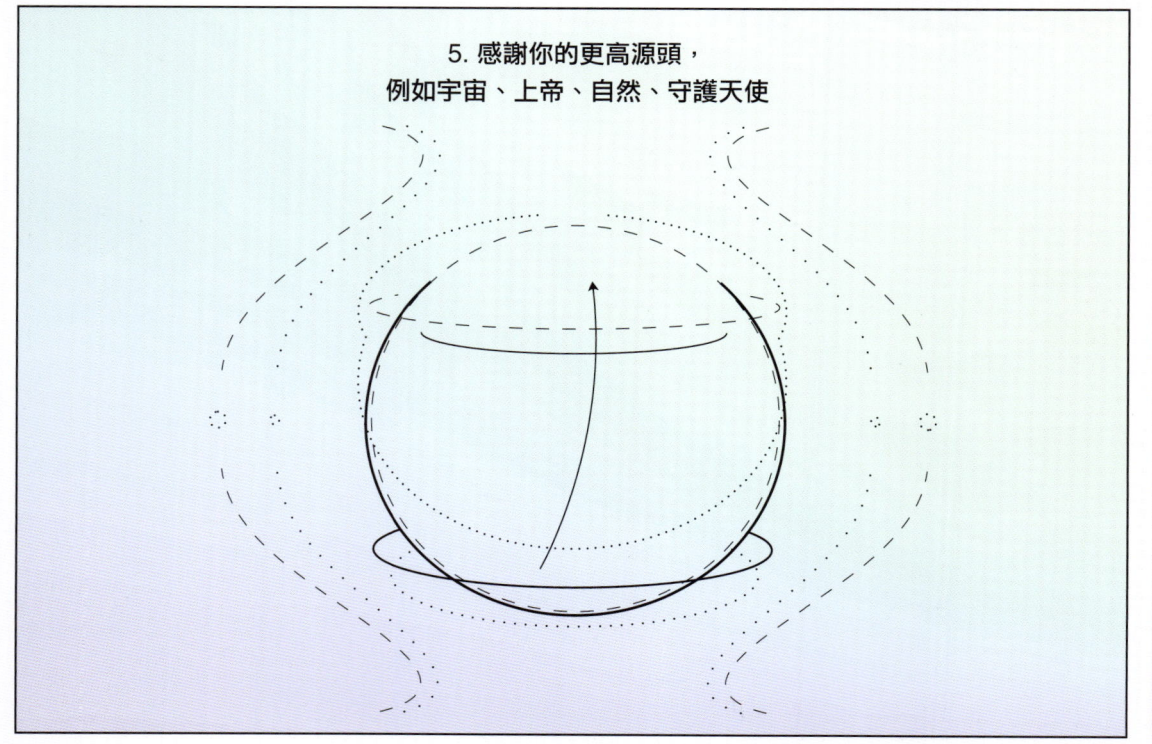

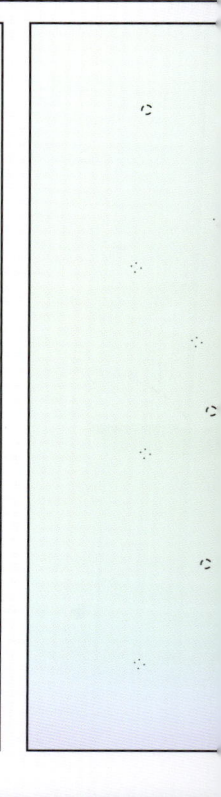

6. 寫感恩日記

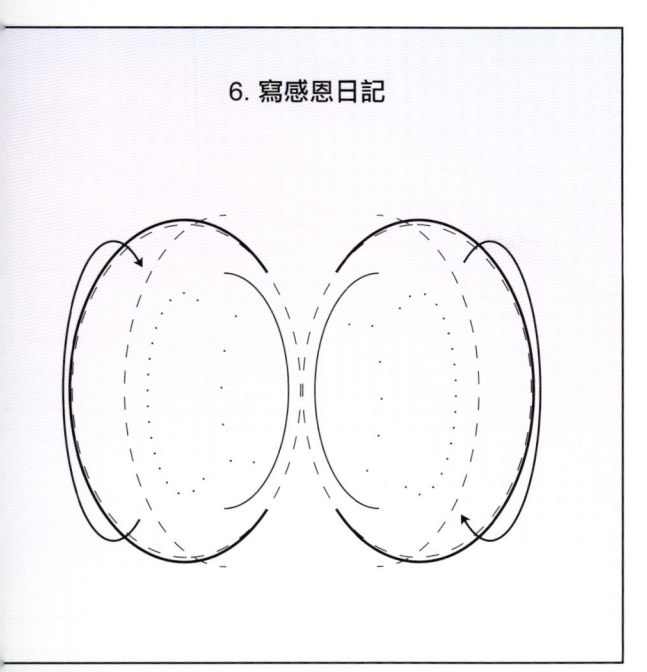

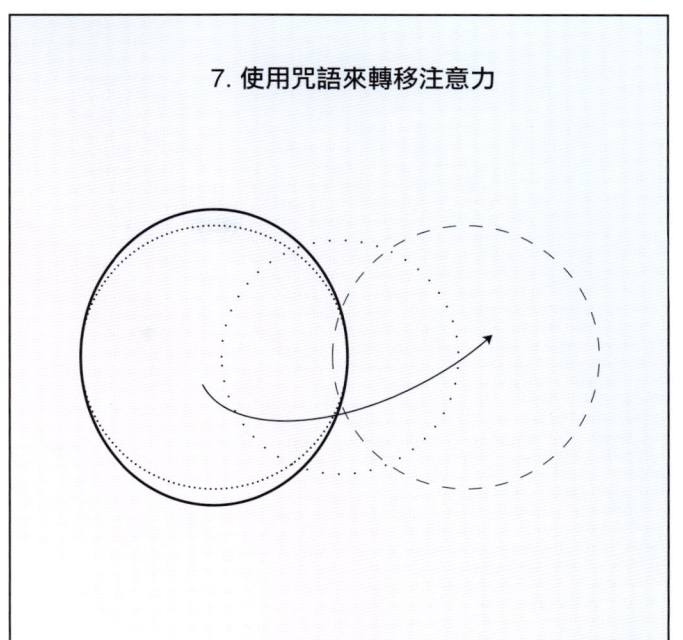

7. 使用咒語來轉移注意力

感恩的實際作法

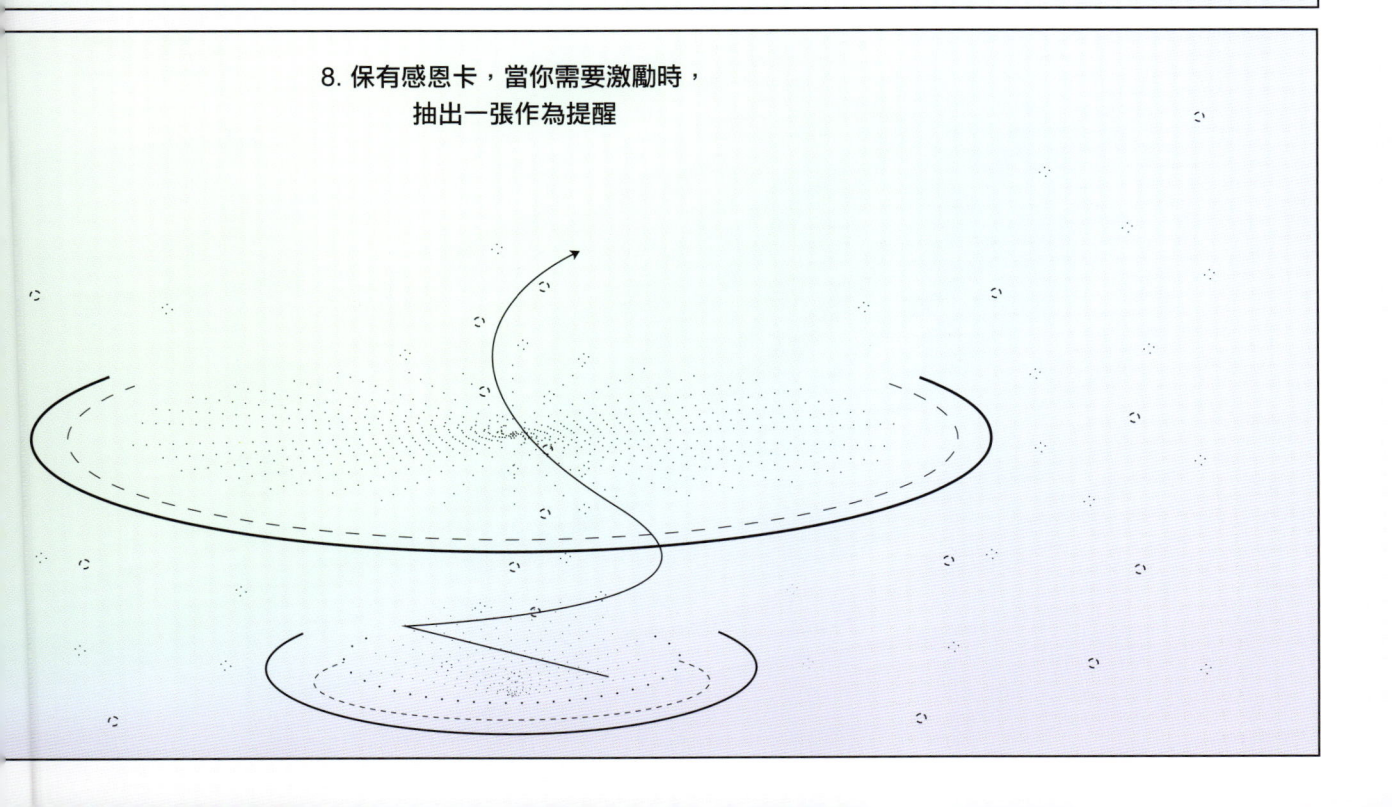

8. 保有感恩卡，當你需要激勵時，抽出一張作為提醒

善待
自己

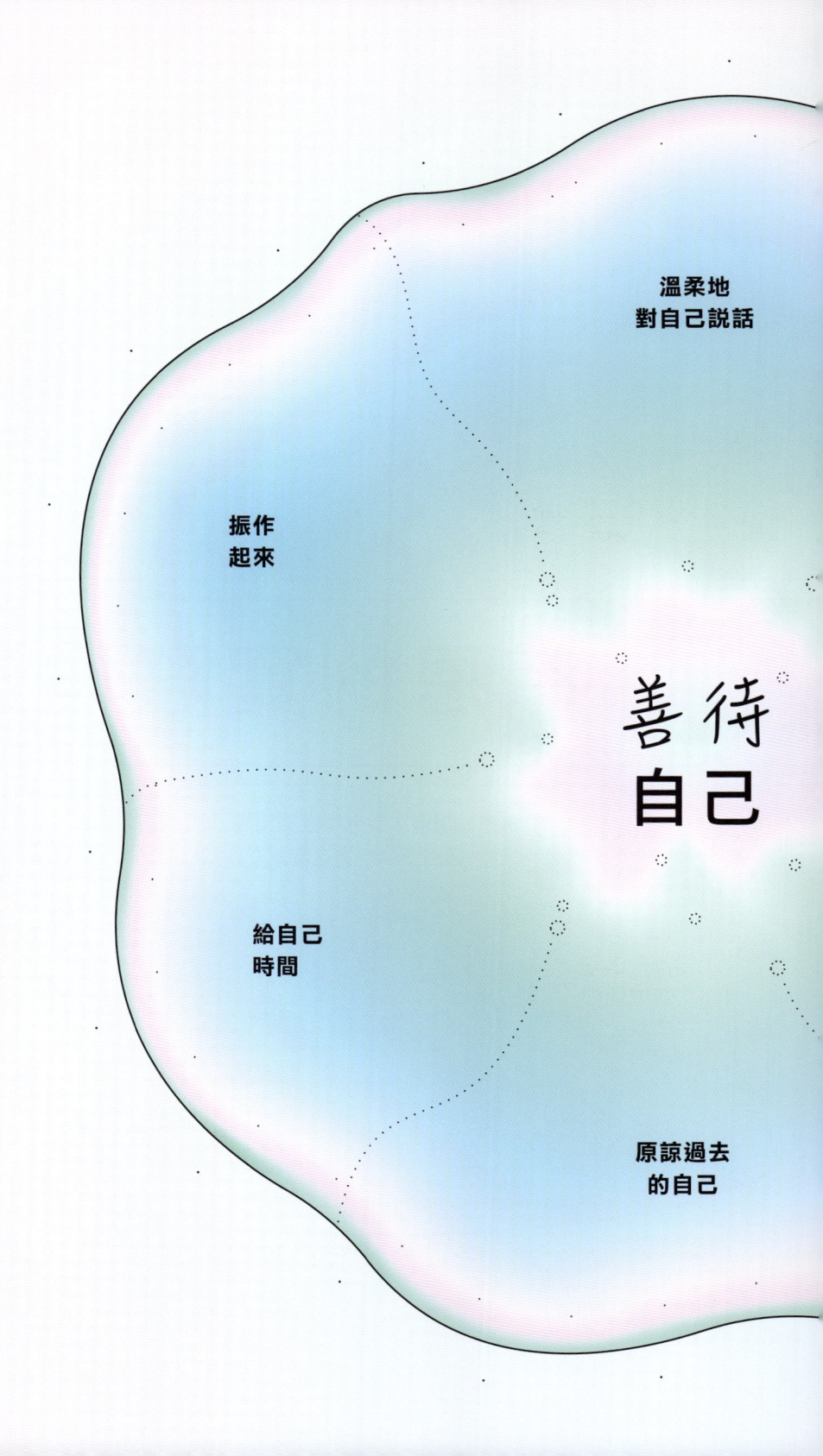

溫柔地
對自己說話

振作
起來

給自己
時間

原諒過去
的自己

為你已經走過的路
　　感到自豪

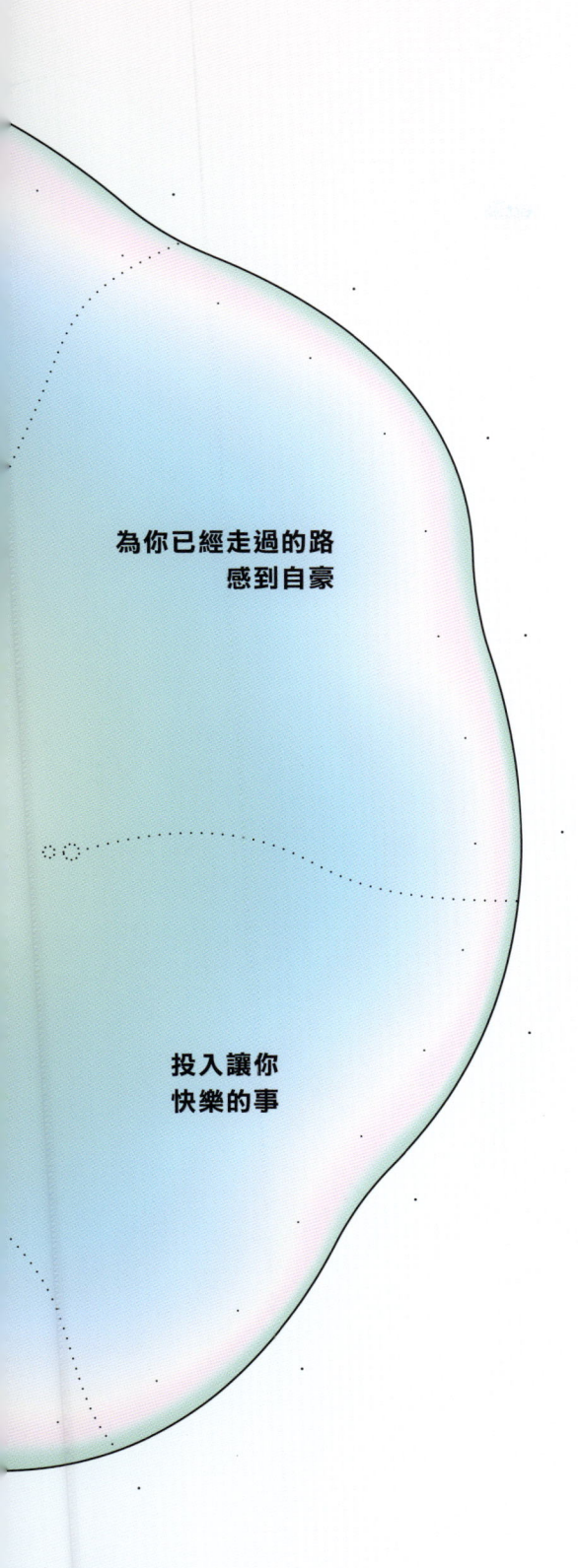

投入讓你
快樂的事

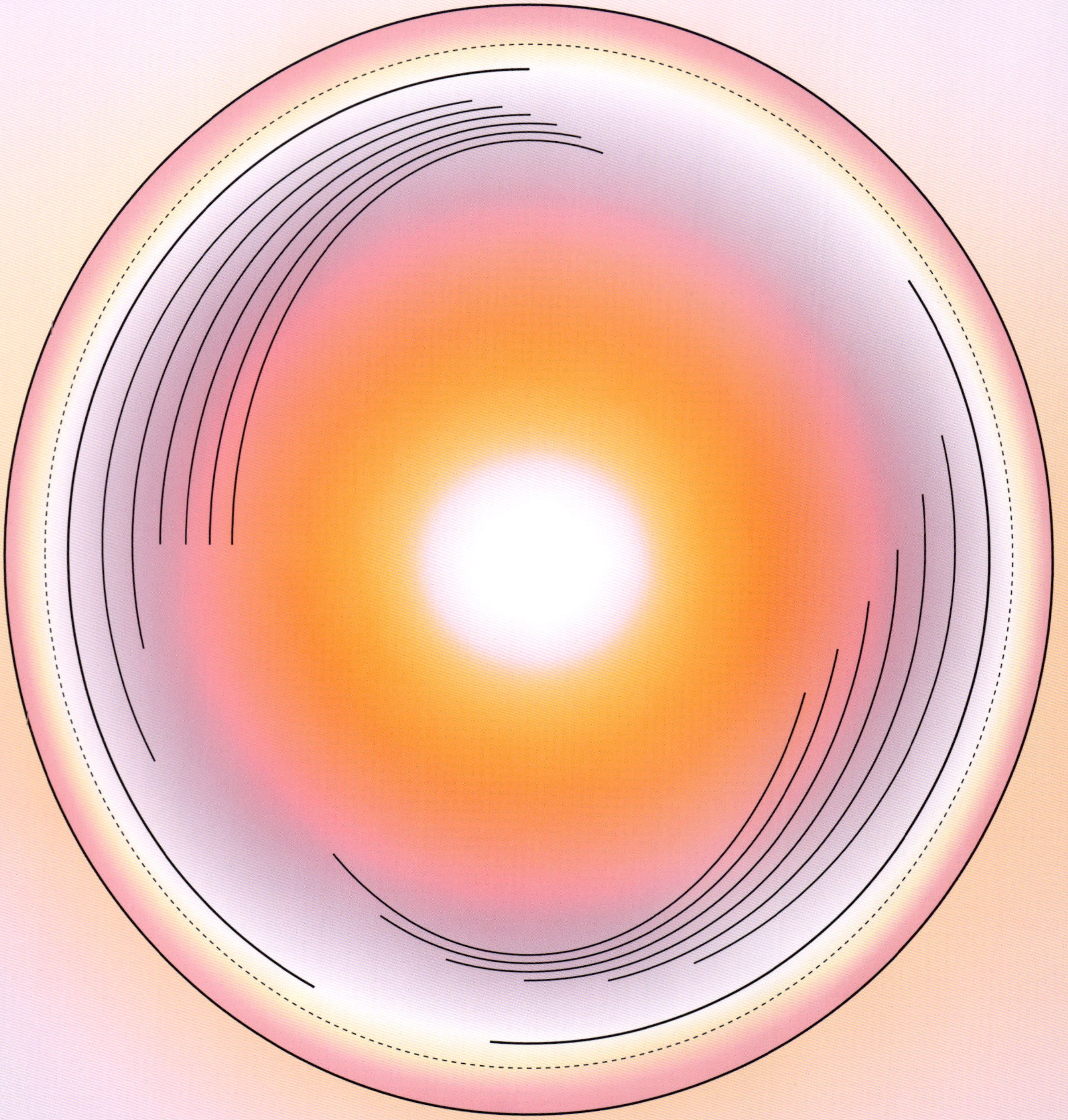

好消息

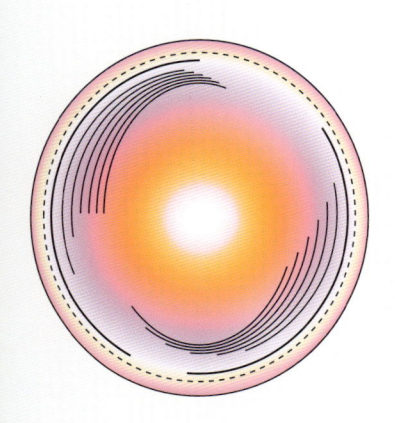

你做得
很好

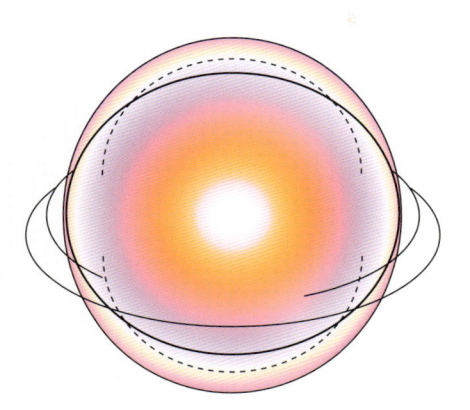

顯化
是真的

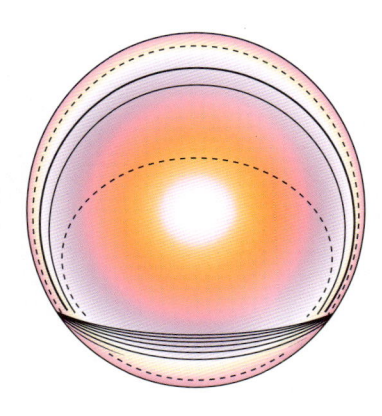

你創造
你的未來

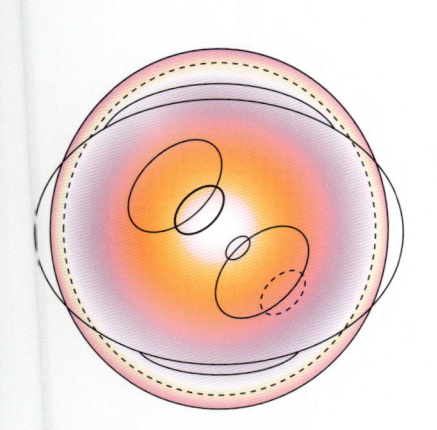

別人的看法
是他們自身的反映

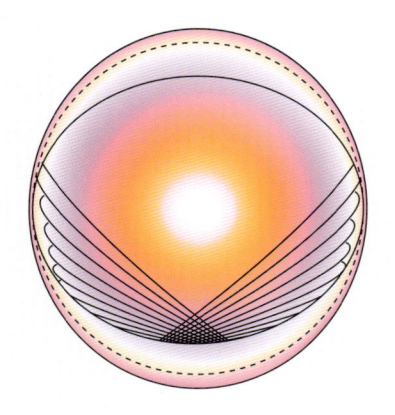

愛永遠
會勝利

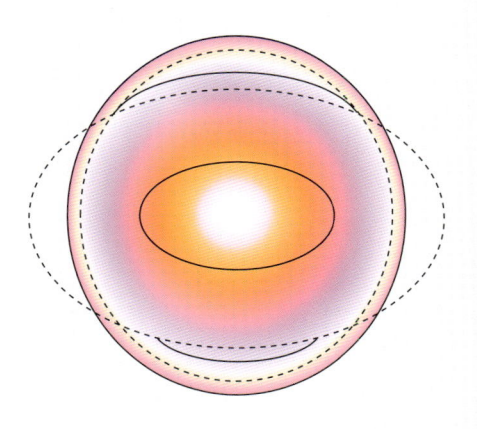

所有的事
最後都會迎刃而解的

1. 成為溫暖的光
2. 成為溫柔的光
3. 成為希望的光
4. 成為善良的光

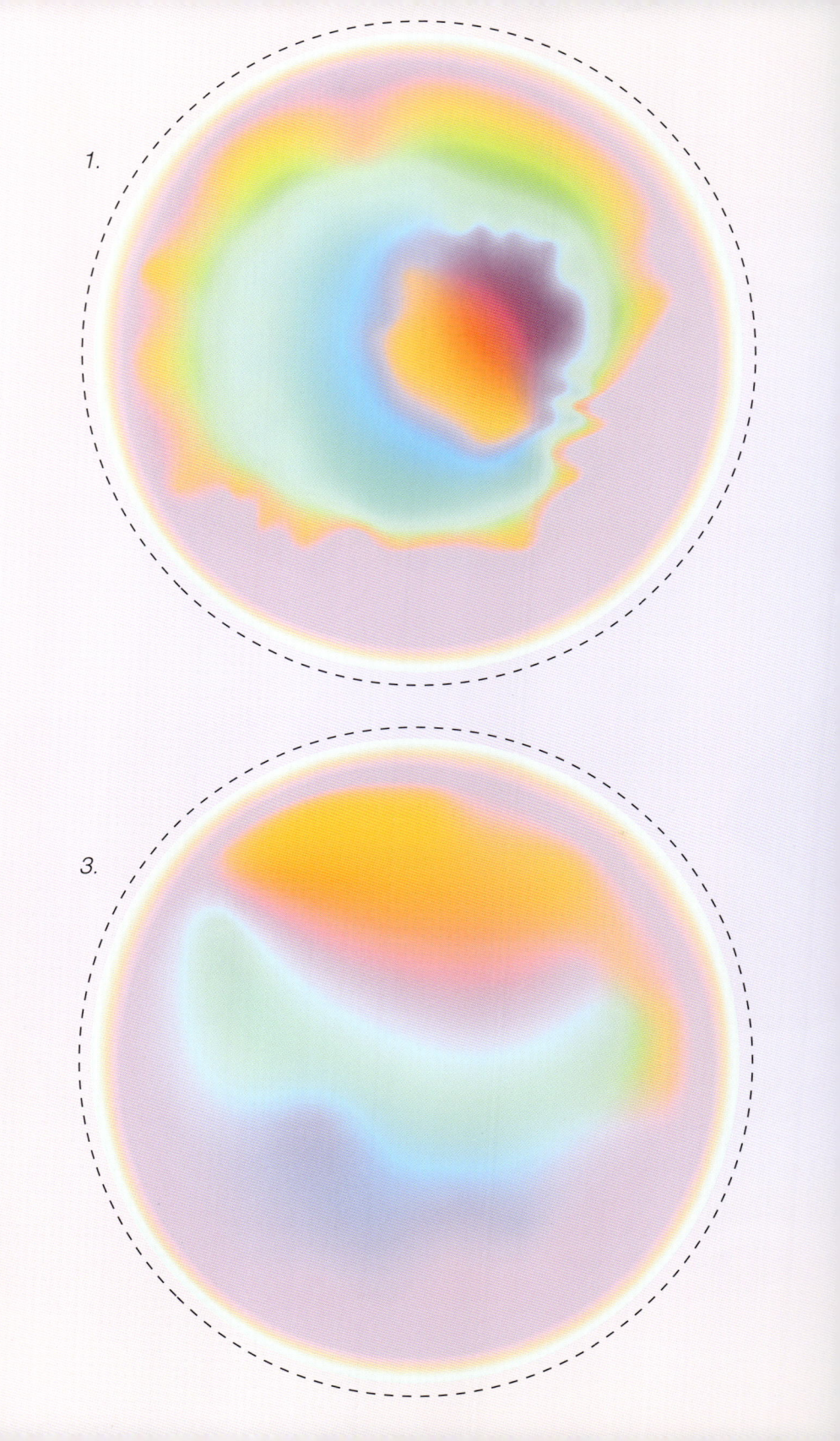

1.

3.

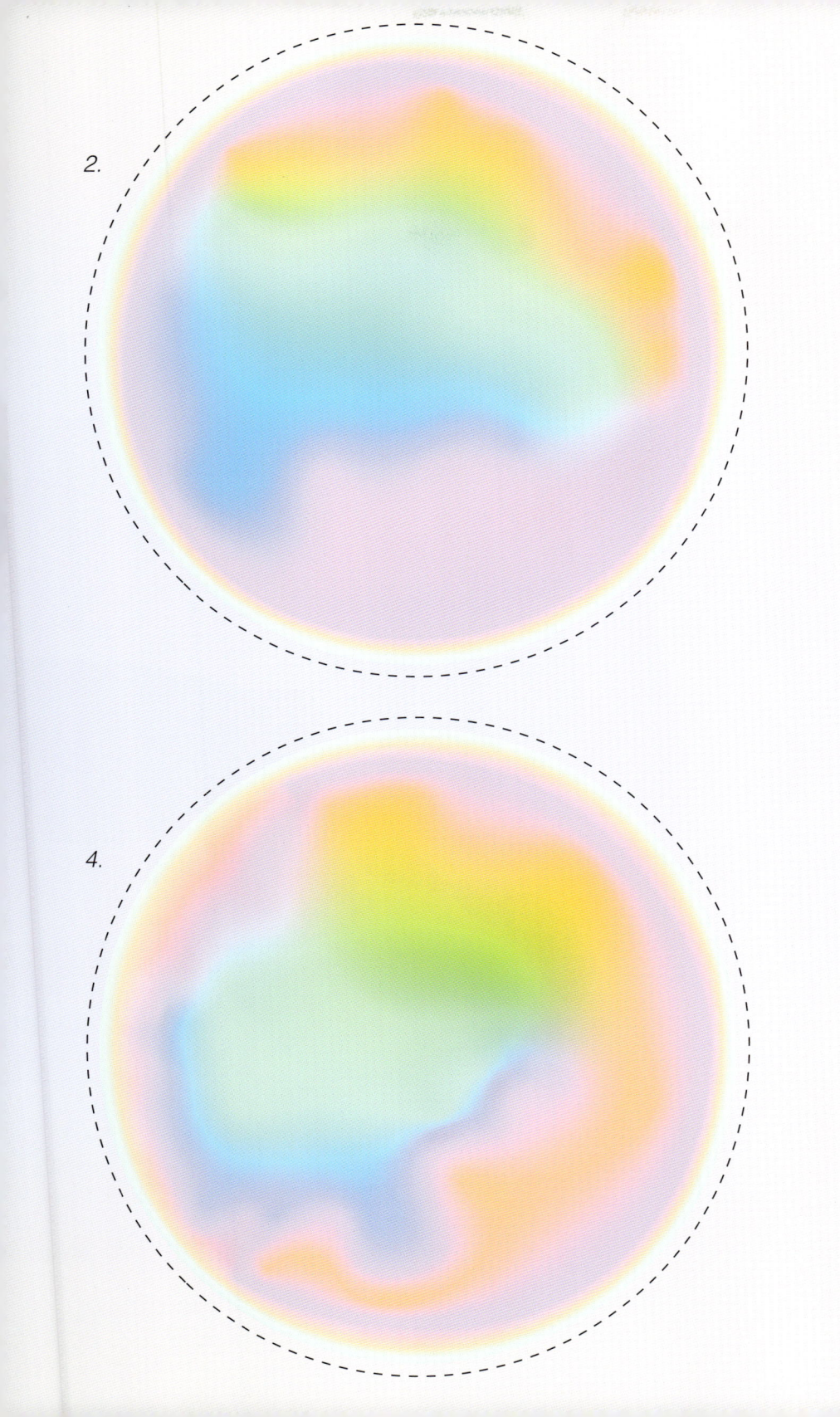

2.

4.

1. 呼吸
2. 感恩

3. 靜下心來

4. 愛今天
　　重複

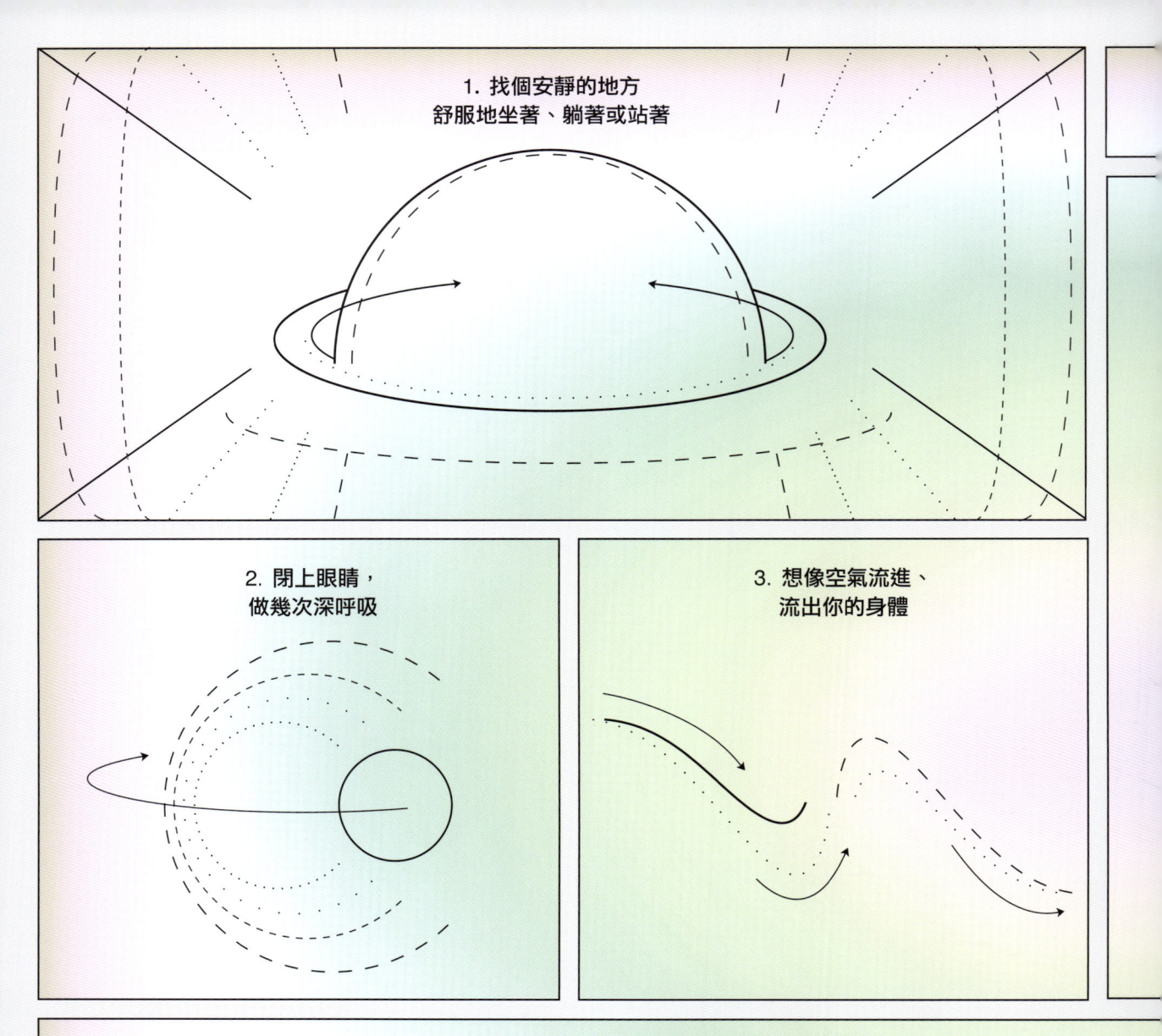

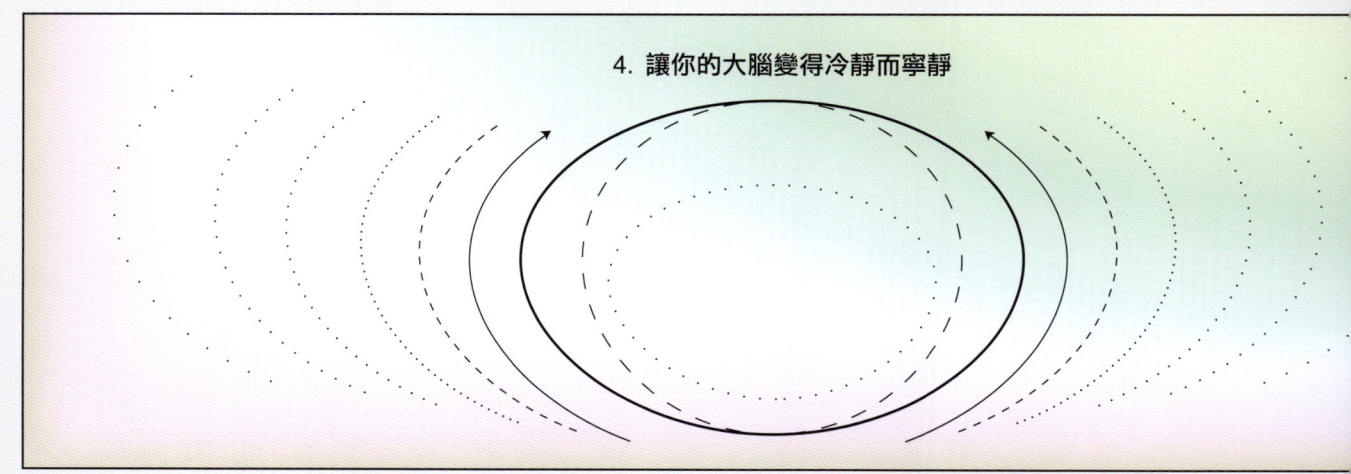

1. 找個安靜的地方
舒服地坐著、躺著或站著

2. 閉上眼睛，
做幾次深呼吸

3. 想像空氣流進、
流出你的身體

4. 讓你的大腦變得冷靜而寧靜

冥想的藝術

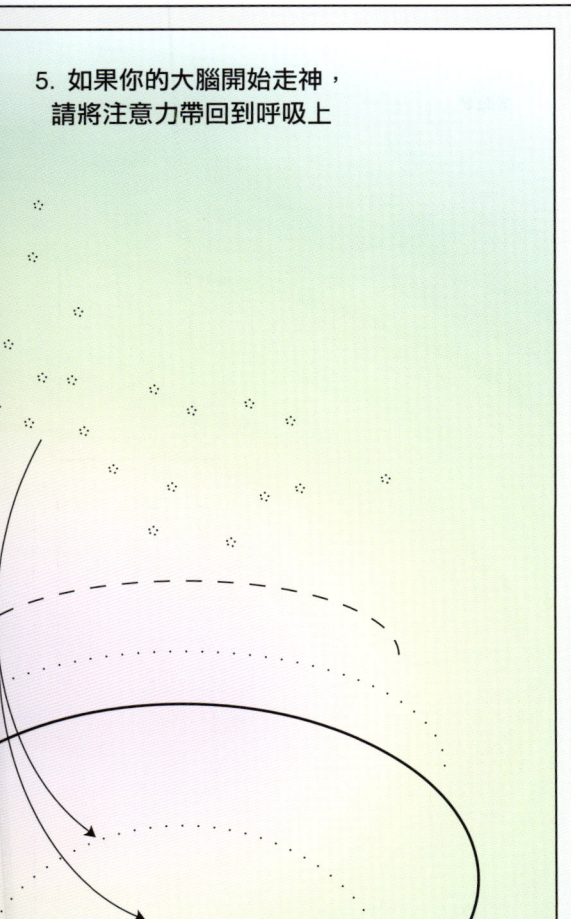

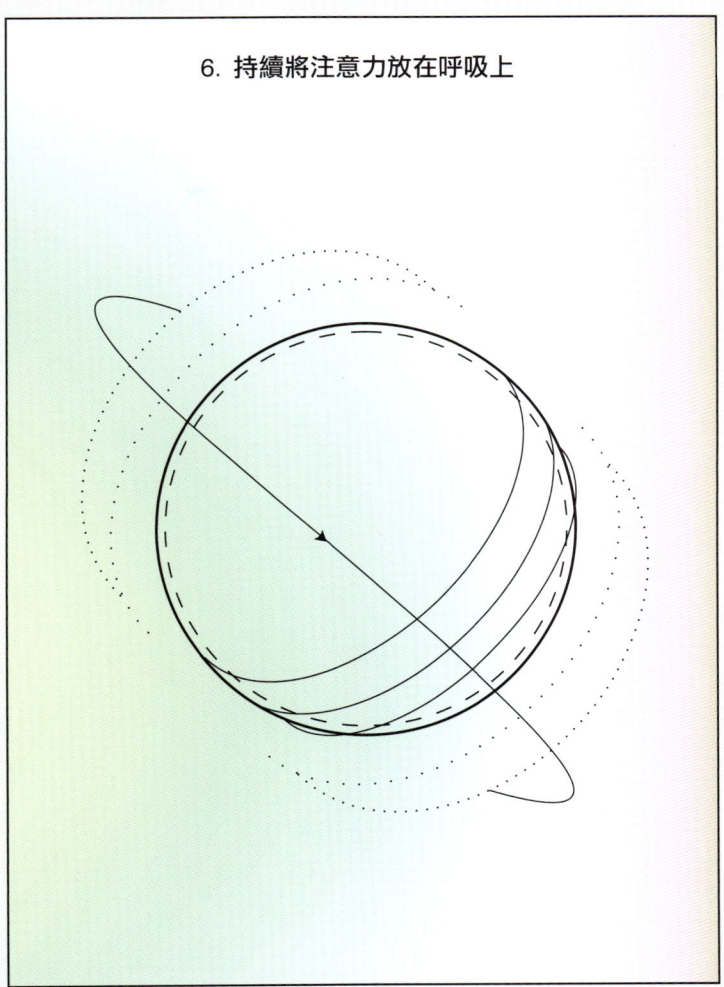

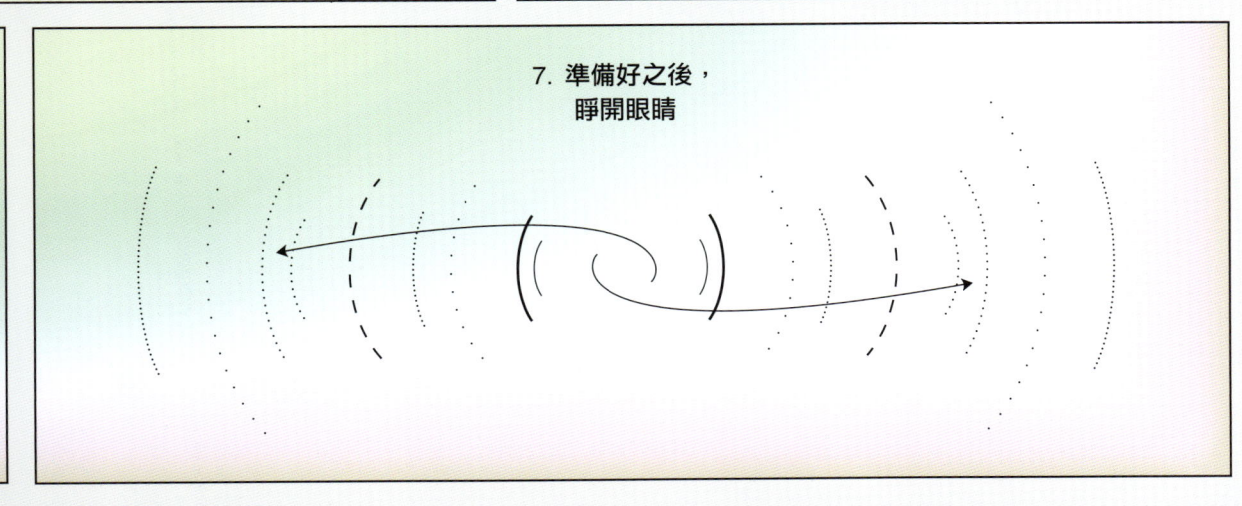

5. 如果你的大腦開始走神，請將注意力帶回到呼吸上

6. 持續將注意力放在呼吸上

7. 準備好之後，睜開眼睛

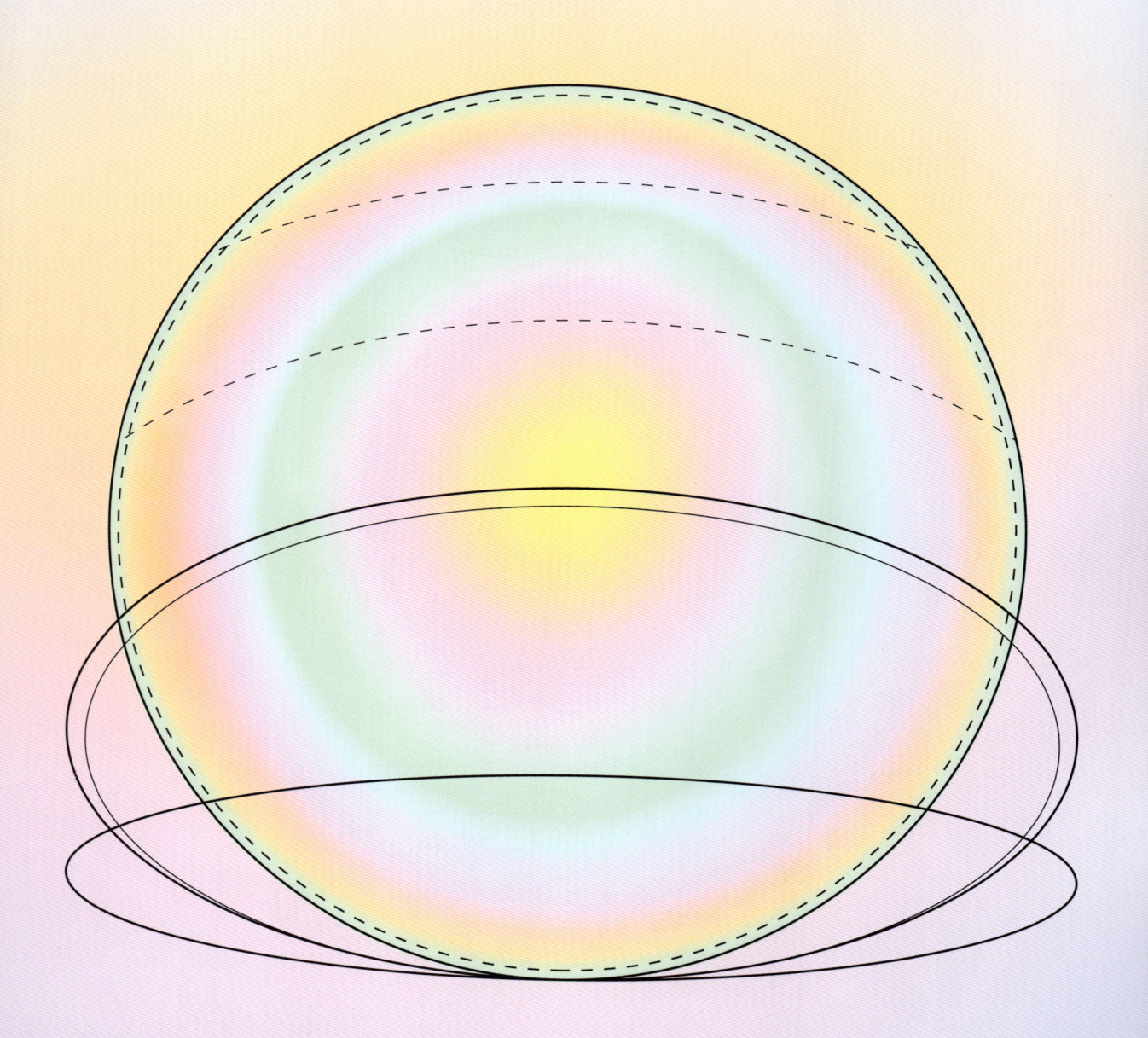

| 向別人
展示你的愛 | 把笑容
掛在臉上 | 點亮
他們的心 |

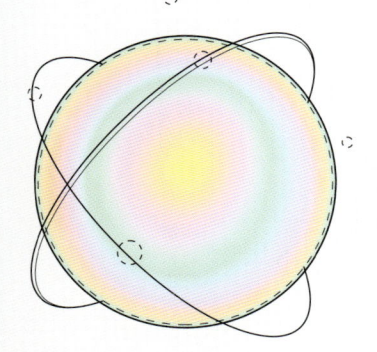

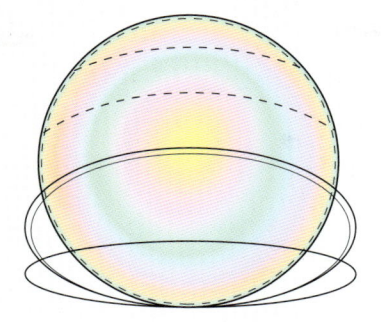

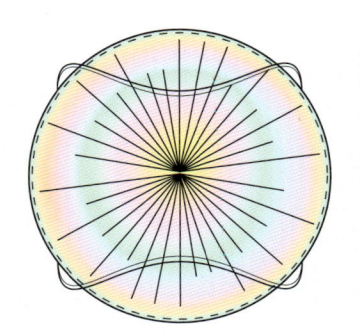

善意
改變一切

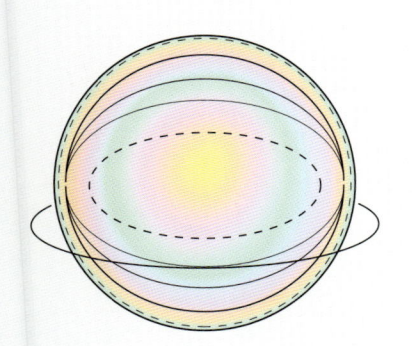

| 照亮某人
今天的一天 | 用你的天賦
傳播光明 | 每一個小舉動
都很重要 |

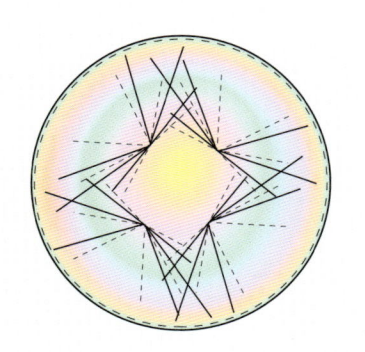

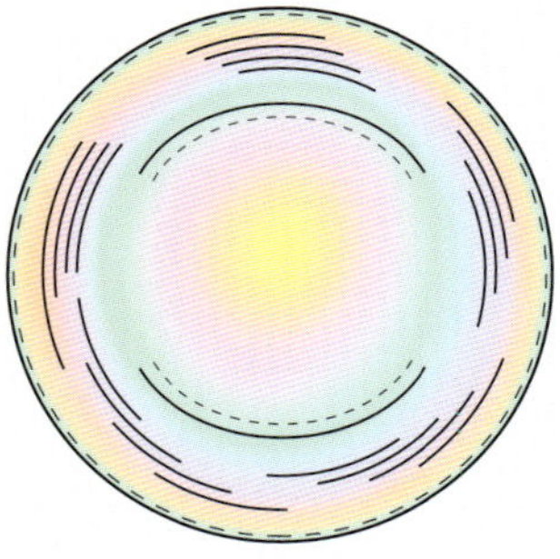

Chapter 5
Hope
希望

最後，我們的旅程軌跡很簡單。我們看。我們感覺。我們改變。我們成長。

隨著我們的成長，我們得到了幫助自己更了解世界和自己的知識。我們對自己和他人更慈悲。我們放棄批判，並擁抱接納。我們體驗到與真實自我一致所帶來的平和與滿足。

當我們從這個清晰的角度對待生活時，我們可以看到世界充滿希望和光明。當我們懷抱希望時——當我們為自己和他人祈求美好的事物時——我們就會把心敞開，迎接一種可能性的感覺，而且每一天都更能覺知到我們周圍那股意想不到的力量，包括我們裡面的神奇力量。

我相信，我們從一出生，心中就帶著一道光芒，當我們能夠與那道光連結時，我們就能成為最好的自己。我們的光照亮了周遭人們的生活，讓世界變得更充滿希望、更美麗。

你來這裡是為了經歷一段不可思議的旅程。我知道這不一定是輕鬆的。你可能會有感到失落、不確定或不知所措的時候，但請記住，你內在的光芒始終在你的裡面閃耀。就讓它引領你踏上光明而燦爛的旅程吧！

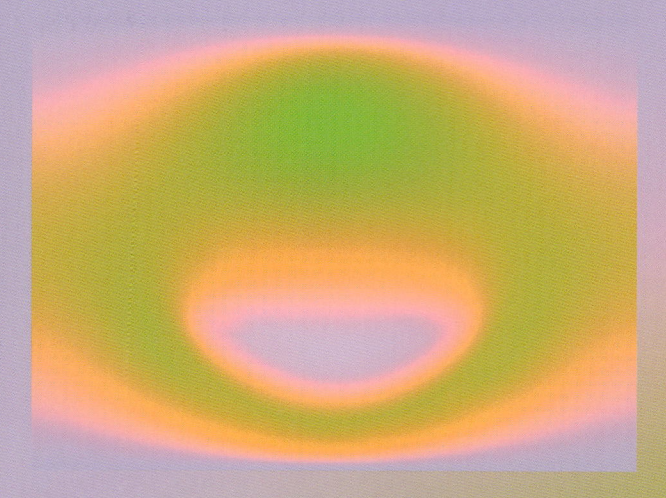

希望是溫柔的耳語

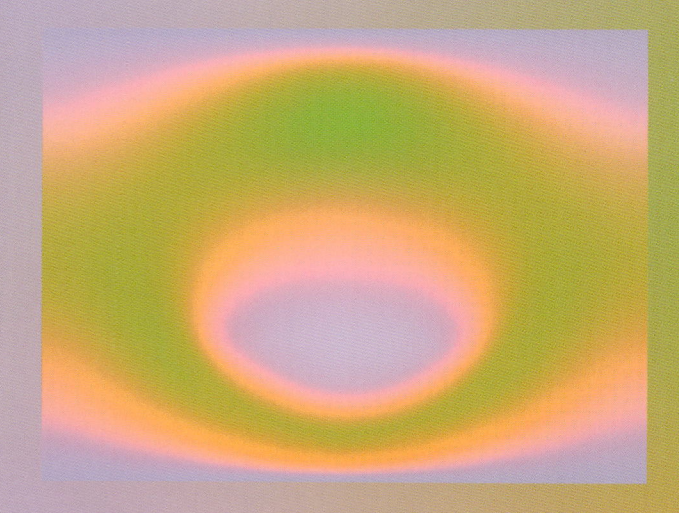

提醒我們要堅持住

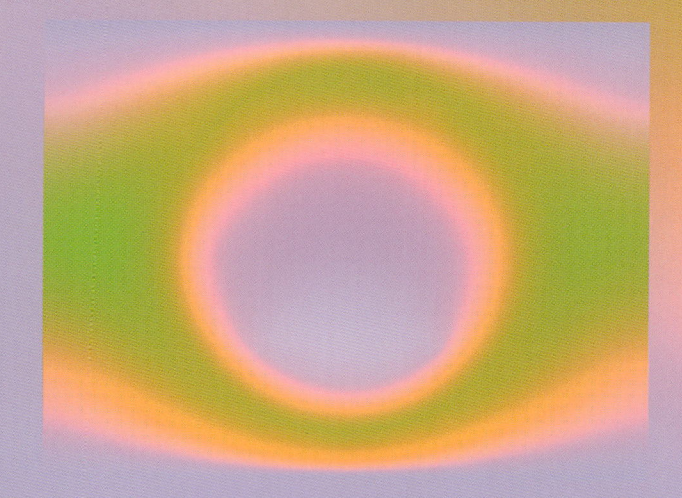

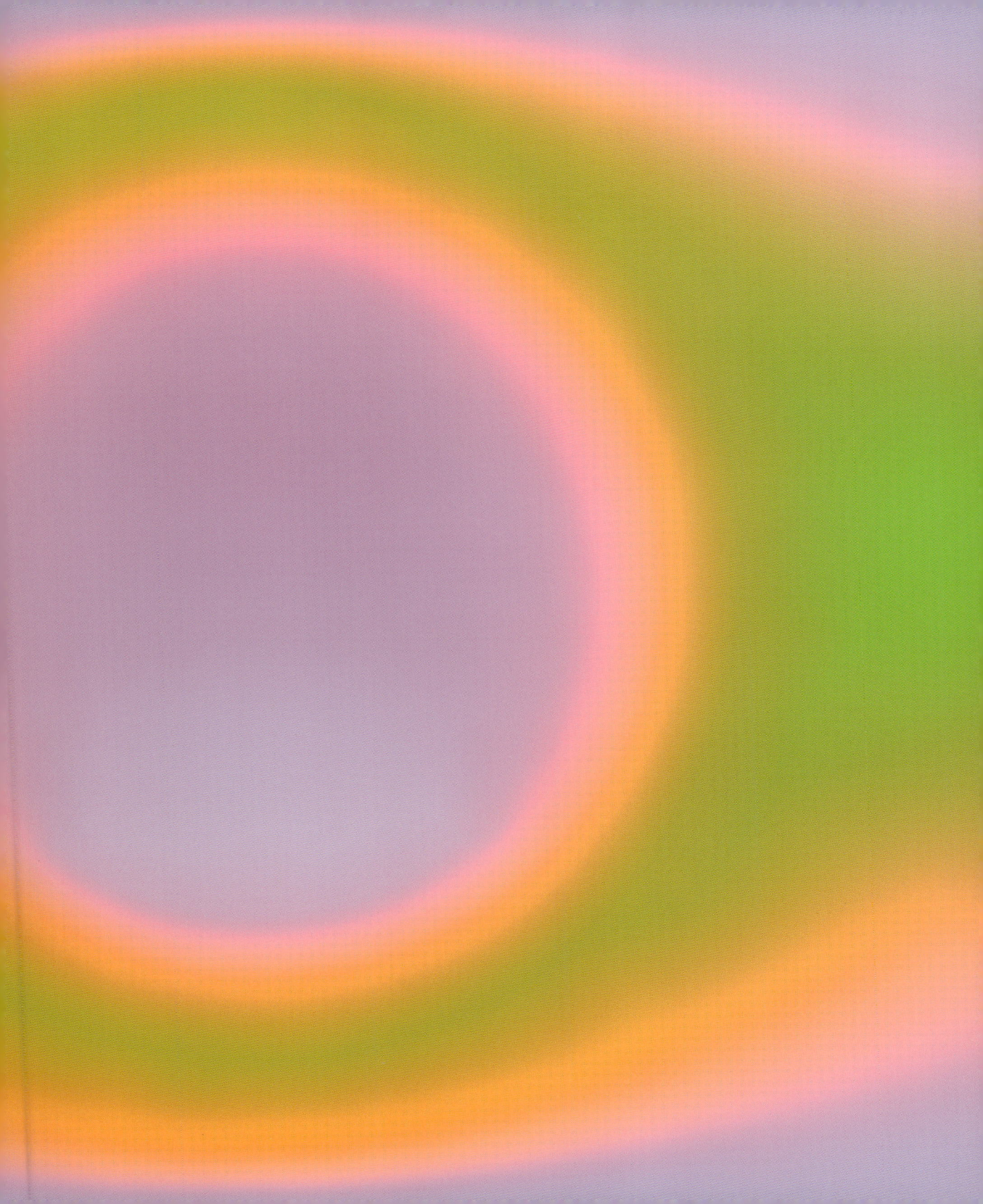

在你裡面的這個空間

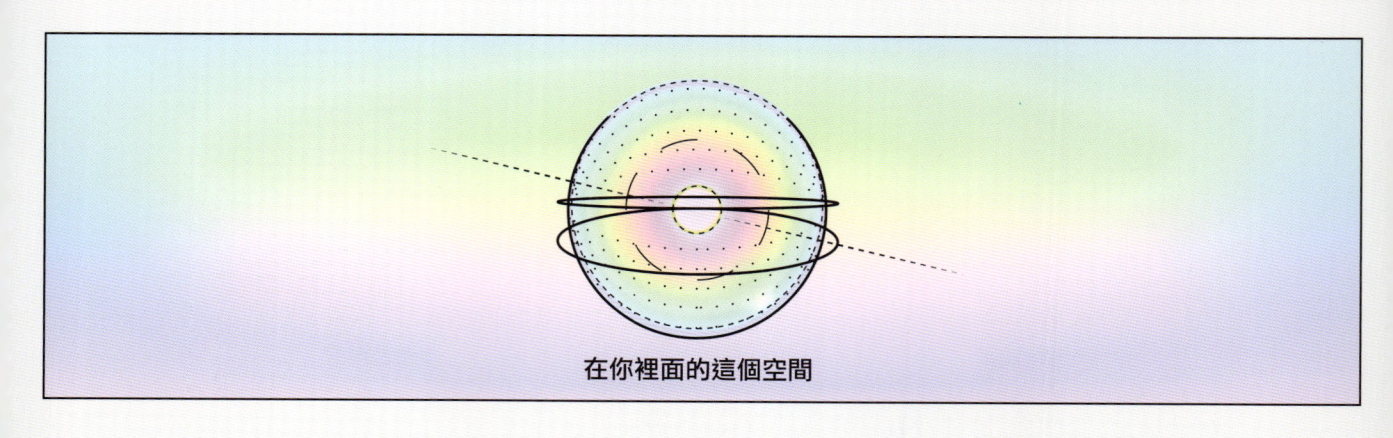

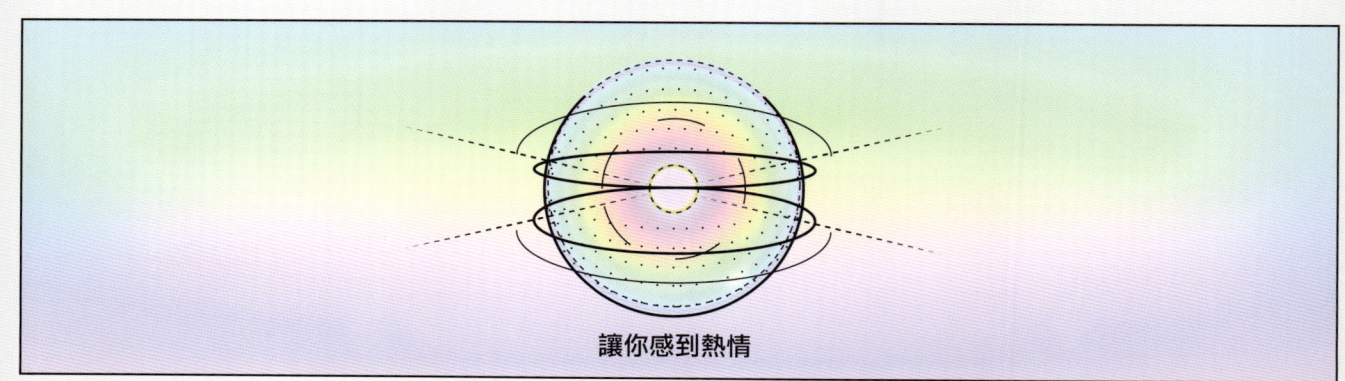

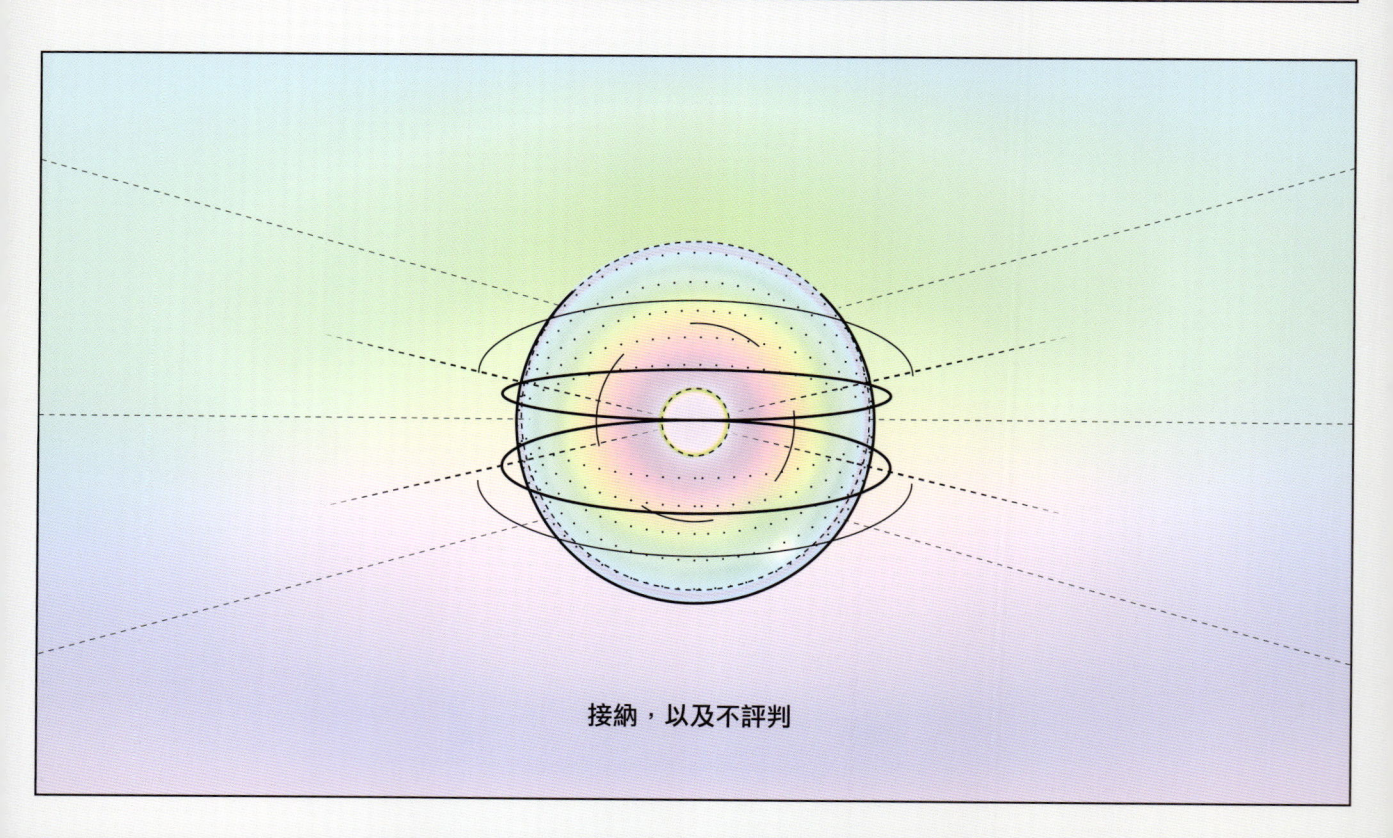

讓你感到熱情

接納，以及不評判

對你自己與這個世界

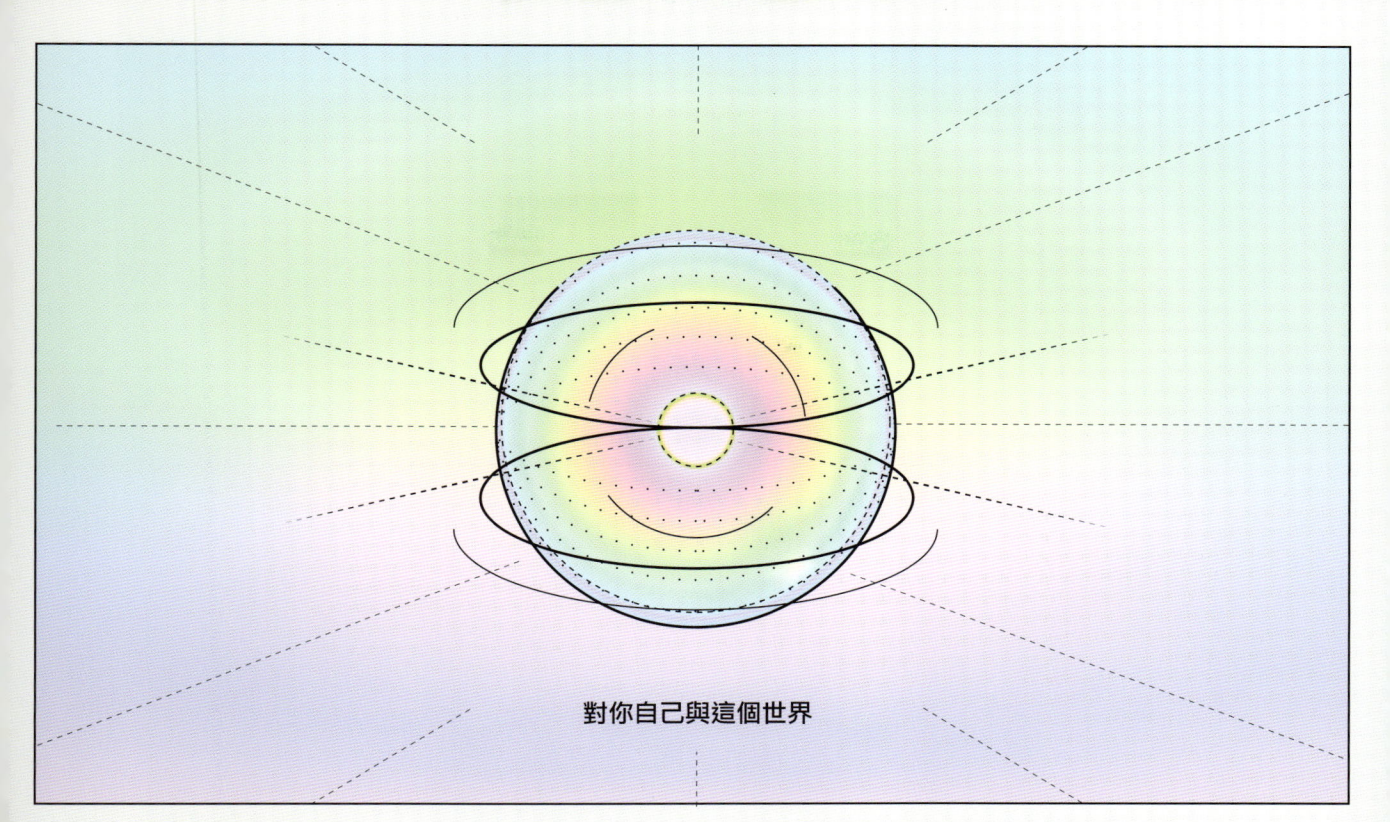

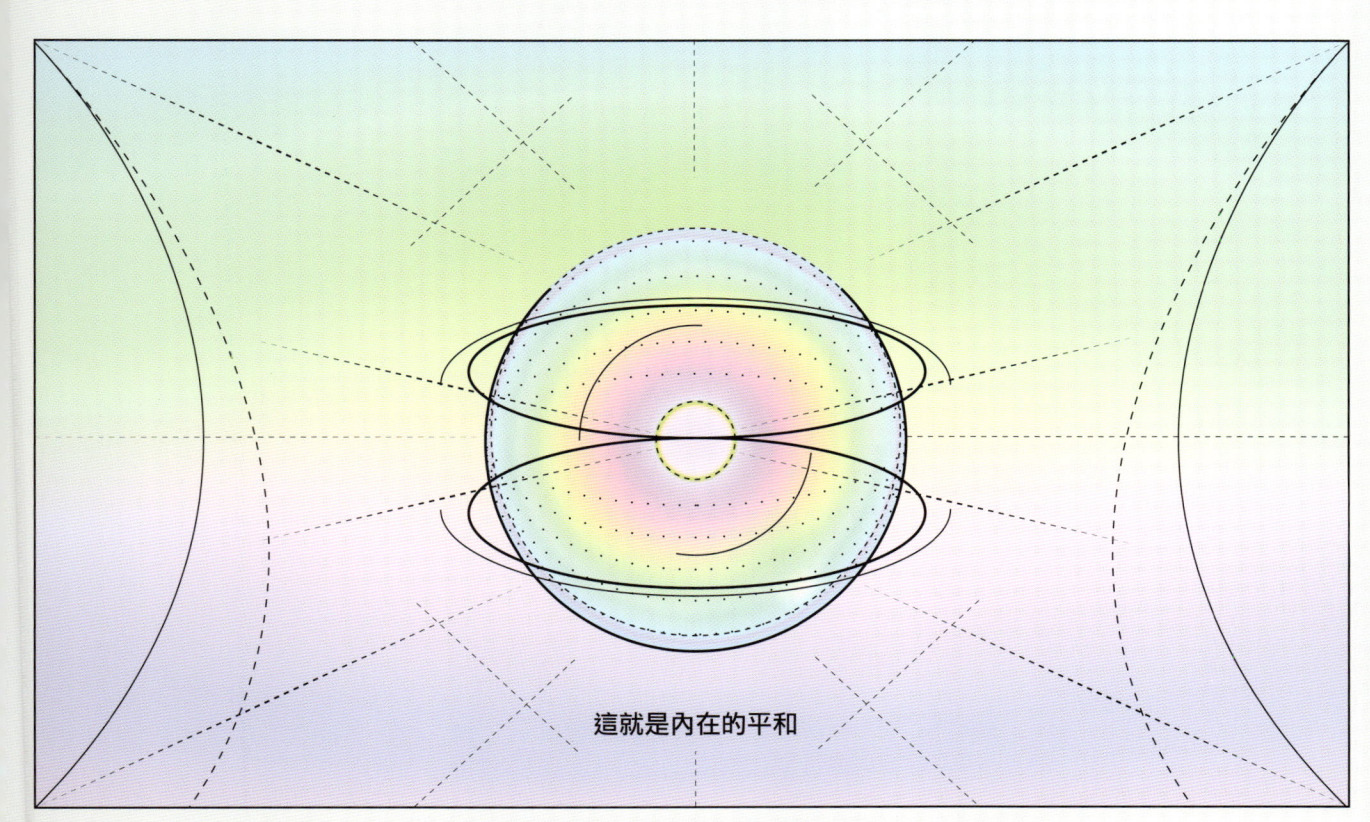

這就是內在的平和

給內在小孩 的訊息

（大聲說出來）

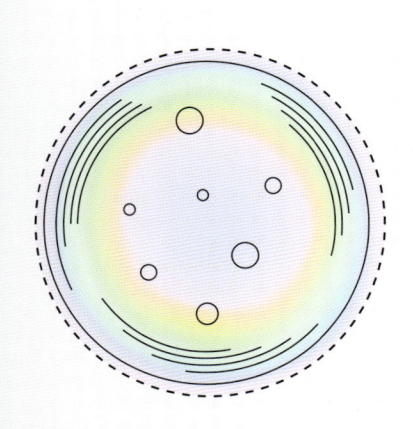

我愛你

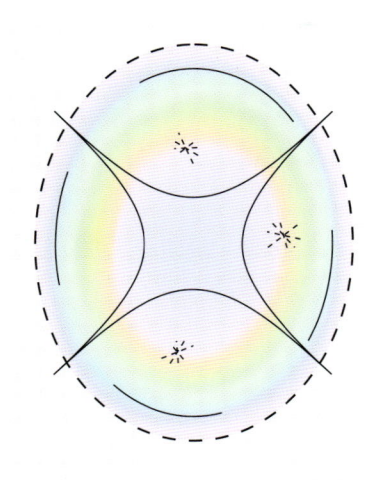

我看見你了

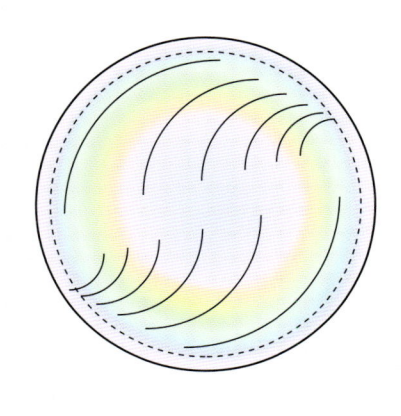

我聽見你了

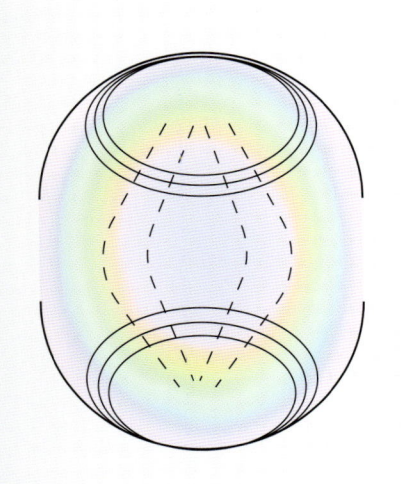

我接納你

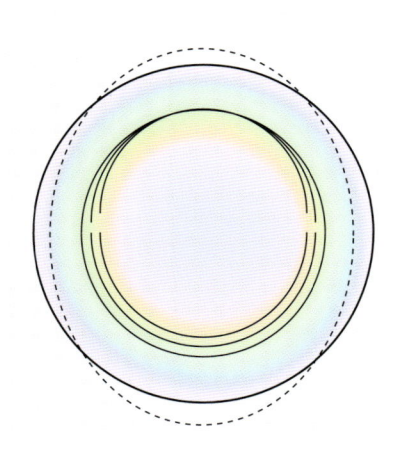

我感謝你

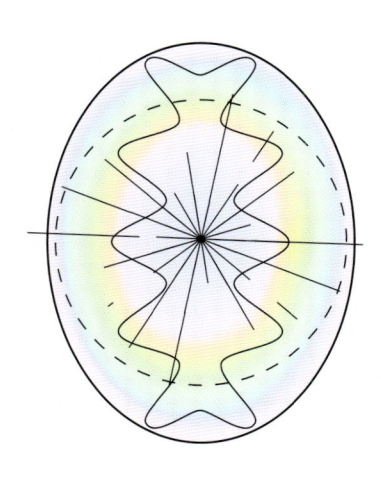

我欣賞你

如何對宇宙說話

1. 選擇一個安靜而私密的地方,讓你可以集中你的能量和注意力與宇宙連結。

2. 分享生活中發生的事。說明一下你目前情況中正面的和有挑戰性的事件。

3. 花點時間省思你的行動和決定。

4. 向宇宙、你的更高力量,針對你所面臨的問題尋求指引。

5. 如果覺得需要,就請求提供信號或訊息。如果收到了某個信號或訊息,針對你收到的指引表達感謝。

6. 信任宇宙,並相信它會以最具創意和意想不到的方式引導你。相信一切都會朝著最高的善發展。

對宇宙說話

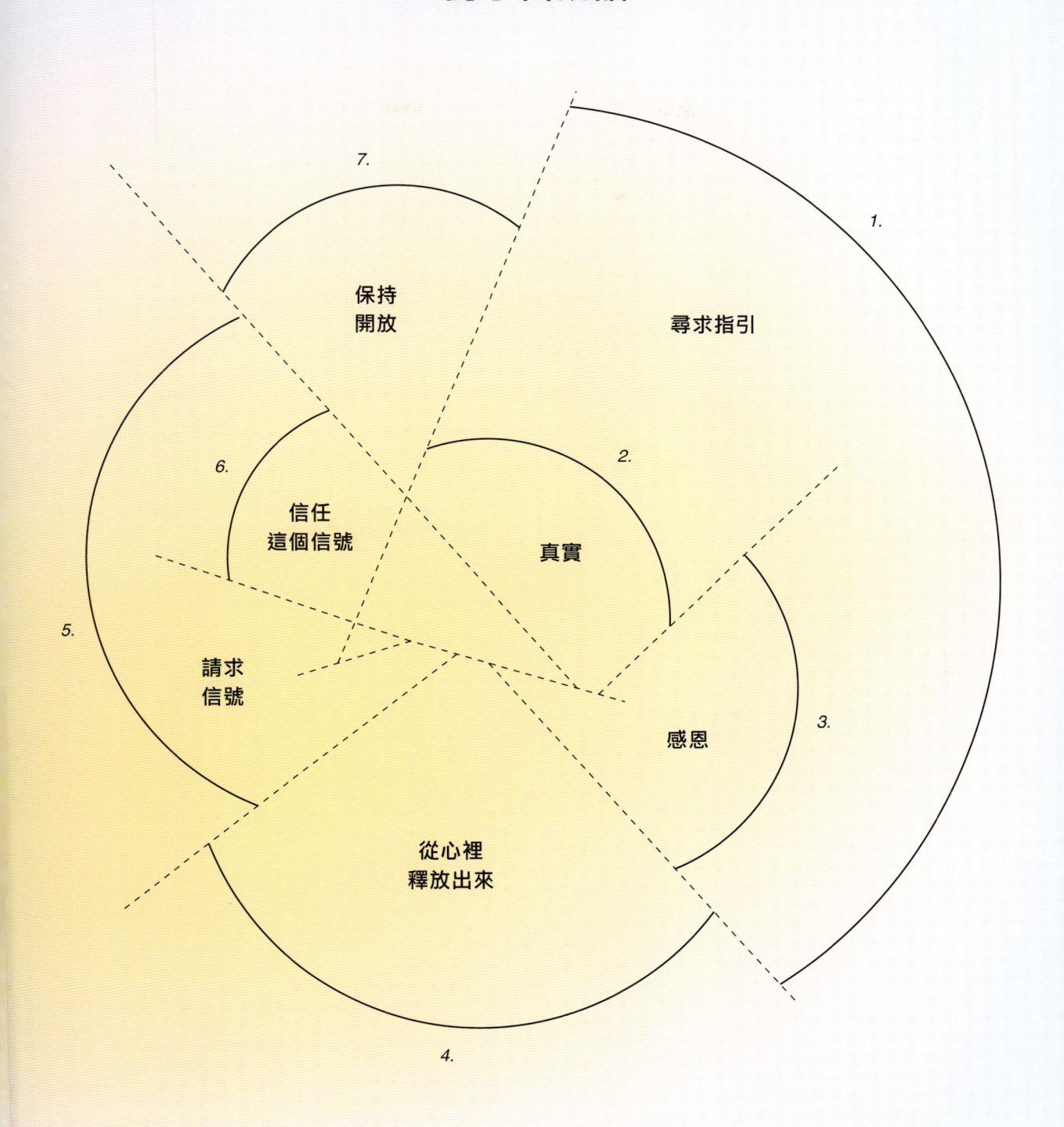

1. 尋求指引
2. 真實
3. 感恩
4. 從心裡釋放出來
5. 請求信號
6. 信任這個信號
7. 保持開放

美好的 事情

就在　前方

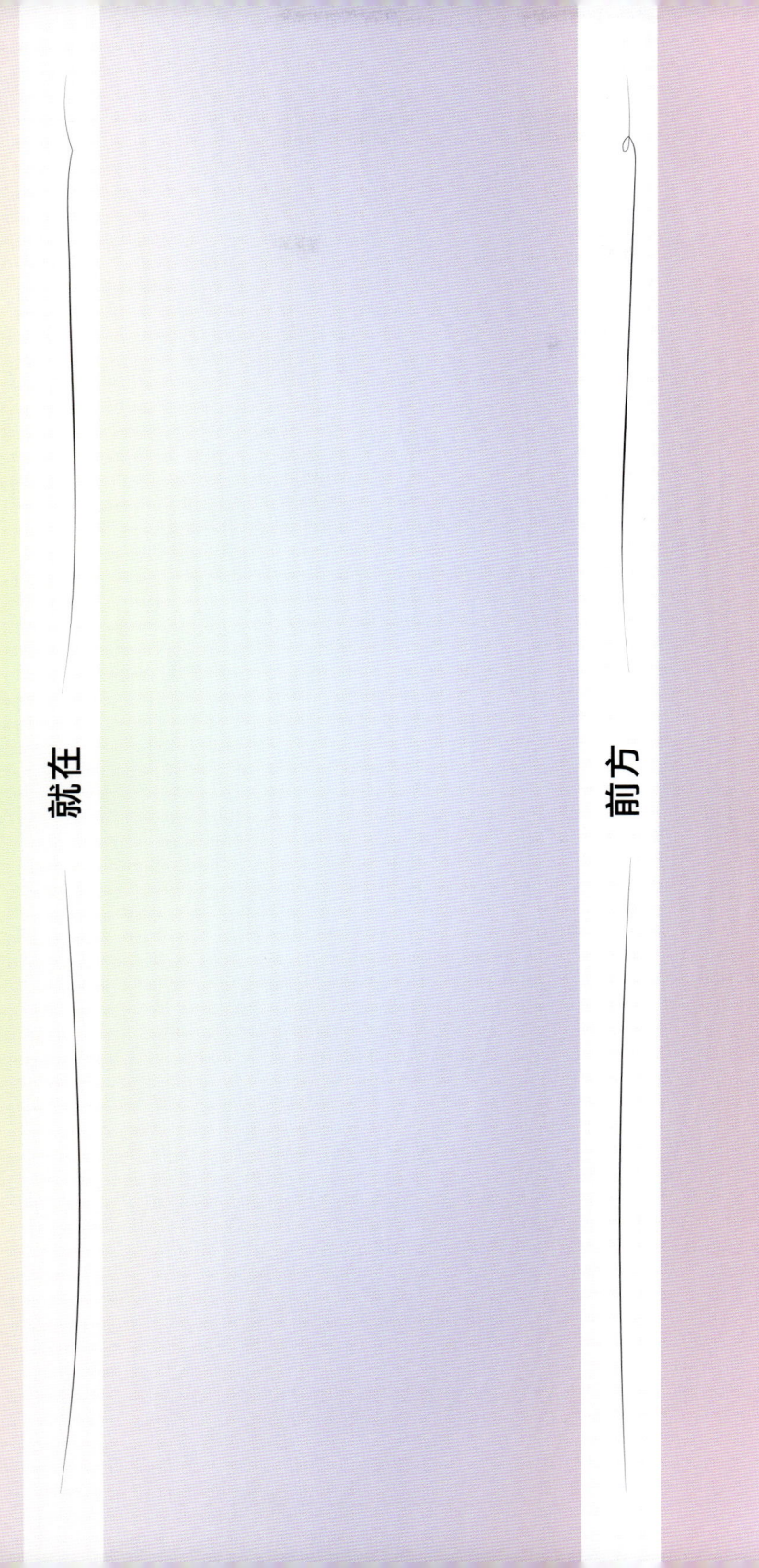

連結
宇宙
要做的事

1. 看見周圍的美麗

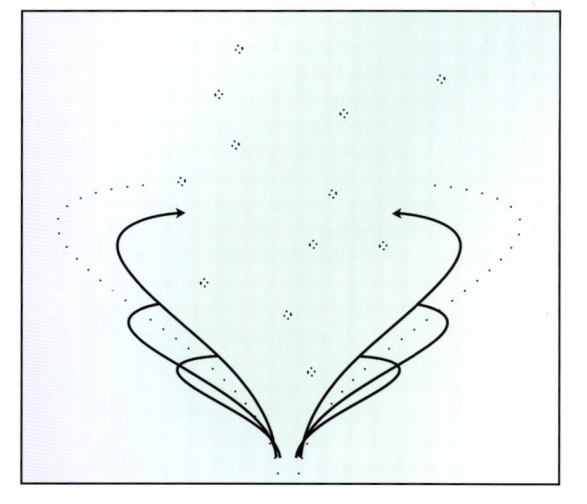

2. 留意信號

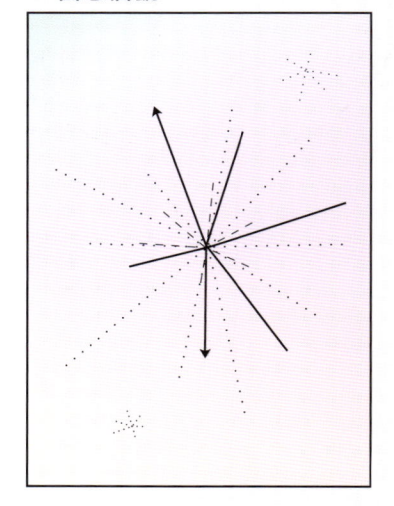

3. 對宇宙說話

4. 顯化你的夢想

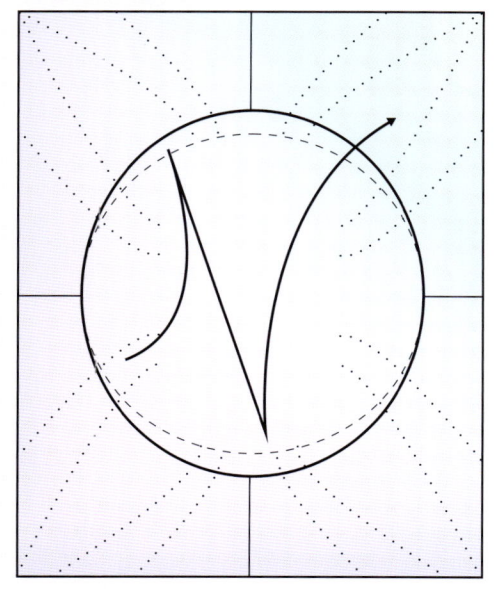

5. 赤腳走路

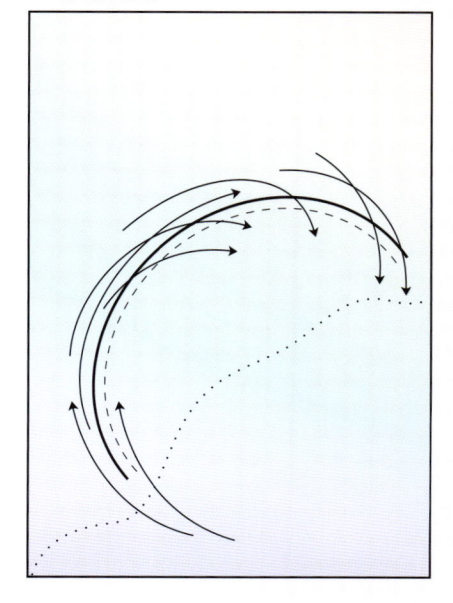

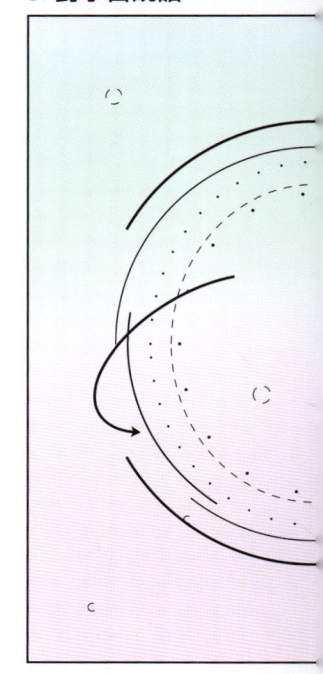

6. 享受陽光

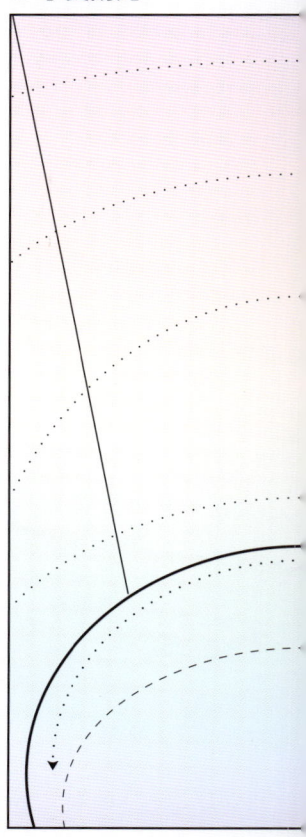

7. 感恩每一天

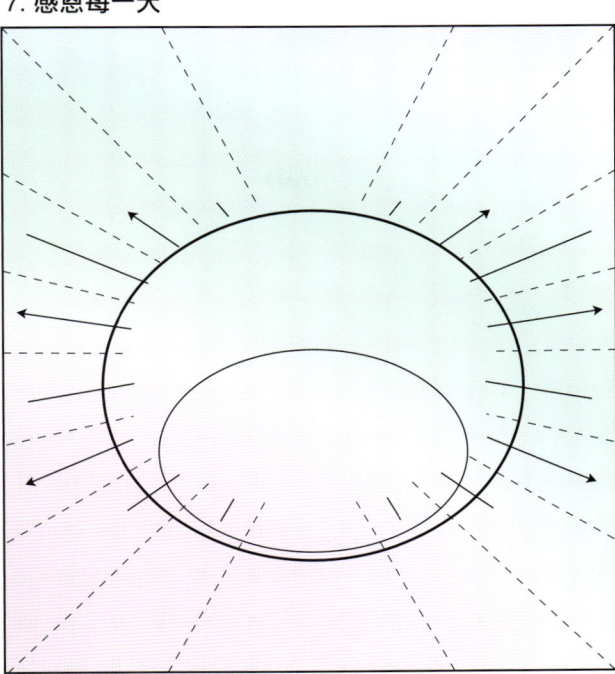

8. 冥想

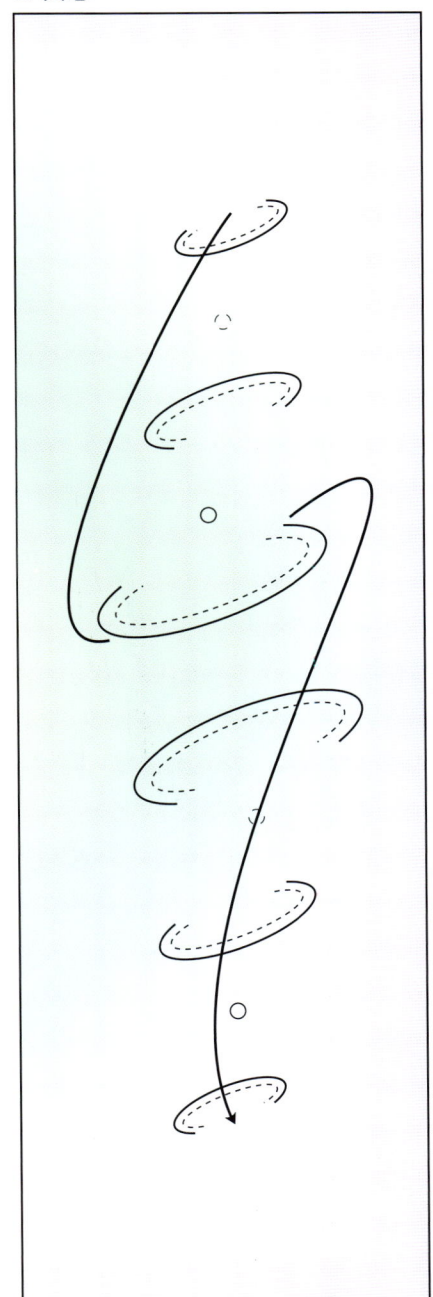

9. 把心打開

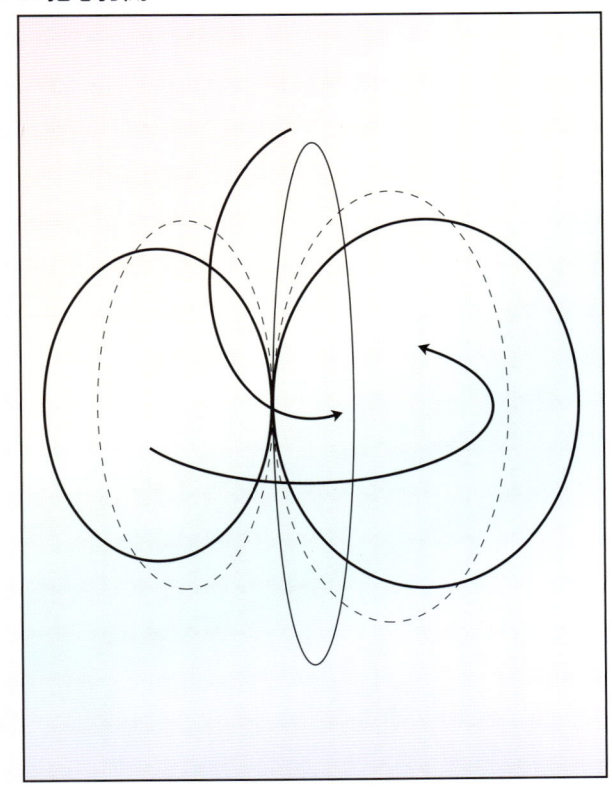

189

保護氣泡

1. 想像一個發光的氣泡圍繞著你,
   從你的頭到腳趾。

2. 將氣泡想像為發光的能量盾牌,
   保護你不受周圍負面的想法、情況、
   情緒或能量的影響。

3. 想像這個氣泡愈來愈大,
   包含了你關心的一切和每個人,
   包括你的家人和所愛的人。

4. 將這個氣泡視為一種力量,
   可以擊退生活中的負面影響,
   並吸引正面的能量和機會。

5. 當你準備好時,向你的泡泡表達感激之情,
   感謝它為你提供的保護力和積極性。

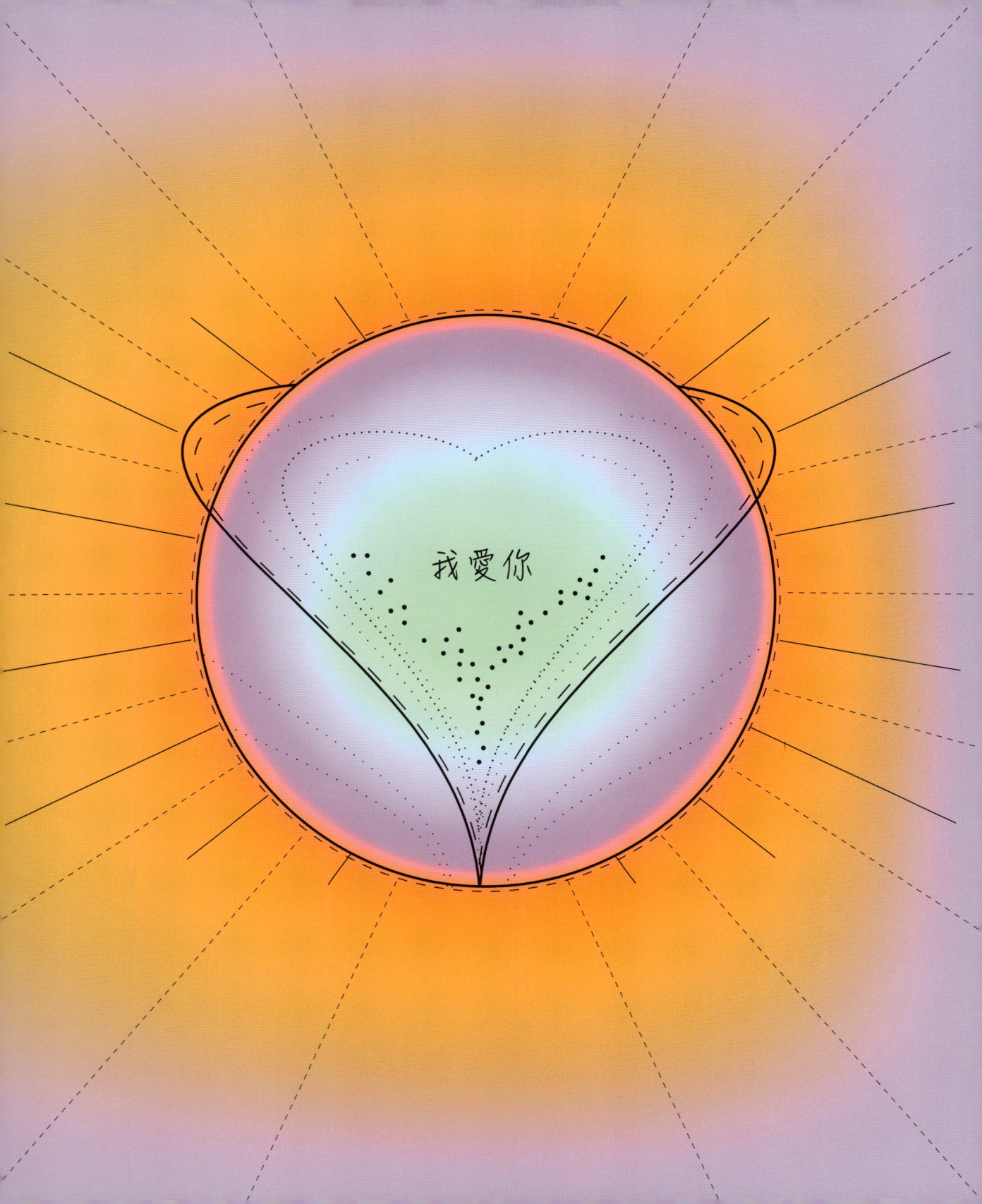

我愛你

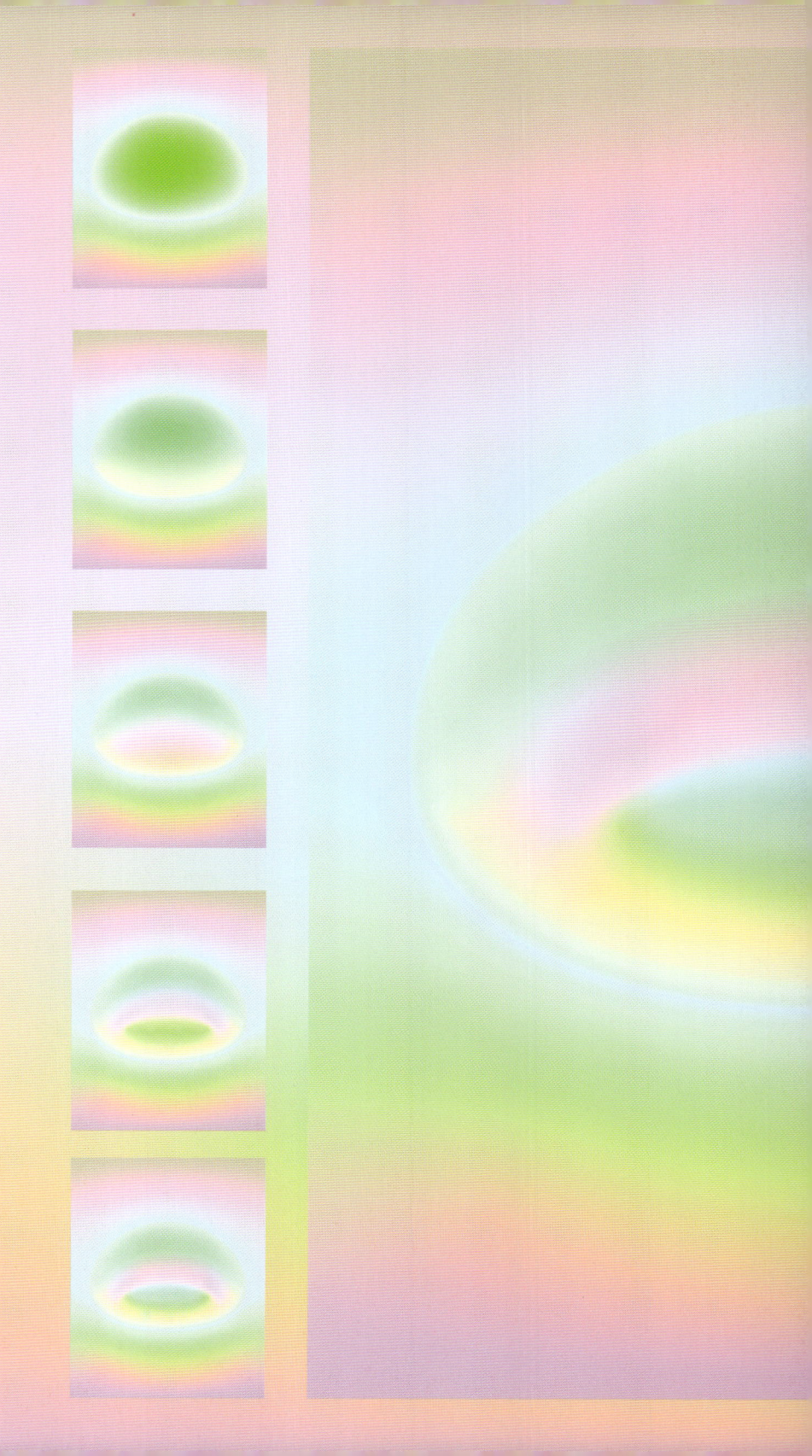

我們是愛
我們是光

應用你的能量去 ---------- 愛 ------------ 相信 -----------

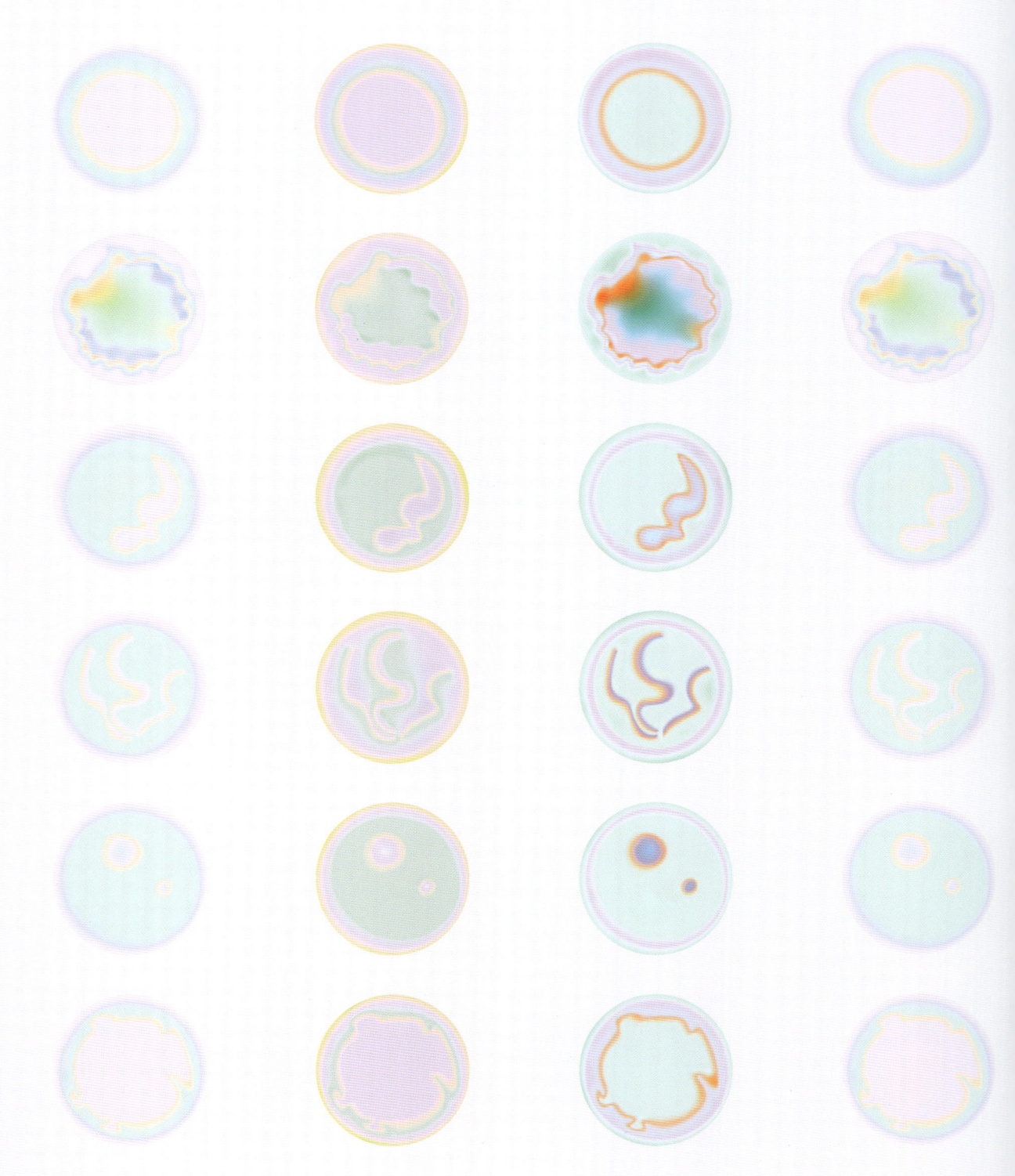

鼓舞 ------------- 吸引 ------------- 發光

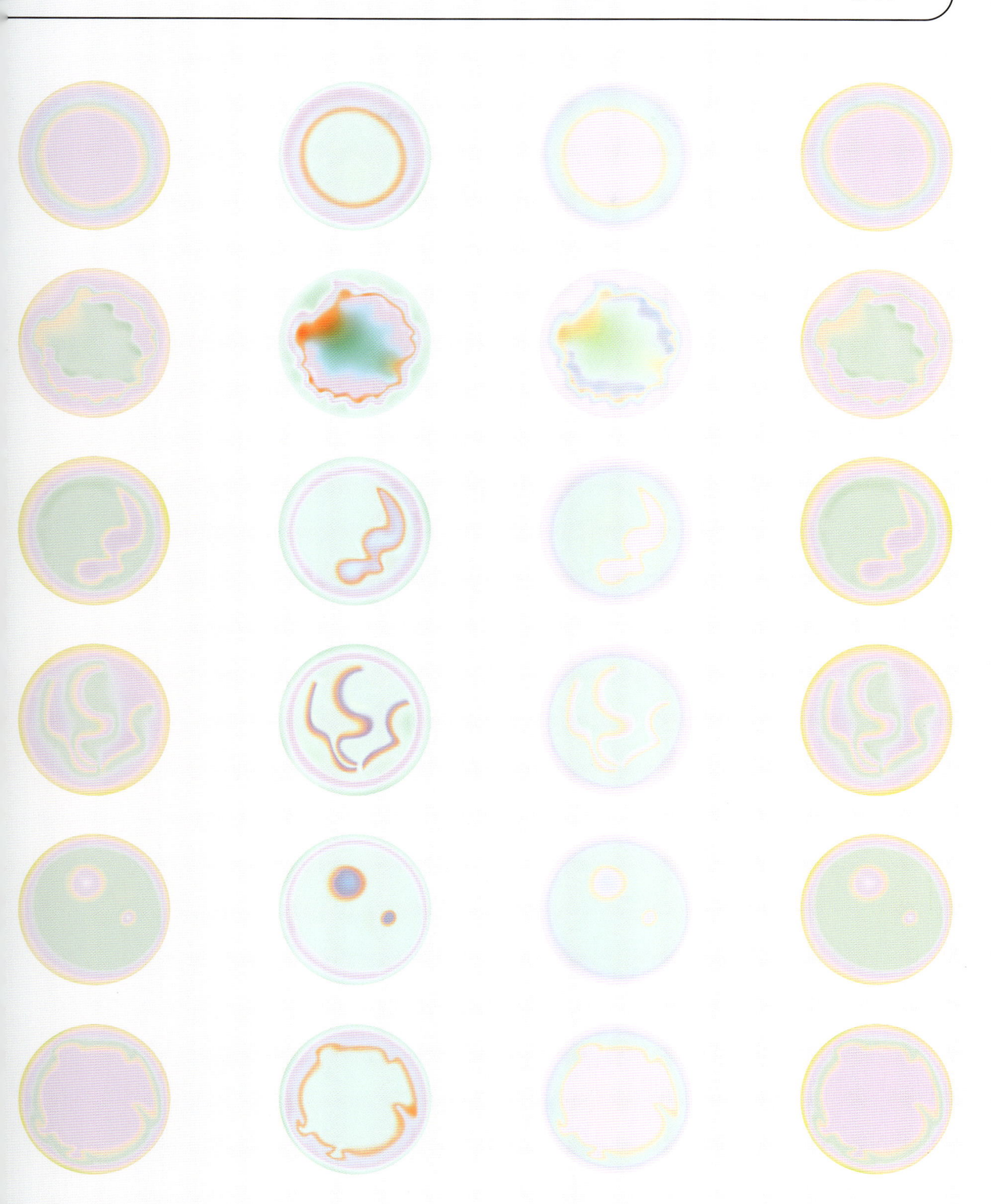

195

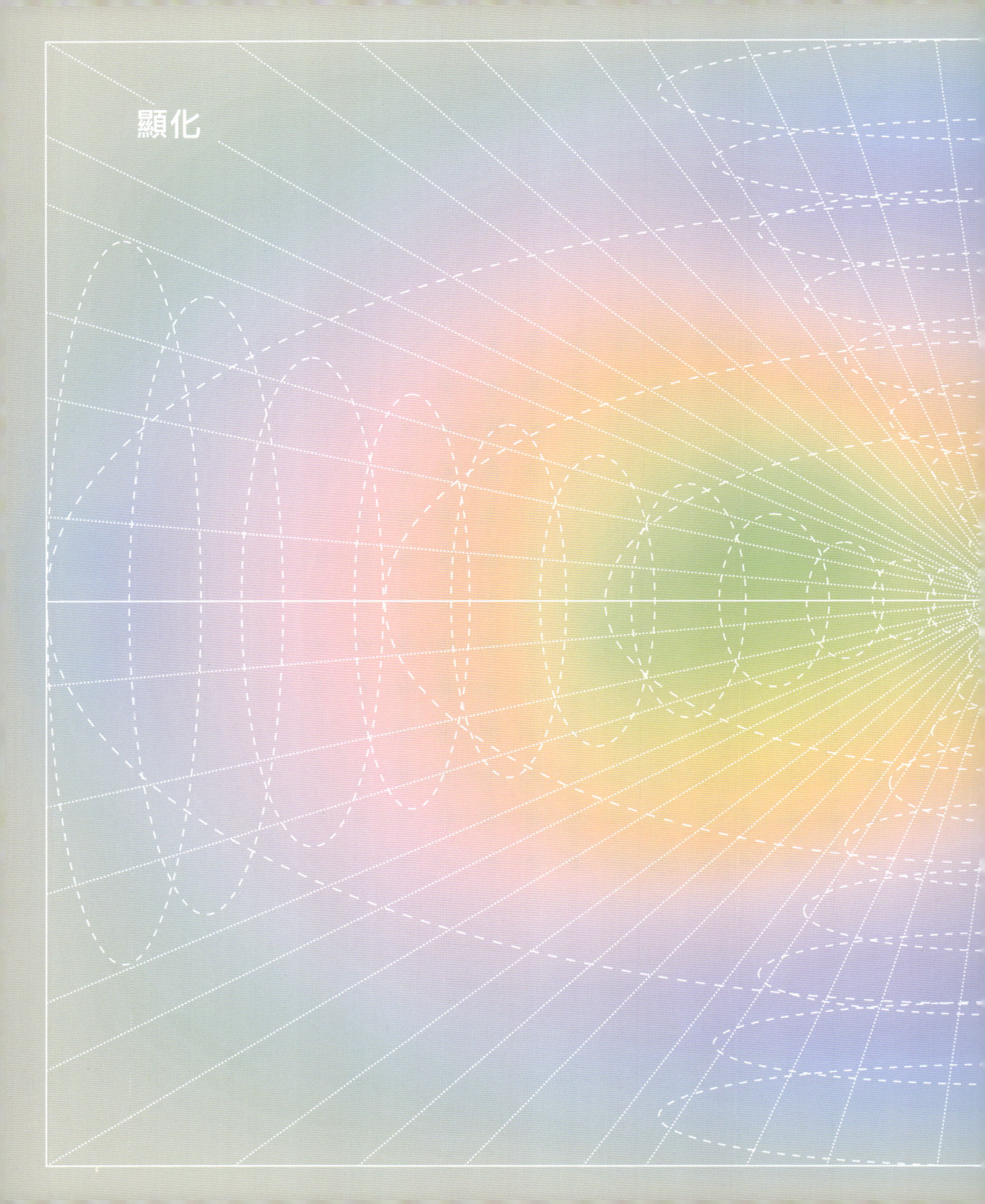

顯化

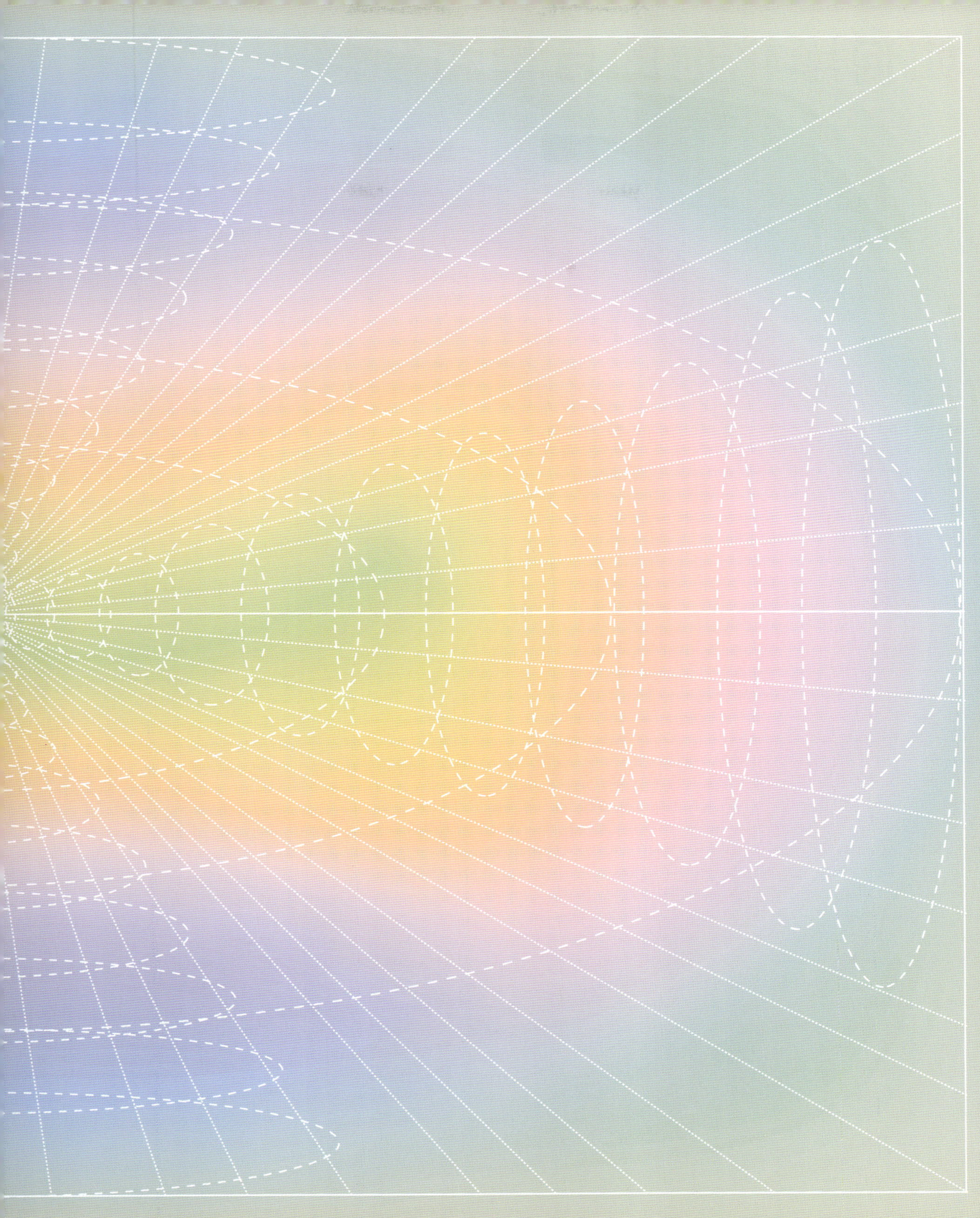

如何顯化你的目標和夢想

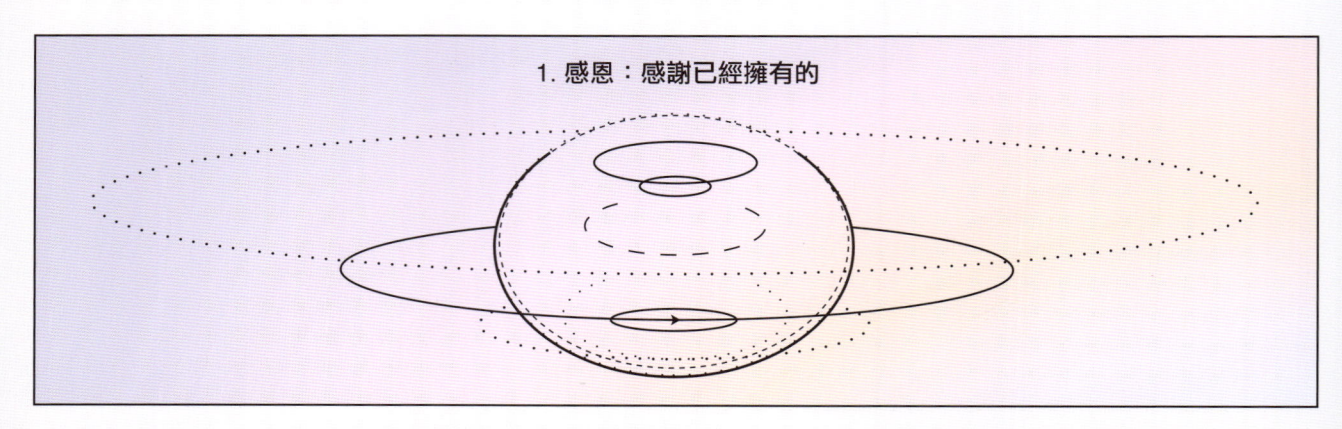

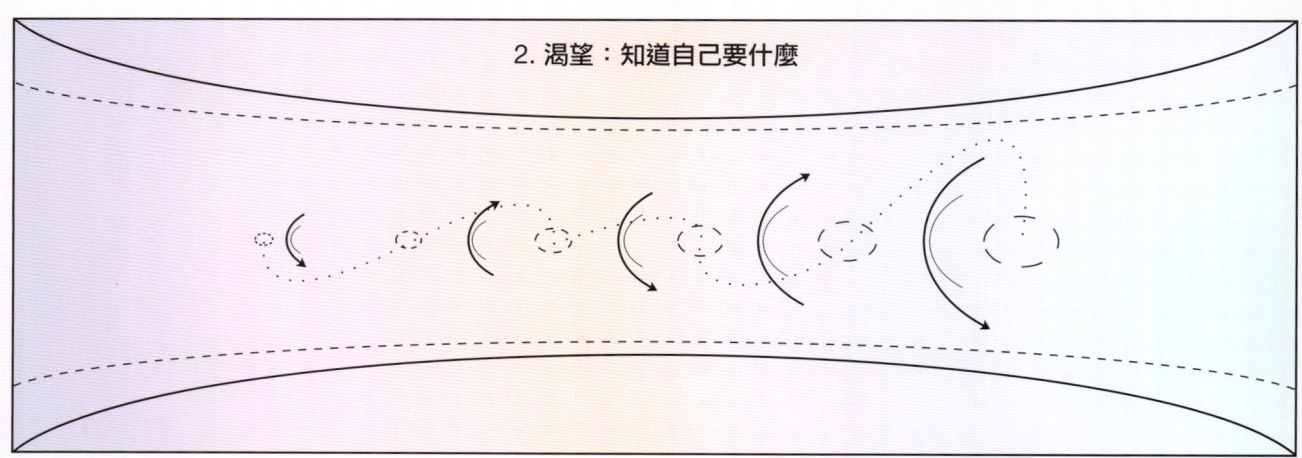

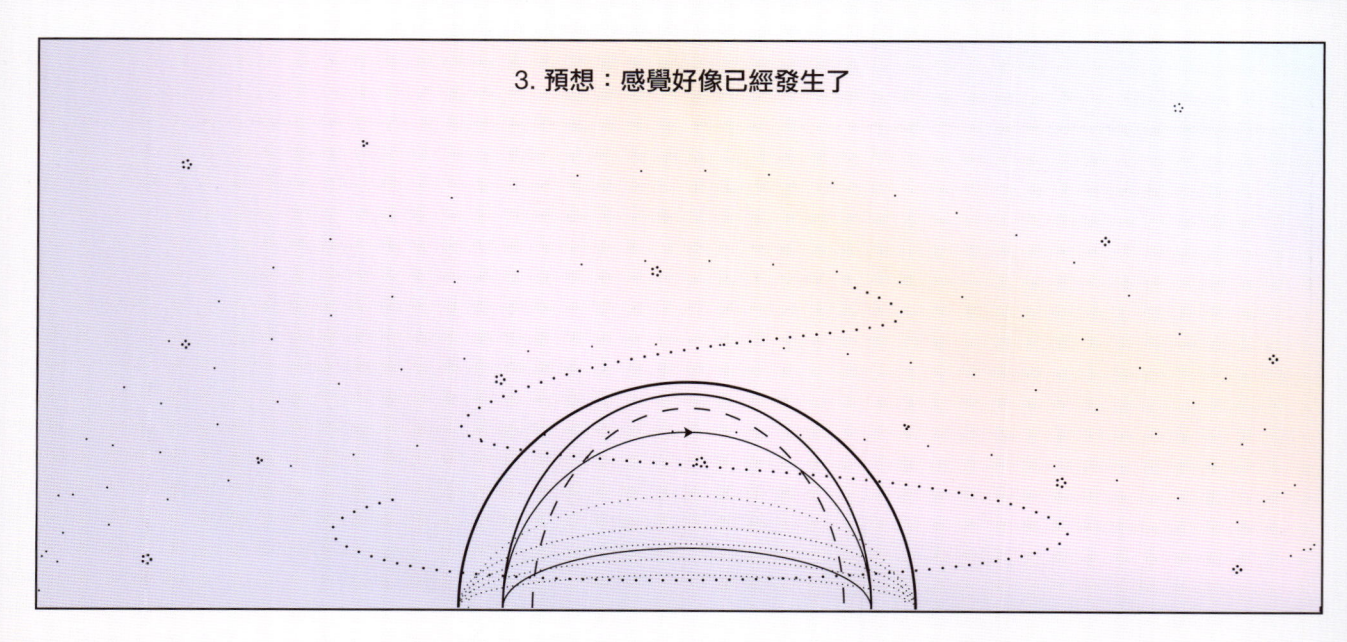

1. 感恩：感謝已經擁有的

2. 渴望：知道自己要什麼

3. 預想：感覺好像已經發生了

4. 信念：相信會得到

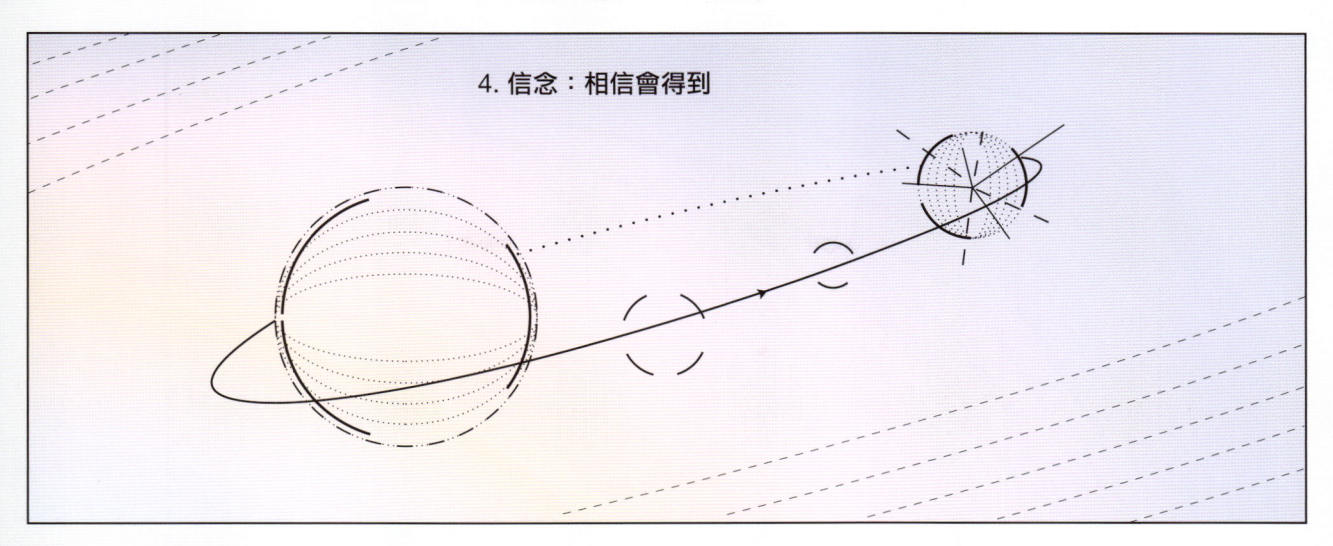

5. 意圖：確保你的意圖與你的渴望一致

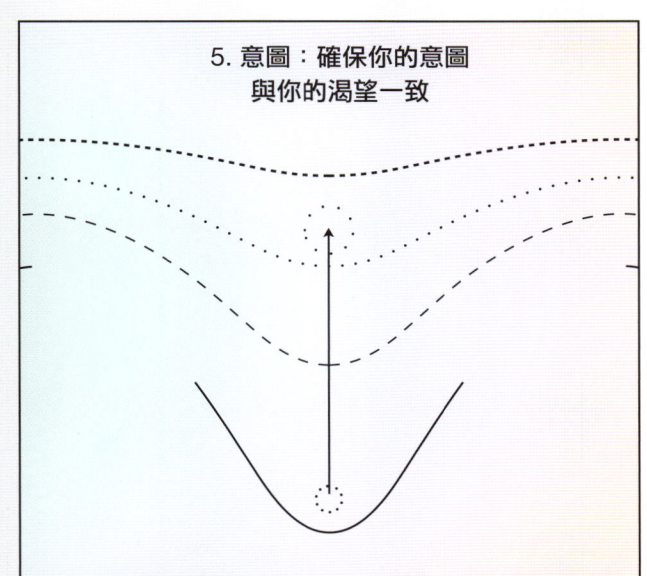

6. 釋放：放棄控制並相信宇宙會發揮神奇力量

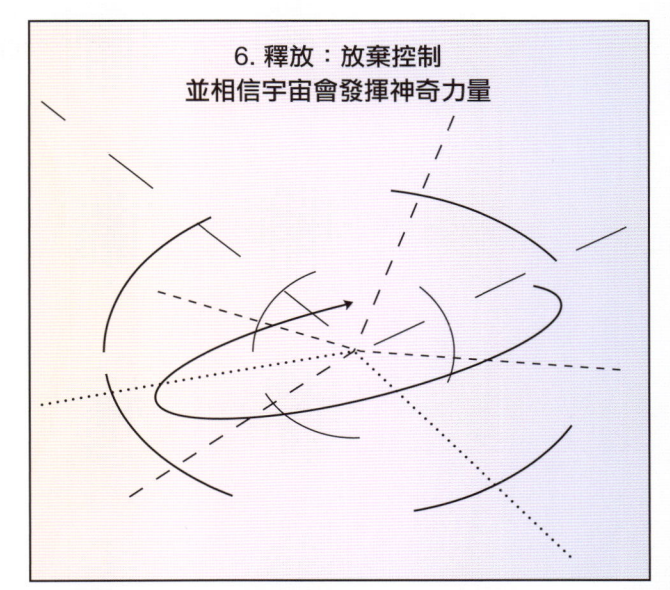

7. 行動：盡力去做更接近目標的事

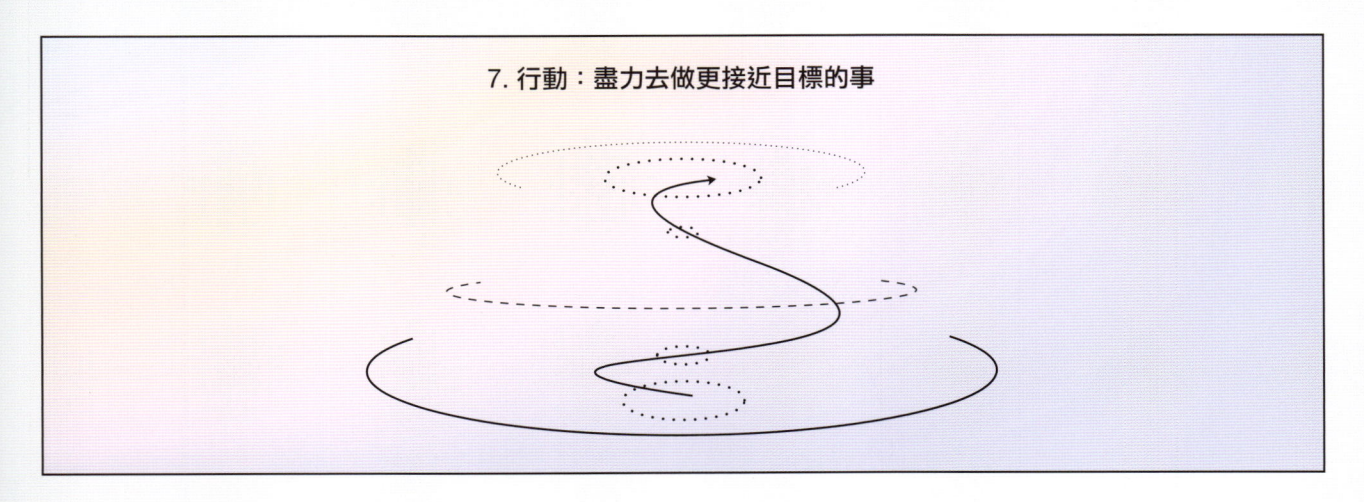

為了打造你應得的美好生活，
開始在心裡問自己：

我對自己的生活有何憧憬？
我喜歡做什麼活動？
我想看見什麼景象？
什麼事物帶給我快樂？
我擅長什麼技能？
哪些活動可以帶給我好的能量？
我真正渴望的是什麼？

花幾分鐘省思這些問題，你可以更了解為你的人生帶來喜
悅和滿足的事情，就能採取行動讓它成為現實。
省思你所學到的經驗教訓，
以及這件事如何塑造了你。

以了結和釋放、擁抱充滿和平的未來的話語。

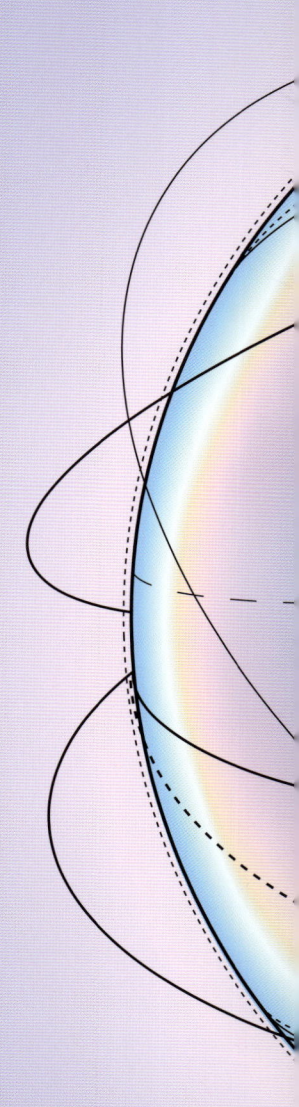

為自己創造
美好人生

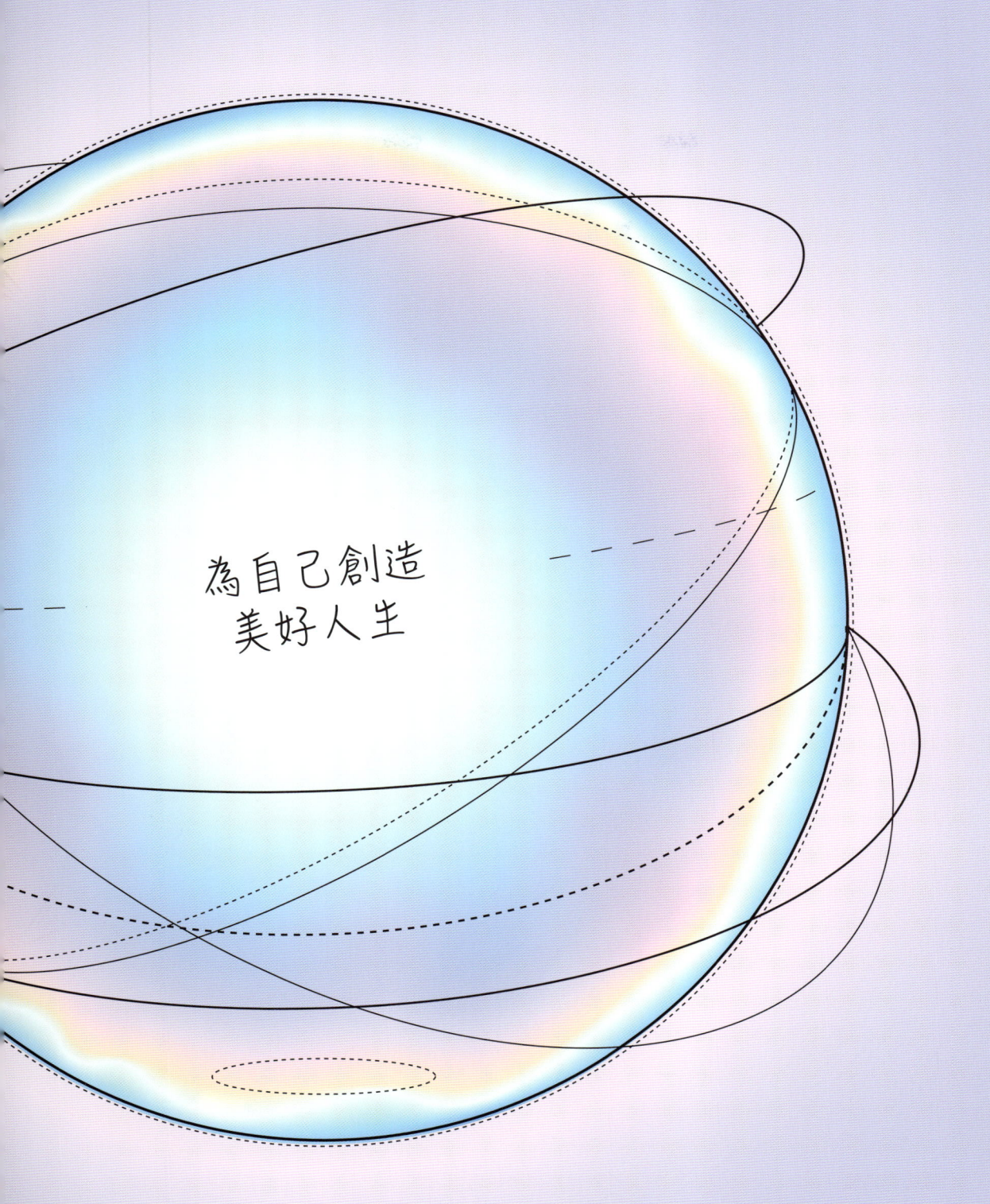

充滿活力的靈魂

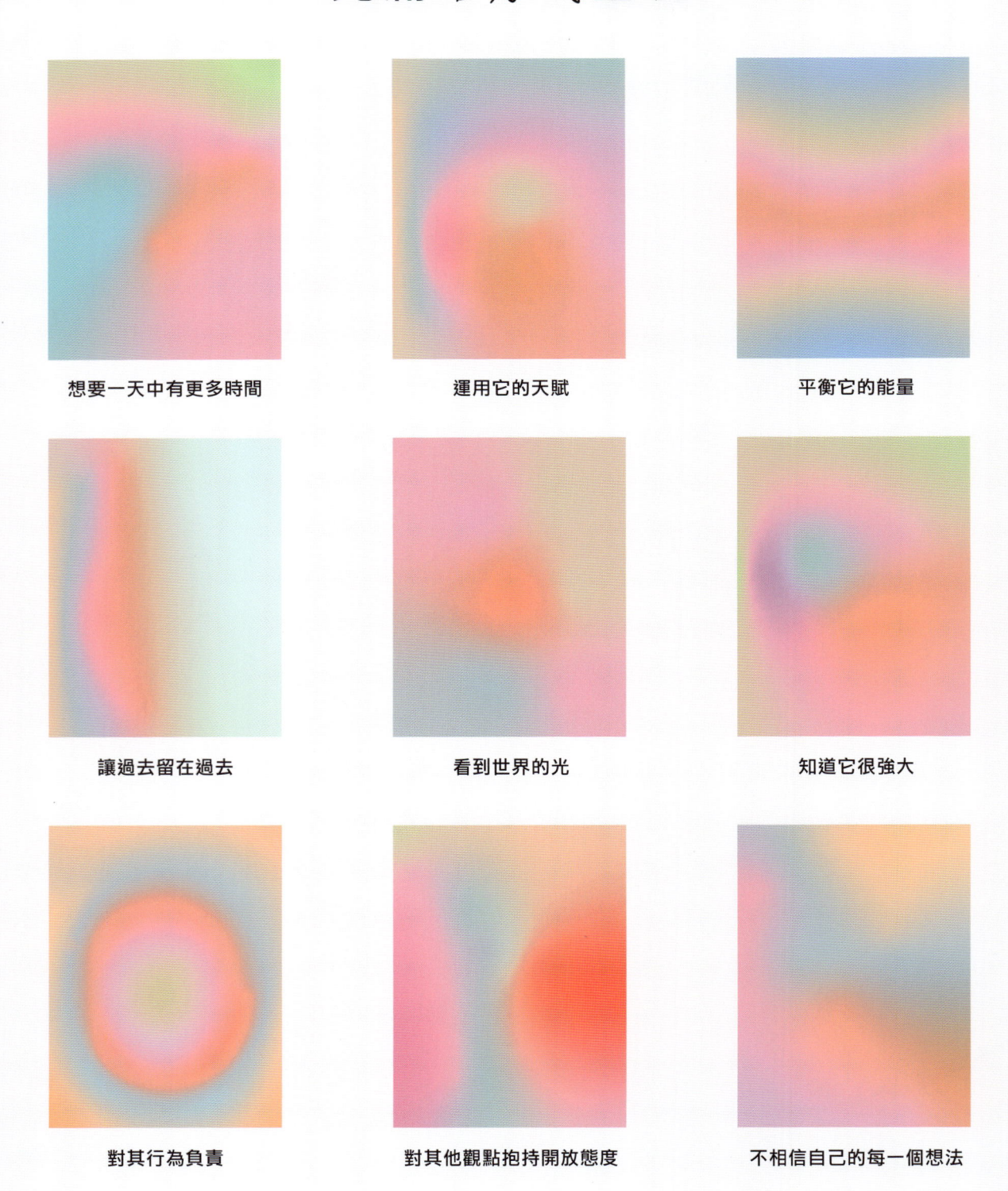

想要一天中有更多時間	運用它的天賦	平衡它的能量
讓過去留在過去	看到世界的光	知道它很強大
對其行為負責	對其他觀點抱持開放態度	不相信自己的每一個想法

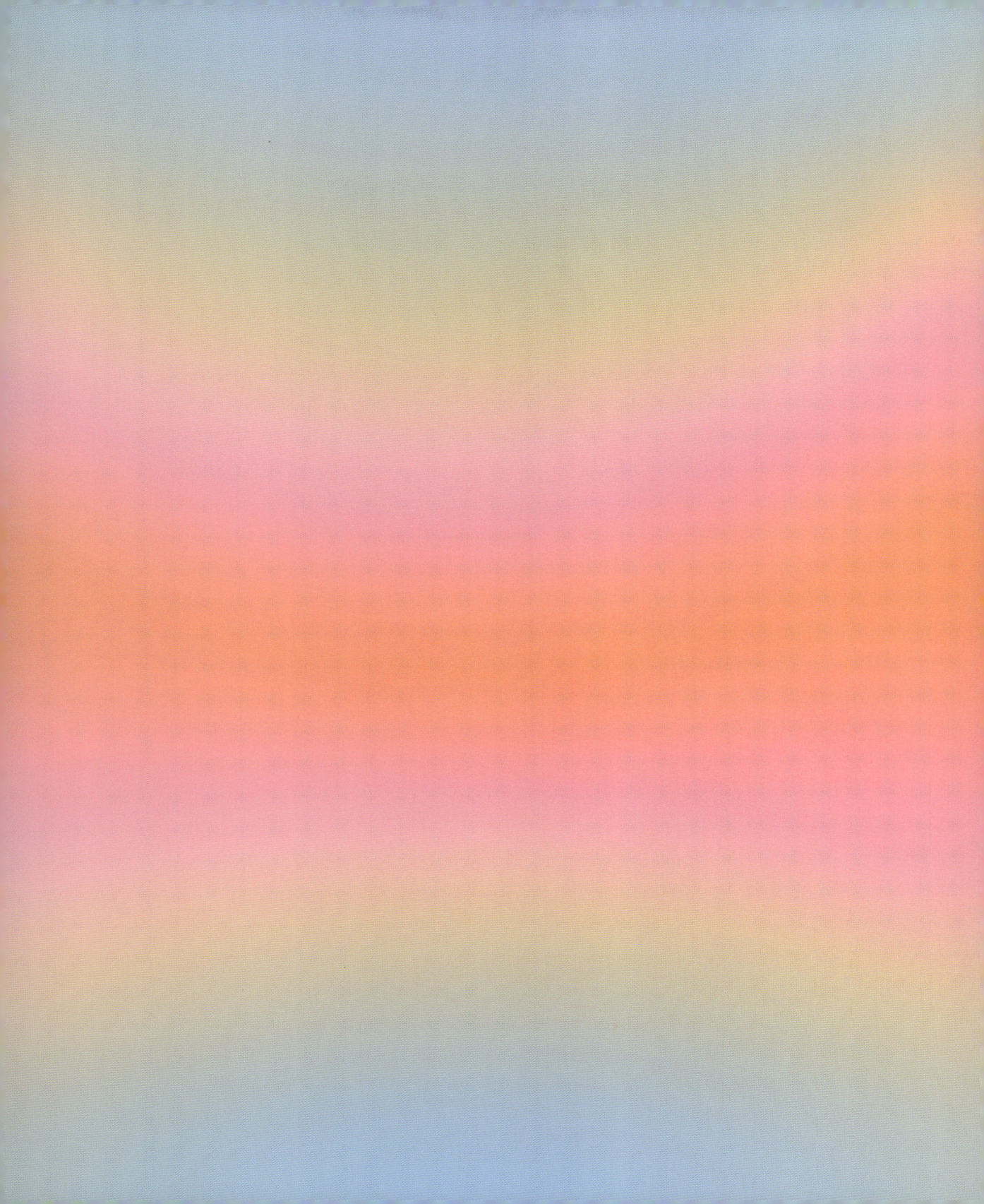

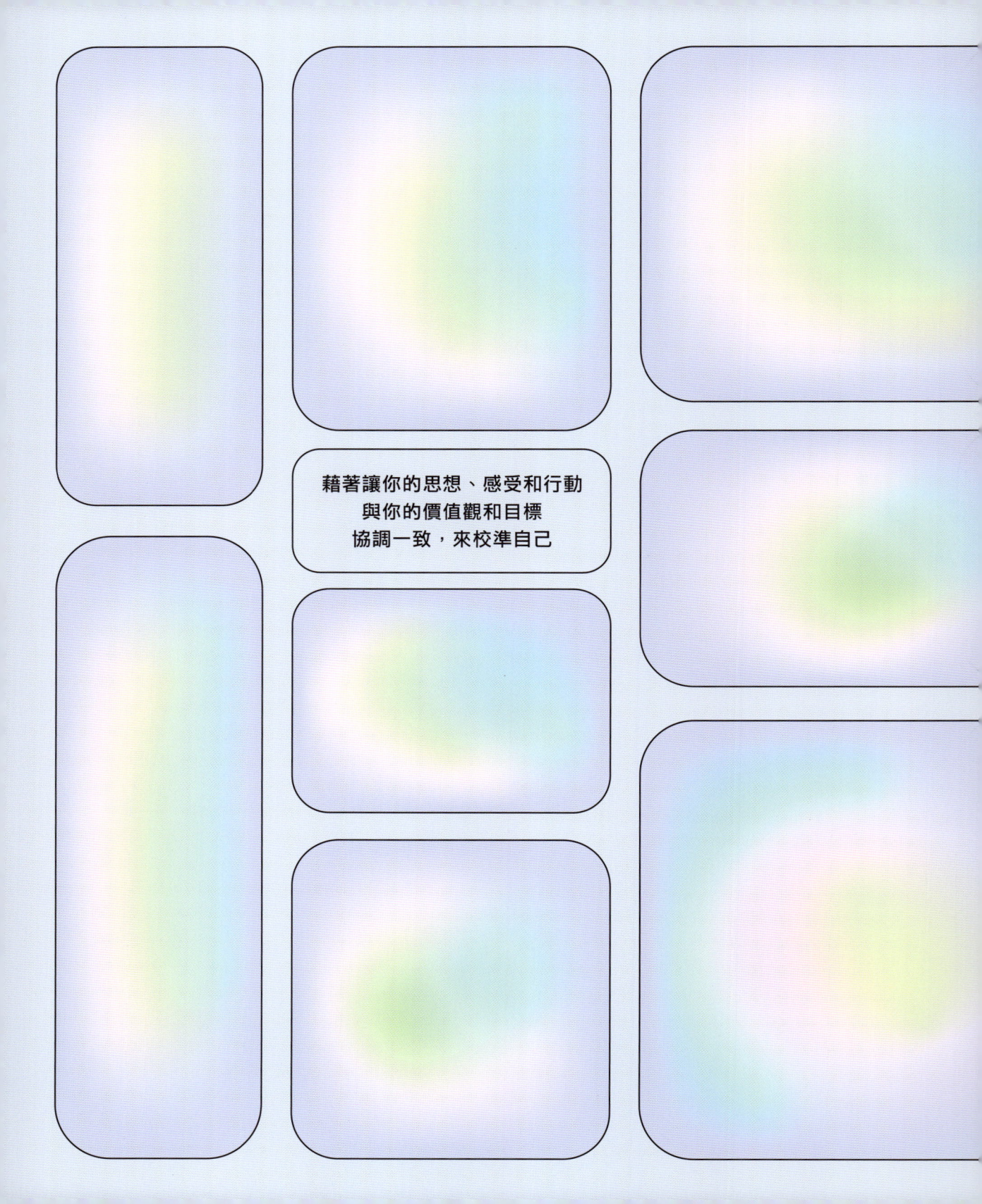

藉著讓你的思想、感受和行動
與你的價值觀和目標
協調一致,來校準自己

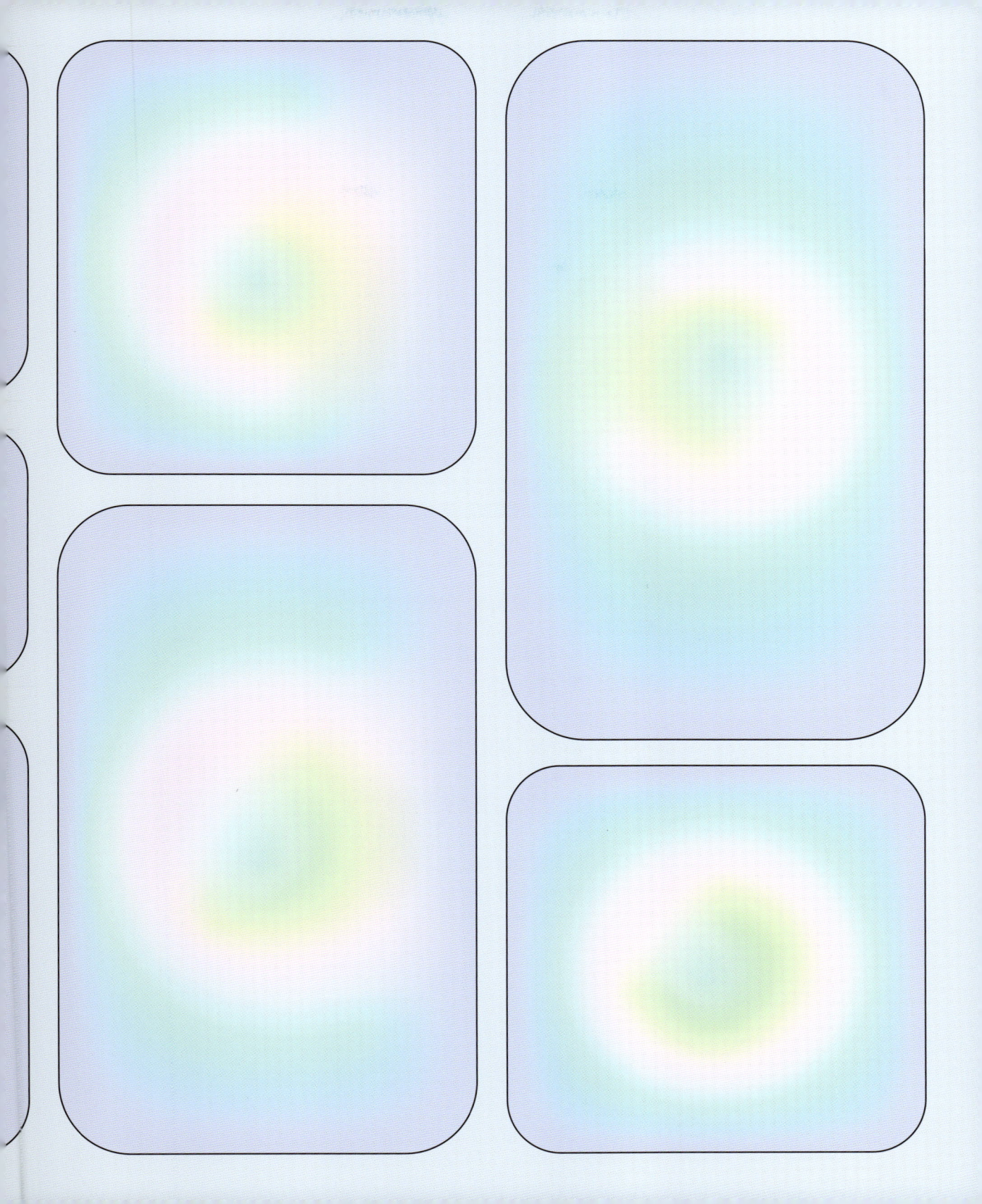

享受你的當下

1. 花點時間看看你的周圍，
注意周圍美麗的事物——景象、聲音和感覺。
你現在在哪裡？這個地方和時刻有何獨特之處？

2. 欣賞你所處的人生階段，並臨在其中。
認知你所處的人生階段，並臨在其中。
感謝引你來到這裡的漫長旅程。時間過得很快，
要珍惜每一天。

3. 列出你今年的夢想和願望。你想獲得什麼體驗？
你想創造什麼？
你想得到哪些新技能或知識？
你想留下什麼回憶？

4. 放下過去，饒過自己的任何錯誤或遺憾。
從這些經驗中學習，
並專注於現在所知的一切以繼續前進。

5. 透過積極的人生觀來選擇快樂。
保持樂觀並專注於美好的事物。
請記住，每一天都是一份禮物。

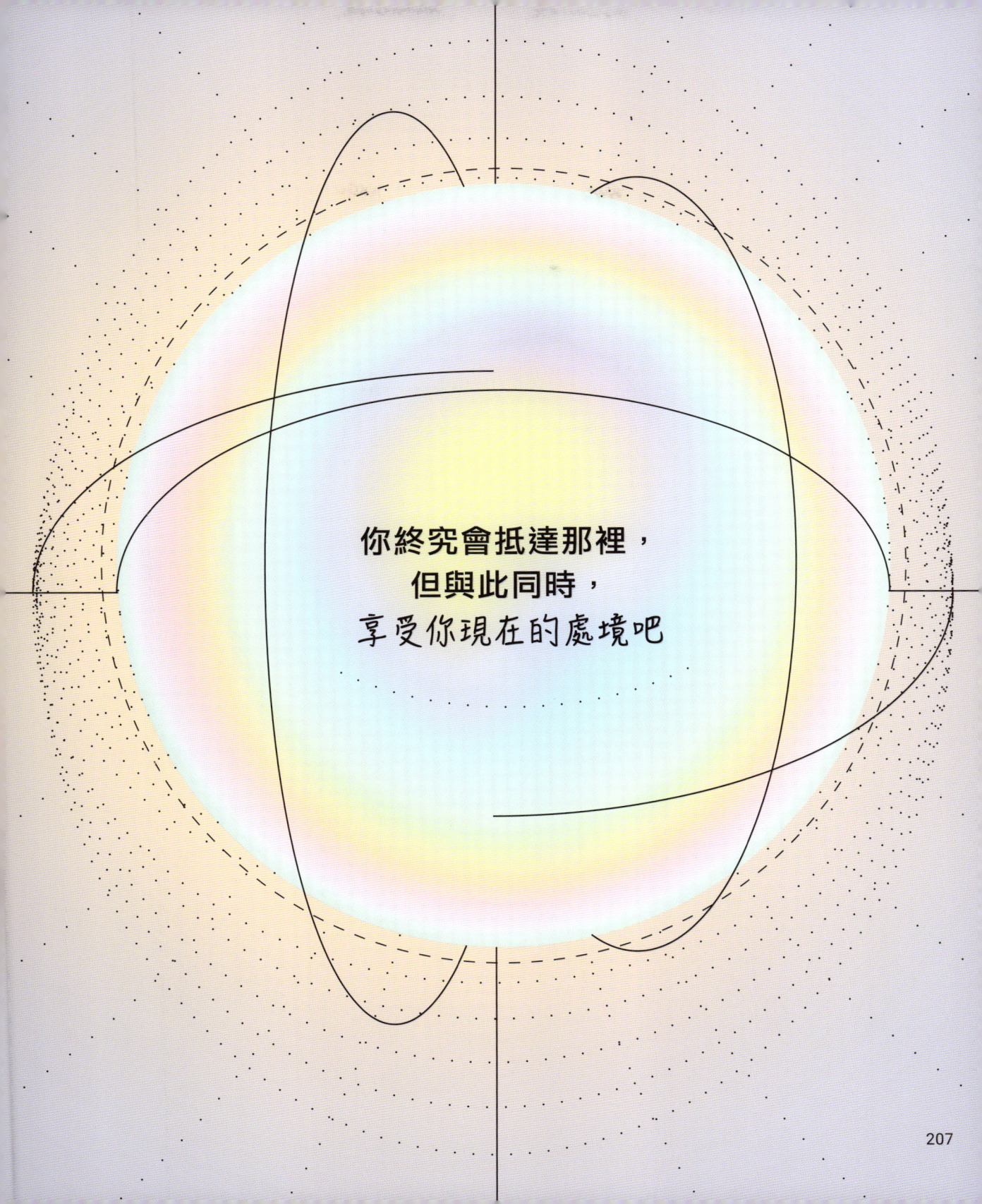

你終究會抵達那裡，
但與此同時，
享受你現在的處境吧

愛的語言

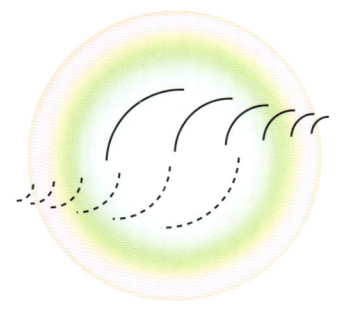

精心時光 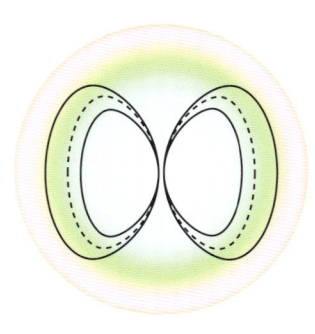　　　　笑聲 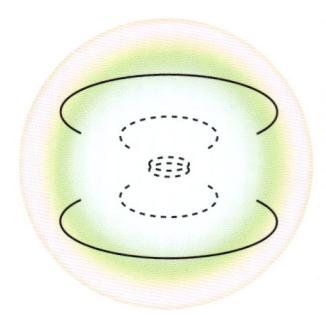　　　　分享音樂

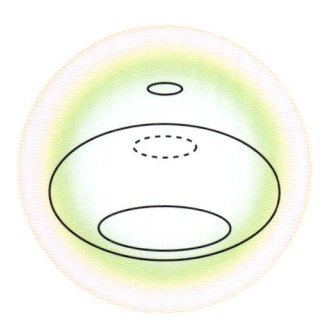

誠實 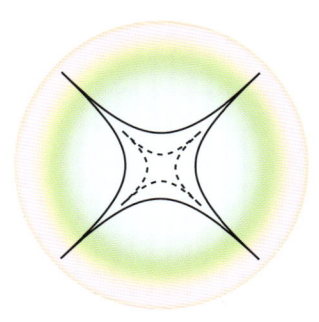　　　　正能量 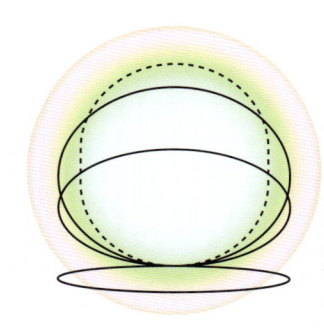　　　　脆弱性

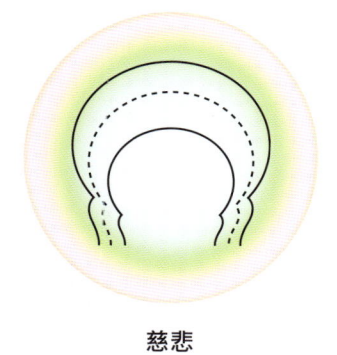

慈悲 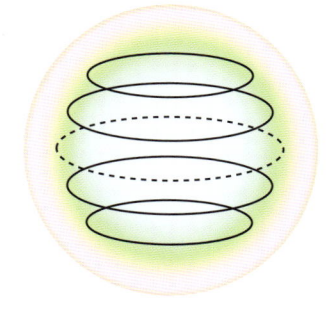　　　　信任 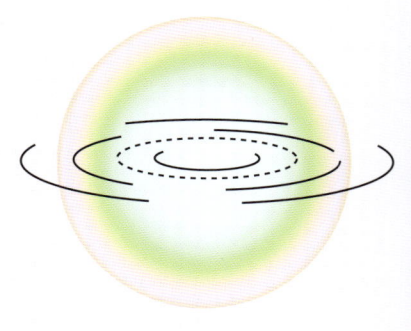　　　　善意

目標是愛上
生活

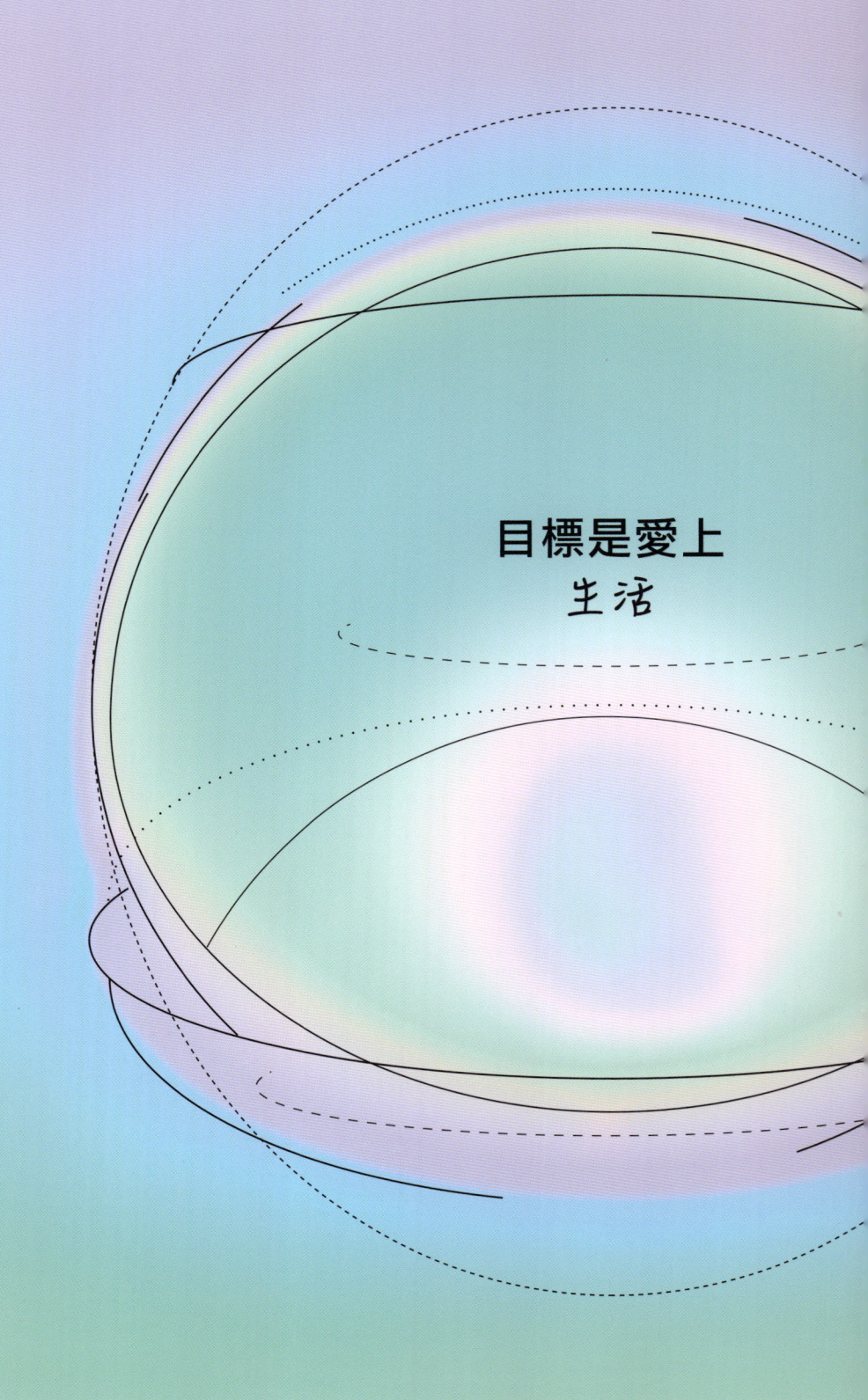

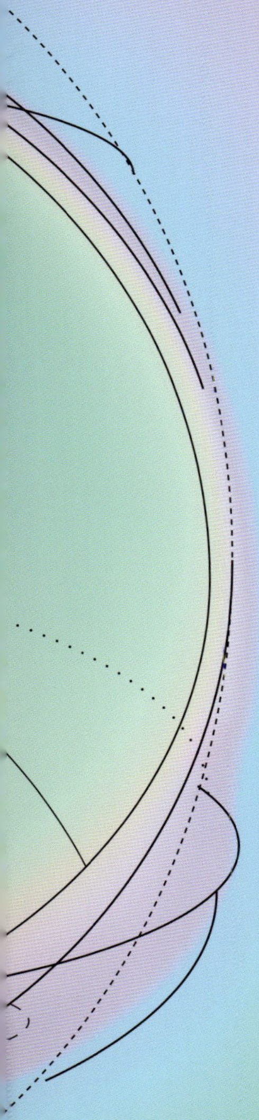

總是有

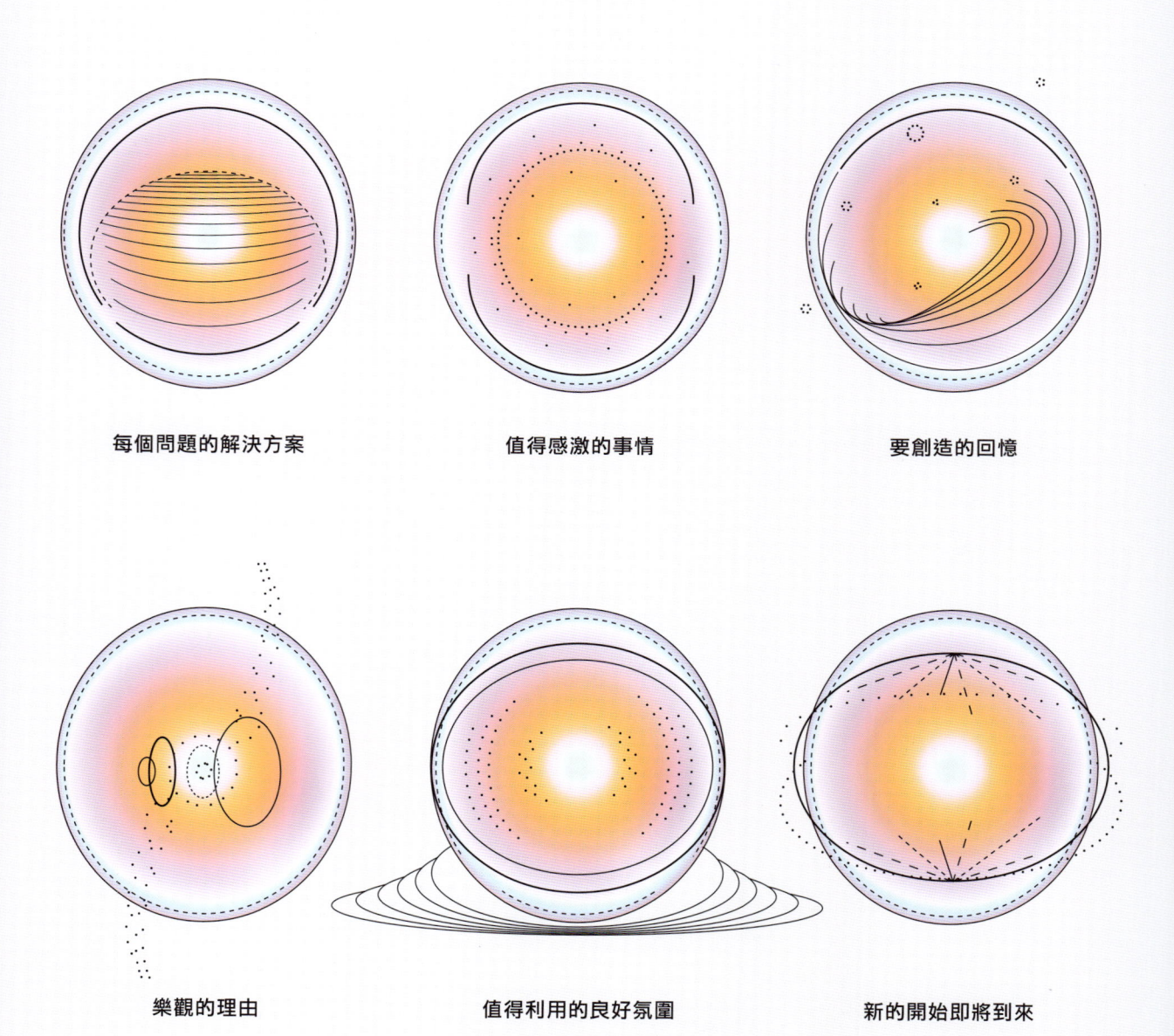

每個問題的解決方案

值得感激的事情

要創造的回憶

樂觀的理由

值得利用的良好氛圍

新的開始即將到來

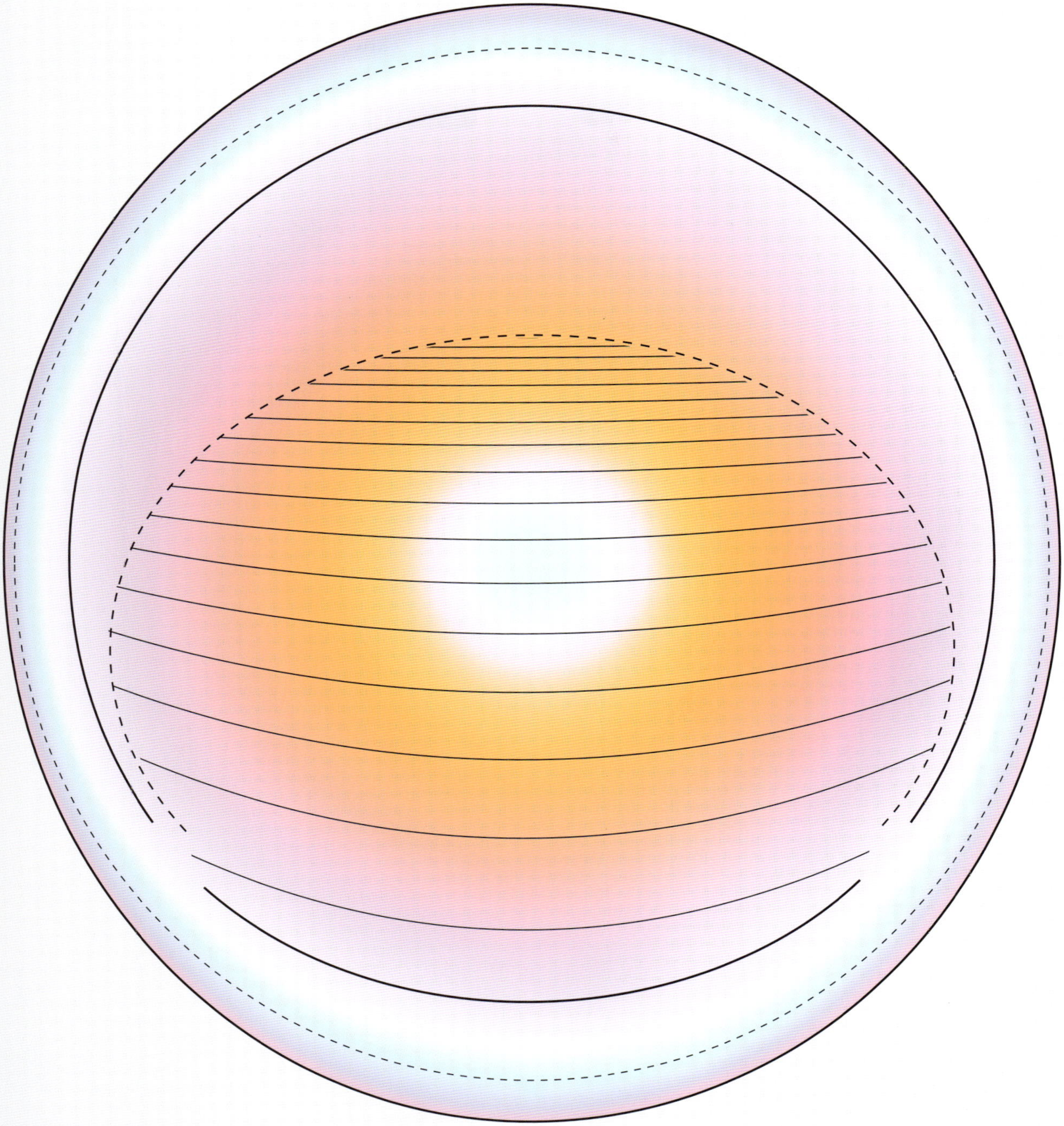

你在一切事物中所看到的美麗，
　已經與你同在

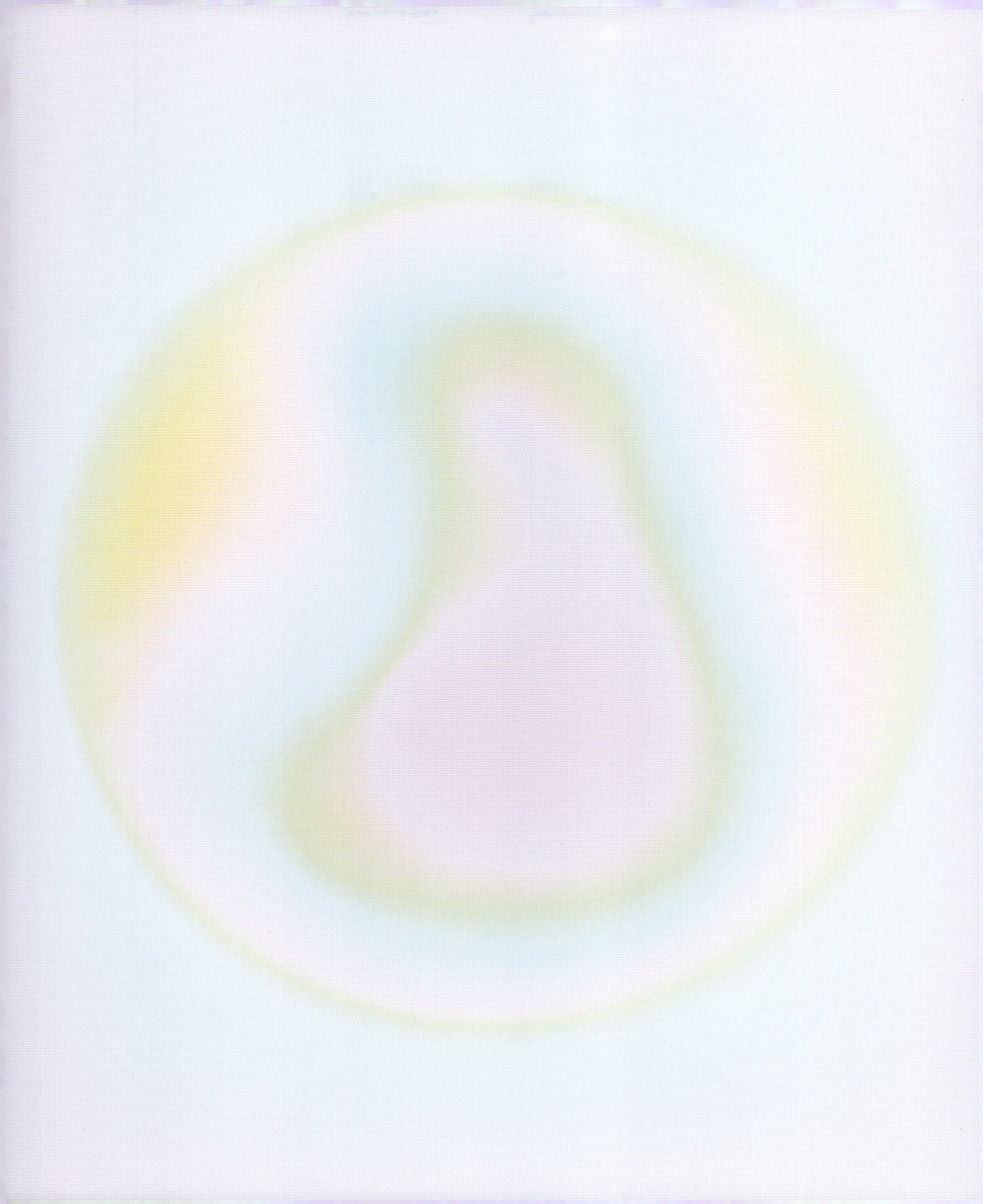

拥抱希望，

作為你的指

好能量

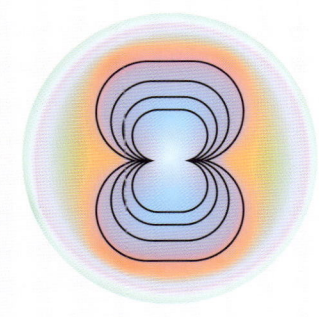

平和與安靜

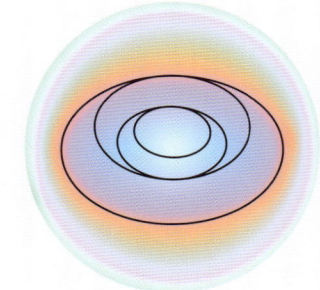

開放心胸的溝通

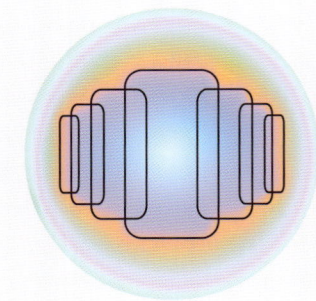

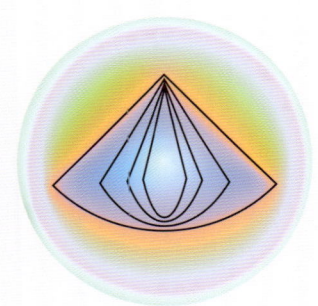

善業

自然

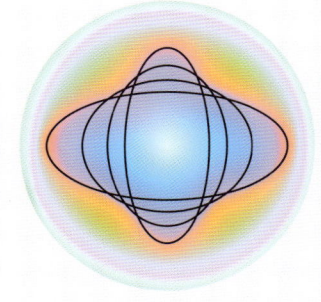

好音樂

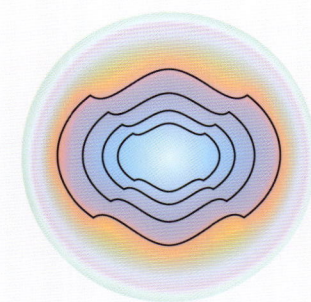

自我覺知

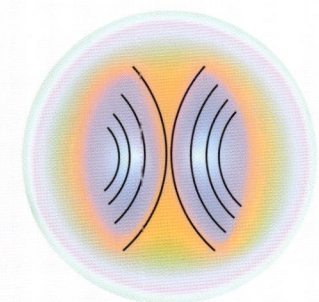

顯化

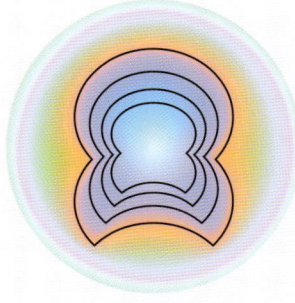

了不起的人

寫日記

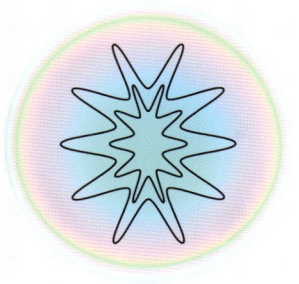

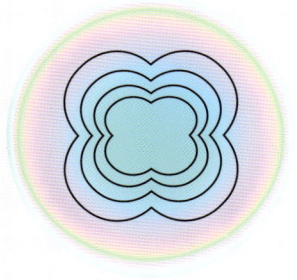

引來

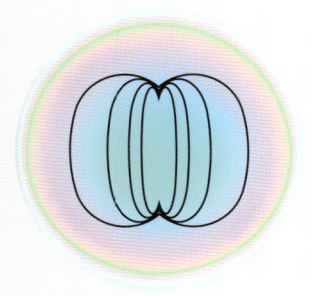

寬容	興奮	敏感度
尊重	理解	耐心
自我價值	真實性	內在知識

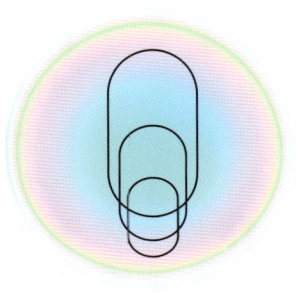

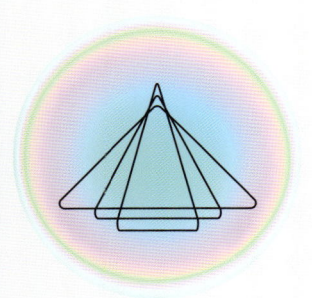

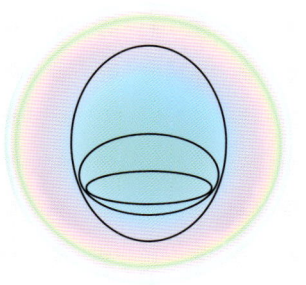

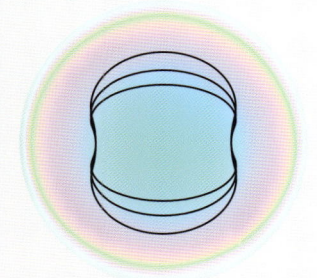

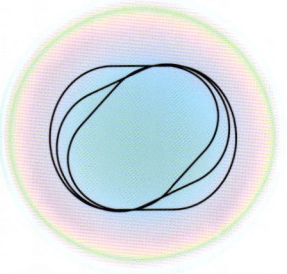

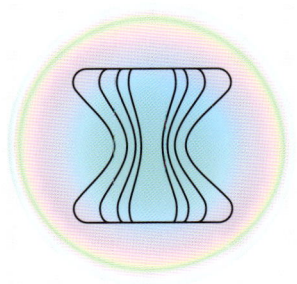

世界充滿意想不到的神奇力量
──你要做的就是與它連結

最美好的事就是，
每一天都要選擇快樂

每一個結束

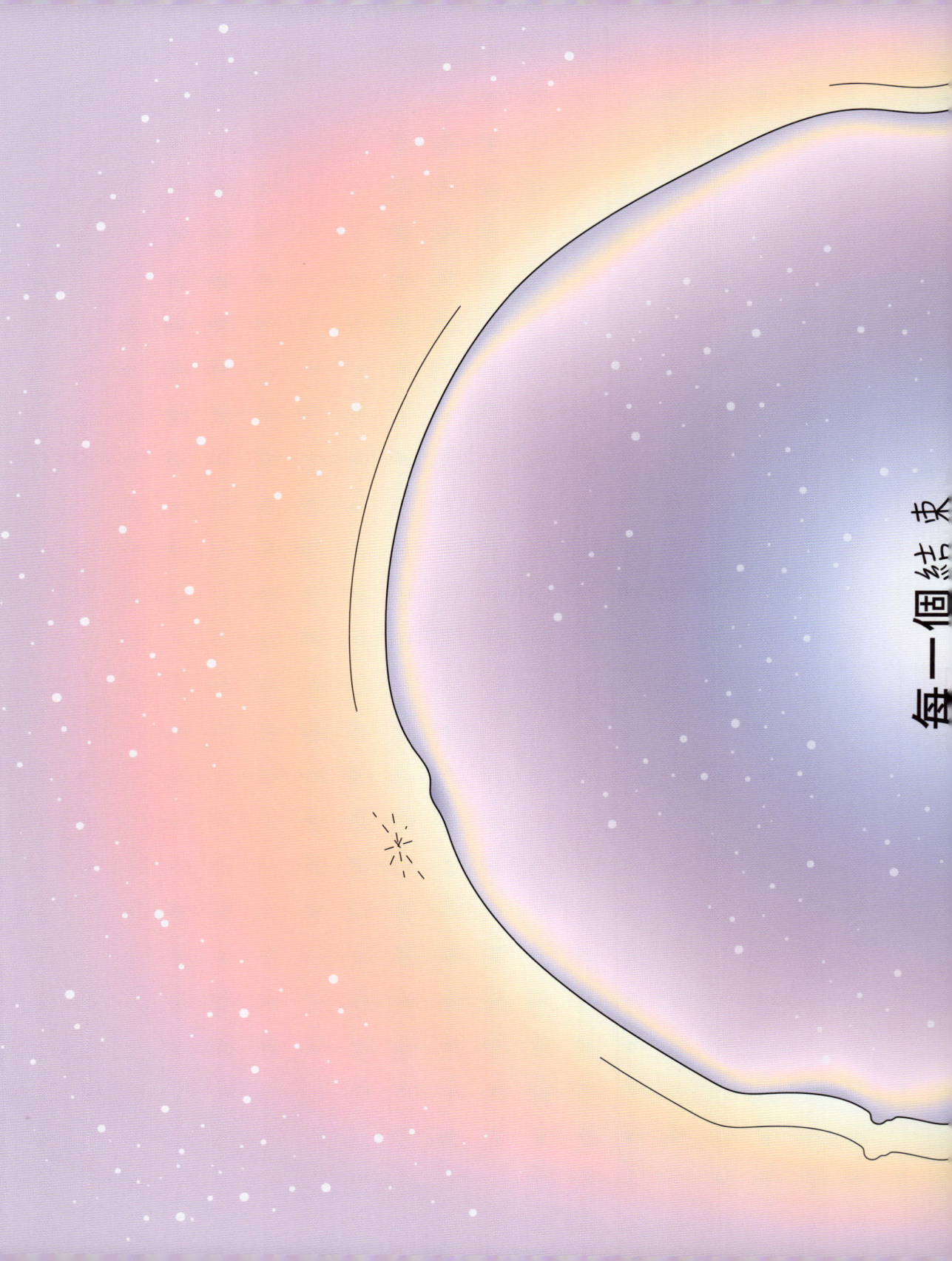

都是一個新的
開始

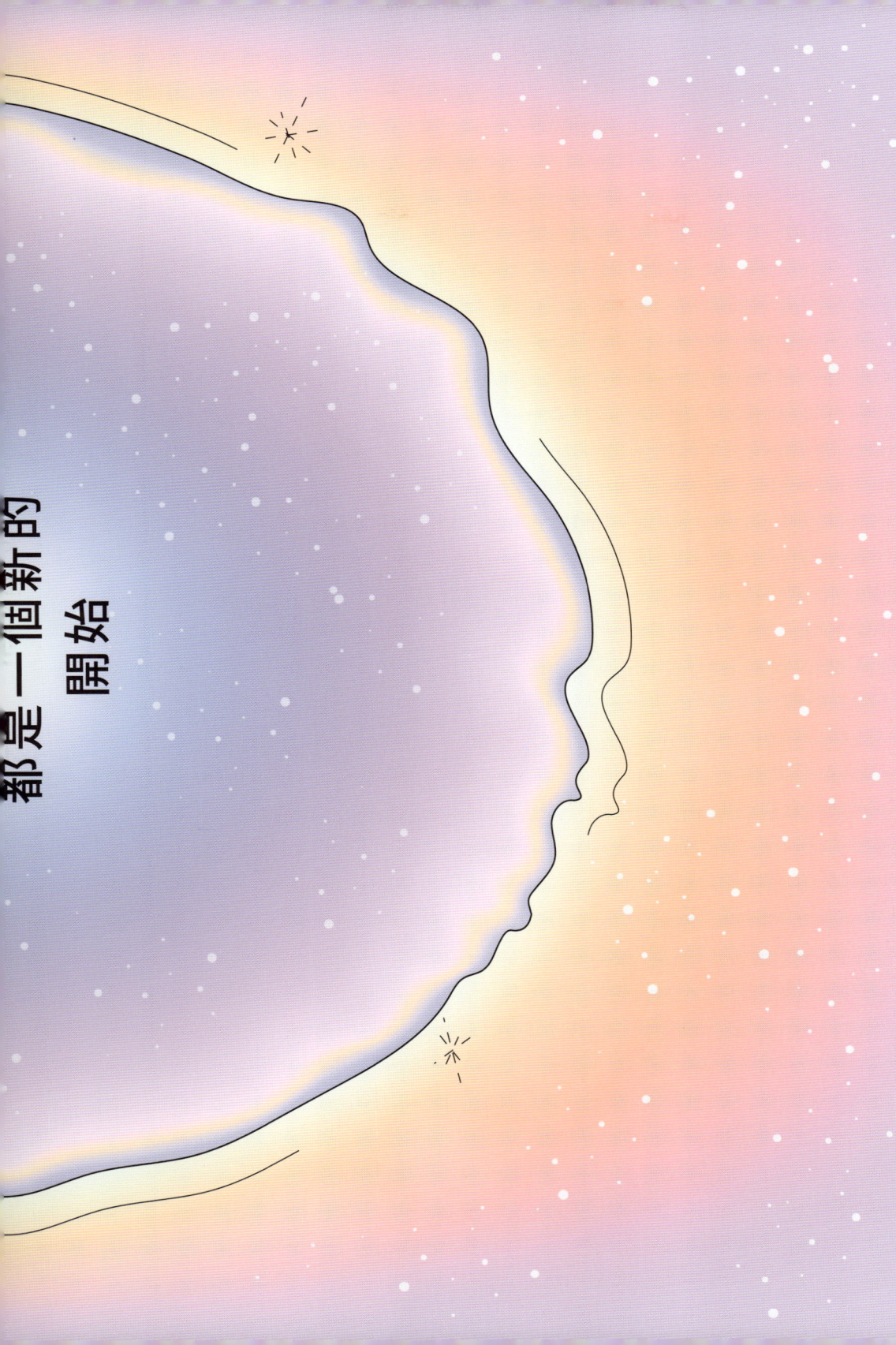

致謝詞

D.O.R.——你提醒了我的人生目的,並鼓勵我繼續前進。你的激勵點燃了我內在的火花,比任何事都更深刻。這本書因你而存在。

Y.G.——從第一通電話就相信我了。感謝你對我的支持和堅定不移的力挺。我的夢幻團隊。

R.D.——我的教父。感謝你一直看見真正的我,並在這一切的過程中,陪在我身邊。我很感激我的人生中有你。

我的家人——媽媽、爸爸、F、E 和 T。感謝你們在我追求熱情的過程中,支持我度過風風雨雨。

我最好的朋友——P、N 和 T。感謝你們的真誠友誼,無論我的人生發生什麼事,始終在我身邊。

beaming社群——感謝你們與我一起踏上這段旅程。非常感謝你們的愛與支持。